黄煌

Huang huang

经方沙龙

第一期

黄煌 主编

中国中医药出版社
北京

图书在版编目（CIP）数据

黄煌经方沙龙·第一期/黄煌主编.—北京：中国中医药出版社，
2007.10（2019.5重印）
ISBN 978 - 7 - 80231 - 302 - 6

Ⅰ. 黄… Ⅱ. 黄… Ⅲ. 经方 - 文集 Ⅳ. R289.5 - 53

中国版本图书馆 CIP 数据核字（2007）第 144650 号

中 国 中 医 药 出 版 社 出 版
北京经济技术开发区科创十三街31号院二区8号楼
邮政编码 100176
传真 64405750
三河市同力彩印有限公司印刷
各地新华书店经销

*

开本 710×1000 1/16 印张 20.25 字数 360 千字
2007 年 10 月第 1 版 2019 年 5 月第 9 次印刷
书 号 ISBN 978-7- 80231-302-6

*

定价 55.00 元

网址 www.cptcm.com

《黄煌经方沙龙·第一期》
编委会

主　编　黄　煌
编　委　（按姓氏笔画排序）
　　　　王　胜　　古求知
　　　　任玉玺　　吕永赟
　　　　杨大华　　张亮亮
　　　　张薛光　　姜宗瑞
　　　　顾志君　　黄　力
　　　　黄　波　　温小文
　　　　管仕伟　　肇永前

前言

2004 年底，在几位研究生的努力下，我的个人网站"黄煌经方沙龙"开通。当初建立这个网站的目的，主要是为了便于师生之间交流学术之用，可网站开通以后，受到网友的青睐，网上好帖连连，点击率直线攀升，经方沙龙成为经方爱好者聚会交流的平台，也成为我们联系社会、服务社会的窗口，更成为宣传经方、推广经方的基地。我几乎每天上网浏览新帖，常常被其精彩的内容所吸引。其中有谈中医发展战略的，有谈经方研究理论的，更多的是谈学习经方、临床应用经方的心得体会，有鲜活的医案实例，有切于临床实用的经验……其中有资深学者的思考，有基层中医的心声，有初学者的困惑，还有患者的感人肺腑的求医之感。互联网的魅力，让大家对经方的热爱之情聚集，研究心得撞击，从而迸发出绚丽的光芒。

经方，是中国医学传统经典配方的略称，主要是指东汉医学名著《伤寒杂病论》上的配方。这些配方承载着几千年来中华民族应用天然药物防病治病的经验，闪烁着前人非凡的生活智慧，是古代医学科学的结晶，也是我们需要认真加以继承发扬的民族文化瑰宝。但是，由于古代医籍表述古奥，许多经方的应用指征深隐不显，许多医家的应用经验更是散乱丢失，影响了经方的现代应用。历史上，虽然有许多名医倡导经方，但毕竟曲高和寡，经方的普及远没有到位。而当今的高等中医教育体系中，《伤寒论》、《金匮要略》等教育也不能尽如人意，大多数青年中医还不会正确地使用经方，导致临床疗效的不确定，进而怀疑中医、鄙弃中医，这是令人痛心的！这也是促使我及我的团队致力于普及经方、推广经方的原因所在。

为了更好地发挥"黄煌经方沙龙"的作用，这次，我们在中国中医药出版社华中健编辑的帮助下，选录了"黄煌经方沙龙"论坛上的部分文章汇编成册。文章均保留原貌，原汁原味，为了让读者通过那些从心底流出的朴实的文字，去感受一下当时沙龙论坛上的心灵律动，也为了让许多经方爱好者的经验能够让更多的同道分享。当然，我们也非常希望通过本书的出版，让大家熟悉和关注"黄煌经方沙龙"（http://hhjf.ctzy.net/），欢迎有更多的网友参与沙龙论坛的讨论和交流，通过大家的共同努力，让世界了解经方、应用经方、研究经方，特别是要为广大中医药院校的青年学子们打开一扇窗，让他们看一看，中医的世界原来有"经方"这块芳草地，那里充满着清新的空气和蓬勃的生机，那里是中国医学充满魅力的地方！

黄 煌

于南京中医药大学

2007 年 8 月 8 日

·目 录·
Contents

1

主题之三 ◉ 方药纵横

主题之四 ◉ 百家争鸣

主题之一

我的经方医学

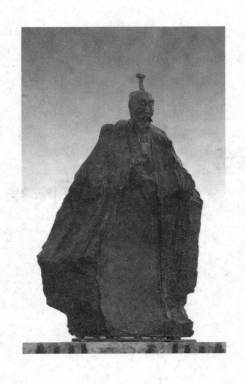

　　余宗族素多，向余二百，建安纪年以来，犹未十年，其死亡者，三分有二，伤寒十居其七。感往昔之沦丧，伤横夭之莫救，乃勤求古训，博采众方，撰用《素问》、《九卷》、《八十一难》、《阴阳大论》、《胎胪药录》，并平脉辨证，为《伤寒杂病论》合十六卷，虽未能尽愈诸病，庶可以见病知源，若能寻余所集，思过半矣。

——张仲景（150～219 年）

我的中医之路
黄　煌

2005 -03 -01　21：47

我的学医过程回顾以及思想的变迁

　　学中医之前，我家被下放到农村。我边读高中，边劳动，几乎所有的水田农活我都会干。那时的劳动强度很大，特别是在种植双季稻的时节，正值 8 月上旬，天气酷热，每天劳动十几个小时，往往是天不亮就去水田拔秧，上午割稻，下午翻地和插秧，经常搞到天黑，肚子饿，蚊子叮，浑身晒得紫红紫红。那时的清凉饮料，就是井水，放点糖精，就是那时的"雪碧"了！1973 年，我家返回城里，当地政府安排我到医院当中医学徒，开始就给老中医抄方。比起农村，那就是天堂般的日子。现在回想起来，先苦一下也是好的，就晓得真正的乐是在哪里了。经过三年艰苦的农村劳动，才晓得有一个职业是多么幸福的事。

　　当学徒后，每天坐在老中医面前，做的事情就是抄方、抄录医案、请教问题。我的老师叶秉仁先生，早年毕业于上海的中国医学院，长期在农村行医，中西医两法都行。中医方面他教我方和药，不仅讲方剂的组成和功效，还教我他自己编写的方歌，如"调肝理脾服逍遥，三白荷草当柴烧"等。西医方面教我许多解剖和生理学方面的知识。我的母亲是在江阴卫生学校教《微生物寄生虫病学》的老师，家里就有许多医书，对西医我并不感到陌生。叶先生教我更多的是临床诊疗技能，例如肝脏触诊、心脏听诊及症状鉴别诊断等。当时的我对中医充满着好奇和新鲜感，什么都想学。当时大陆大搞中草药运动，因此我对中草药也有所涉猎。如用马兰根、野菊花治疗感冒，用马齿苋、地锦草治疗肠炎、痢疾，用鱼腥草、金荞麦治疗肺部感染等；同时，摘抄了不少中草药现代药理研究的报道，并用于临床。那时的思路比较简单和粗浅，基本上是头痛医头，脚痛医脚。诸如失眠就用合欢皮、夜交藤；咳嗽就用杏仁、桔梗；食欲不振就是谷芽、麦芽、山楂、陈皮，想法比较简单。

　　学徒满师以后，我开始独立门诊，疗效不理想。那时，开始对清代名医叶天士的医案进行研究。我把《临证指南医案》手抄、对比、分析，写了一些相关的文章，发表于国内刊物上。其中，我比较满意的是"叶天士体质辨证探讨"，这对形成现在的体质学说打下了重要的基础；同时，模仿叶天士医案处方用药。

那时还经常做的工作，是名老中医医案整理。我将叶秉仁先生等几位家乡名老中医的临床经验整理成文，陆续发表，如发表在《新医药学杂志》（后改成《中医杂志》）的"杂谈偶记"是整理叶秉仁先生的经验和医案。那时，有一件事让我高兴了好一阵子。1976年，我以实习日记的形式整理叶秉仁、夏奕钧等老中医的经验和自己的学习体会，投给了当时名气甚大的《新中医》杂志，不料居然发表了，编辑很赞赏，加了编者按，说我的文章"文体活泼，值得一读"。我还参与当地政府卫生局组织的中医编写组，编写《江阴县老中医医案选编》一书，我参与了全书的统稿和编者按等文字工作。那时，虽然对中医理论有所熟悉，但认识尚浅薄，大致和教科书观点相似，只不过对老中医的经验有所体会。当时还是不会看病，经常去请教老中医，我还手抄过清代常熟名医余听鸿的《诊余集》。总之，处在中医学的学习期，属于学习中医的初始阶段，尚谈不到什么思想的形成。

考上南京中医学院首届研究生后，我有机会接触大量的古医籍，也有很多时间放在读书上。那时，我集中学习一些基础科目，如自然辩证法、《伤寒论》、《金匮要略》及外语等。那时考虑比较多的问题是：中医学术是如何发展过来的？今后它的方向在哪里？中医理论的特点在哪里？那时自己还读了心理学、控制论、黑箱理论等，也写了一些相关论文。读书是苦的，我下了死工夫，花了很多时间，将历史上一些著名的医家及其著作、学术观点、经验方药等做笔记，再加上自己的诠释和评语。1980年的下半年，竟被我写秃了十几个蘸水钢笔的笔尖。以上的读书经历，对我了解中国医学史，了解中医学术流派非常有帮助。这既是我后来编写《中医临床传统流派》的基础，也是我多年从事课堂教学的本钱。所以，要做好医生，要读书，好好地静下心来读书、思考，尽管有些书当时读起来一点意思也没有，但还是要读，读了才会知道如何选择，如何读书。

20世纪80年代中期，大陆兴起了"中医多学科研究"的思潮。其历史背景是：改革开放的形势，为中医学发展带来了很大的动力，当时比较响亮的口号是"中医现代化"，但如何才能现代化？很多学者的想法是：中医学理论是从《黄帝内经》来的，只有先把理论突破了，才能带来临床疗效的提高，光靠中医研究中医不足以阐明中医学理论的奥秘，还必须依赖多种学科的参与。所谓多学科，主要强调了哲学、数学、物理学、化学、天文学、气象学、心理学等。1984年在南京举办了首届全国中医多学科研究会，大讲阴阳五行学说、运气学说等天人合一的中医哲学。当时，我也是筹备者之一。但我在参加这个中医多学科研究活动以后，越来越感到不踏实。这些研究的观点离中医临床太遥远，太极阴阳、五行八卦等诠释，终究谈不到具体的中医世界。所以，我始终与他们有着学术思想上的距离。那时，我的研究，一是从史学的角度来探讨中医发展的思路。曾写了《近百年中医学的发展理论》一文，这篇文章在《医学与哲学》杂志发表以后，哈佛大学东亚研究所的一位研究生专程找到我，他说对我的文章很感兴趣。另一就是从科学的角度认识中医。我越来越感觉到，中医作为一门学科，应该有标准和规范，否则，就无所谓发展。当时写了一篇文章，题为《标准化与中医学的发展》。

上世纪 80 年代中后期，我接触到清代著名医学家徐灵胎的著作，读后十分震惊。他虽然是两百多年前的古人，但其学术思想上却是非常清晰的，具有明显的近代科学的光辉。他的许多学术观点，就是放到现在，依然有很大的现实指导意义。徐灵胎先生的思想深深地影响了我。我写了不少有关徐灵胎的专题论文，加深了对徐灵胎学术思想的认识，也加深了对中医学的认识。也就在这个时候，我接触到了富士川游先生撰写的《日本医学史》，书上介绍日本古方派的梗概。在南京医学院图书馆，我又读了日本古方派代表人物吉益东洞先生的《药征》。这个时期是我学术上的探索期，多年模模糊糊的中医学渐渐有了粗浅的轮廓。

医案是我学习中医的重要教材。学徒期间是这样，在南京中医学院读研究生时也是这样，不仅抄读地方名医的医案，也注意从名医医案中挖掘中医处方用药的规律。当教师以后，也在课堂上讲些名医医案，或开设有关医案阅读的讲座。后来，为响应学校开设选修课的号召，我尝试编写这方面的教材。记得当时住在非常拥挤的筒子楼 12 平方米的宿舍里，写成了《医案助读》和《医案选读》两书。我当时就觉得，辨证论治是一种技能，医案是培养医家知常达变的本领，这是学习中医所必需的，属于传统的学习研究方式，不可偏废。那时对经方家的学术思想已经高度关注，所以书中经方家的医案比例很大，《医案助读》于 1987 年由中国医药科技出版社出版，那时我 32 岁。

除读医案以外，我花很长的时间在图书馆看伤寒注家的著作。那个时候喜欢读舒驰远的《伤寒集注》、程应旄的《伤寒论后条辨》、柯韵伯的《伤寒来苏集》、吕震名的《伤寒寻源》等，近代经方家如陆渊雷、恽铁樵、曹颖甫、祝味菊等的书也给我很大启发。我在阅读中理解到伤寒论研究是"一家有一家的仲景，各人有各人的伤寒"，每个医家是在注解《伤寒论》的过程中阐发自己的学术观点，诠释中医学的奥秘。可以说，一部《伤寒论》研究的历史，就是一部中医学术思想史。

我毕业后从事中医各家学说的教学，面对的是许多医家。在教学研究过程中，我感觉到中医各家学说的研究必须分类，并进行异同点的比较，否则就难以评价，也难以利用。1989年，我写出《中医临床传统流派》一书。那时，我对中医学的认识才稍微清晰些，思想也渐渐有些成熟，眼光开始盯住经方家了。书中的六经辨证派、经典杂病派、辨证伤寒派、通俗伤寒派就属于经方派中的几个分支。1989年秋天，我受国家教委派遣赴日本京都大学进修老年医学。在京都一年的时间里，我有机会与日本著名的汉方医家坂口弘、中田敬吾及细野八郎接触，向他们学到了不少有关日本汉方的诊疗思想和技术。也在他们的推荐下，翻译了近代日本汉方三巨头之一的细野史郎先生的《汉方医学十讲》，阅读了日本明治年间著名医家浅田宗伯的著作；同时，在其图书馆有机会细细研读了日本古方派泰斗吉益东洞先生的《类聚方》、《药征》及其弟子的著作，如尾台榕堂的《类聚方广义》。在日本研习期间，其中值得一提的是细野诊疗所周四晚上的读书会，我经常向他们介绍中医学的观点和经验。为了让日本医生尽快了解和掌握处方用药的技能，我在讲座中提出了有关方剂家族（类方）以及药人（体质）的观念，比如"桂枝类方"、"麻黄类方"、"黄芪体质"、"柴胡体质"等，并提出了附子脉、桂枝舌等具体药证，力图使抽象的中医辨证具体化、形象化。这种思路和基本内容，成为我后来出版的《中医十大类方》的雏形。

在日本进修一年，思想非常宽松，讲中医中药，不必局限于教科书，可以任意驰骋。这个时期形成的思想观念，为我在20世纪90年代开展的中医研究奠定了良好的基础。回国之后，我的研究方向就以方证研究为主，并且投入了很多的精力。1995年江苏科学技术出版社出版了我的《中医十大类方》，当时我是41岁。写完之后觉得不够过瘾，还想一味药、一味药地写下去，于是在1996年开始写《张仲景50味药证》。写出初稿以后，又在南京中医药大学开设讲座。1997年，首先在日本出版日文版，以后在人民卫生出版社出版了中文版。

由于中医学的经验性，决定了整理和总结老中医经验的重要性。这在我的学徒时期就已经明确了这一点，同时也初步掌握了有关的方法和技巧。在进行方证药证研究的时候，除了文献研究以外，我非常迫切地需要老中医经验的参照。1995年，我受江苏省中医药管理局委托，对1994年省政府认定的113位名中医进行了一次临床经验的问卷调查。调查的关键是抓住名医们常用的药物和方剂，每人限定5张方和5味药，问卷抓住用药的指征和应用范围、最大剂量与最小剂量、禁忌证、体会等，非常实用。我的目的是探讨各个名医眼中的药证和方证。调查的结果编辑成《方药心悟》一书，由江苏科学技术出版社于 2000 年出版，出版后社会反响热烈，年后就加印了。紧接着，国家中医药管理局交给我对全国名中医进行调查的任务。这可以说是有史以来第一次对全国的名老中医进行统一的系统的问卷调查，是对老中医经验所做的一次规范化的收集整理工作。这任务花了近 4 年的时间，编辑了 130 万字的大型著作《方药传真》，已经由江苏科学技术出版社出版。

以上都是我上世纪 90 年代中末期所做的工作。2000 年以后，我的研究方向依然是经方方证与经典药证的研究。经方仍未受到重视，很多人依然认为"古方不能治今病"，不会用经方，不敢用经方，不想用经方。现在，我的工作是在做经方医学的推广。我首先在南京医科大学开设了一门选修课《张仲景药证》，没想到大受欢迎。一开始讲甘草，我就要同学们亲自尝一尝甘草的味道。我说，尝药的目的有二：首先，要知道中药是我们的祖先亲口尝出来的；第二，要打破你们眼里中药是苦的误区，中药也有甜的。同学们觉得挺有趣，课堂上不时发出笑声。选修的学生有医疗系的，有医管的，也有护理及口腔医学专业的，阶梯教室里坐得满满的。有些同学在后来的体会中说，他们第一次尝到了把选修课当成必修课来上的感觉。第二个学期人数爆满，第三学期选课达到 500 人。除了开课之外，我也到各地进行演讲，主题大抵是中医学魅力、经方药证应用之类。

我曾说过：中医的学习一开始首先要问"是什么"，弄清了"是什么"，才能去思考"为什么"。对经方有一定程度理解之后，开始尝试着思考"为什么"的问题。怎样才能创造出一个完整的经方医学理论的框架？这是一个新的挑战，需要结合现代医学的方法和手段，充实和发展经方医学，使经方医学与时代相映。经方医学可以说是中国传统的"循证医学"，不过，我们不叫"循证"而叫"随证"。《伤寒论》有"观其脉证，知犯何逆，随证治之"的说法。所以，确切地说，经方医学是"随证的医学"。我个人学术思想发展的轨迹，大致如此。

影响我中医之路的五大因素

1. 家乡的一批名老中医

我很庆幸，我生活的家乡江阴，是一个中医之乡。江阴过去有写《风痨臌膈四大证治》的姜礼；近代有温病学家柳宝诒，写过《温热逢源》，其编的《柳选四家医案》也风靡海内；近代经方家曹颖甫更是江阴中医杰出的代表。等我学习中医时，江阴有一批省级名老中医，当时号称有"中医四大金刚"。

我的启蒙老师叶秉仁先生便是其中一位。叶先生是上世纪40年代上海中国医学院毕业，精通中西两法，临床的经验相当丰富，教给我很多东西，是一位非常重视西医技术的老中医，他的治学格言是"学术无国界，治病在疗效"。

第二位要提到的是夏奕钧先生，他是苏南伤寒派朱莘农先生的弟子，性格开朗，禀性聪慧，看病时全神贯注。临床擅用黄连治伤寒等发热性疾病，外号"夏川连"，常用泻心汤、桂甘龙牡汤等。当时我在卫生局编写组时，夏老是主编，在他手下工作，学到不少东西，特别是朱家伤寒派的诊疗风格。

第三位是邢鹂江先生，与夏老是同学。邢老的毛笔字工整端庄，文采非常好，医案遣词用句非常美。他一生清贫，但对中医一往情深。他说，人生只要一桌一椅一床，足矣！上世纪70年代的生活还是比较艰苦的，但我有时晚上去他的单人宿舍，邢老就特别开心。他会给我泡上一杯牛奶（当时奶粉是奢侈品），然后为我讲述他的所见所闻，其中有他当年治疗重证大病的经过，也有中医界的趣闻轶事。

第四位是陈嘉栋先生，擅长使用张锡纯的药方，并喜欢收集民间验方，临床经常有一些奇方奇法，毛笔字写得很飘逸。

除上面4位以外，江阴还有名医夏武英先生，他擅用攻下法治内伤杂病。郁祖祺先生，组方独特，多属其经验方药。周慕丹先生，治疗妇科疾病善用清利湿热的药物，如碧玉散、黄芩、地骨皮等；还有镇江医学院的曹永康教授，擅用桂枝汤加味，对业师朱莘农先生的学术思想与经验有较大发挥。江阴的老中医们，都是临床家，他们不谈空玄的理论，而重视实际疗效，这一点对我影响很大。

2. 来自高校的压力

作为首届研究生，我有充足的时间和精力去读书，可以在古籍部任意翻阅各种古代医书。这时，影响我的不仅有现代名中医，而且还有一批已故的名中医。张仲景就不用说了，还有像徐灵胎、叶天士、王孟英、柯韵伯、舒驰远、曹颖甫、余听鸿、陆渊雷、王清任、张锡纯、范文虎、祝味菊、吴佩衡，以及日本的吉益东洞、汤本求真等医学家。如果没有南京中医学院研究生的资历，我不可能接触到这么多医家，并了解他们的学术思想，这个经历对我至关重要。所以我说要读书，读万卷书。

从学徒到大学教师，这是一个跨越，也是一个严峻考验。大量占有资料，充分的咀嚼和消化这些资料，然后用生动的语言，流畅的思路让学生有所受益，这是我教学的基本态度。我讲过"中医各家学说""中医基础理论""临床中药学"，开设过"医案讲评""张仲景药证""经方应用"等选修课。教师的职业使我懂得如何调动教学对象的兴趣，如何安排相应的教学内容。

我曾担任过 8 年的《南京中医学院学报》的主编，组稿、编辑、修改、校对，每一环节必须扣紧。编辑要有杂家的宽泛，又要有专家的细腻，既要变通，又要严谨，既要了解读者，又要理解作者。编辑生活，让我懂得市场，懂得中医的文章要有读者才有价值。

所以，在南京中医药大学的 20 多年，是我成长和成熟的重要时期。大学校园里的那种无形的压力，成为我努力奋斗的动力。

3. 长期的临床实践

从 1973 年步入中医这个行业以来，我的临床几乎从未中断过。虽然研究生时期直接看病少了，只能偶尔跟着导师看诊。但我对自己的定位很明确，自己是个医生，读书、研究、教学、编辑都只有一个目标，就是为了治病，为了临床疗效！临床疗效是检验理论正确与否的唯一标准。我非常珍视我的门诊，平时除非有紧急的情况，一般是决不会放弃自己心爱的门诊的。现在有许多年轻人学习中医都非常认真，但总有一种空虚感，究其原因，就是没有接触临床的缘故。

4. 到日本进修和考察

这是一个关键期。因为日本提供给我的是一个宽松的思维环境，以及特殊而严谨的教学要求。人的思想只有在没有束缚的环境下，才容易迸发出创新思维的火花。很多事情都是这样。

5. 家庭和个人因素

我的曾祖父是江阴华士一带著名的骨科医生。祖父经商。父亲学美术，搞中国画，后来又从事教育行政管理工作。母亲是学西医的，在卫生学校当微生物寄生虫学科教师。父亲给我们的价值取向是：为社会作贡献，为民族争光，也为家族争光。我的伯父是建筑师，为台湾故宫博物院的设计者；叔叔在摄影界，其书法、篆刻也是一流的。我们这个家庭对文学、艺术、历史等方面很重视，可以说有书香味，当时我自己的理想是当作家或诗人，没想到一脚踏进了中医的世界。正因为喜欢文学，喜欢写作，于是对整理总结老中医史料有较好的基础。我体会，只有写作才是让思想变得清晰的方式。

我性格不拘谨，比较敢"露"，不怕别人来批评我的东西，因我相信真理总是愈争愈明的。还有一点，我自己觉得比较勤奋，不会沉溺在物质享受中。我不太怕苦，在学术研究过程中因为有创新，所以能给人带来愉悦，所以一点都不觉得苦。我觉得人生最大的乐趣就在于此，在于创新。（2003年2月，本人受台湾中国医药学院之邀赴台中讲学，期间接受学生刊物《研精医讯》编辑部的采访，以上根据录音整理）

司济 2005－03－03 21：10

黄教授的学医成材之路坎坷，经历了传统的"师带徒"和现今的高校式学习，从出师后独立应诊到医学的深造再教育，始终将提高临床技能放在首位，以成为良医、大医为目标，实为我们后学的楷模榜样。

我平时最喜欢看名人名医成长成才的学习经历，听听过来人的学习体会，使自己少走一点弯路，因为读名人的书可以在气质、为人上接近他。

黄教授精研《伤寒论》，从仲景学说中寻宝，实在是成才的一大便捷法门。由此可知经典的实际价值，在经典地位日下的今天是难能可贵的。更难得的是高举经方旗帜，毫无保留地将伤寒金针度于后学。

我们现在正在苏州附院，无缘聆听您的教诲，甚是遗憾！

黄煌 2005－03－03 22：49

国内的经方高手很多，苏州就有，如吴怀棠先生、马云翔先生、徐文华先生等。

司济 2005－03－04 20：23

谢谢黄教授指点！

我现在正在看广西刘力红及其师傅李阳波的书，其中有一观点甚是新颖，即认为六经诸证是象，而治疗药物也是模拟象，输入输出都是象，故而有效，就好像计算机的工作原理一样，从"是什么"到"是什么"。不知黄教授以为如何？

古求知 2005－03－14 16：19

当初我读完这篇文章的时候，静下来思索了好久，老师今天的成就与过去的坎坷经历多多少少是分不开的。老师的中医之路值得我们大家好好学习，可以给我们不少启示。

顾志君 2005－03－16 19：26

黄老师的学医经历引发我的思古之情，羡慕啊，不知何时能跟黄老师学习，以了平生夙愿！！

练习簿　2005 – 05 – 21　15：59

　　读完后觉得或许真应该静下心来好好读书了，结合临床可能会理解得更好，但苦无门路，不过还需珍惜一切机会！

eyeseyeseyes　2005 – 06 – 12　18：04

　　我刚学中医，也是个菜鸟。刚开始对中医有很多不解，但经过一段时间，我已成为中医的忠诚者。我个人认为学中医要有悟——勤——中——西——经——临床。这是我从黄老师那儿学到的。

chaichengzhi　2005 – 08 – 20　07：05

　　菜鸟也谈"我的中医之路"

　　说起我的中医之路，有两个人不能不提。一个是我的高中班主任——张瑞老师，另一个就是我的研究生导师——黄煌教授。如果说是张瑞老师为我选择了中医这条路的话，那么，是黄老师给了我沿着这条路走下去的信心和决心。为什么这么说呢？这还要从高考完说起。

　　我是 1992 年参加高考的。当时一心想上的就是哈尔滨金融专科学院，理由很简单，一是因为我喜欢这个专业，另外就是想离家到外地去锻炼锻炼。可老师却希望我能上一个本科，我那个年龄对本科、专科好像还没有太多的认识，但是老师分析得也有道理，最后就在第二栏里给我填了医学院的中医系。结果还是遂了老师的愿，我接到了内蒙古医学院中医系的录取通知书，这样就算是开始了我的中医之路。

　　中医这个专业远没有老师分析的那样适合我，我学得特别费劲。记得第一学期上的是《中医基础理论》，教课的老师是上海人，一口上海话听起来本来就费劲，再加上中医那些陌生而又神秘兮兮的术语，上课简直就像听天书一样。我坐在第二排，经常回过头去看别的同学的表情，大家好像也很木然，不像是和老师产生共鸣的样子。结果到期末考试的时候，我们班一共 40 个人，有 16 个不及格，我自然也在其中。上大学后的第一个寒假丝毫没有轻松的感觉，整个寒假都在苦苦地研究那本薄薄的《中医基础理论》，可任凭怎么苦思冥想，却总也不曾有那种豁然开朗的感觉。补考的感觉是很糟糕的，这不仅是来自拿到考卷的茫然和不知所措，还有监考老师那种异样的眼光。于是回到宿舍后发誓：从此不再加入补考大军！！我是个说话算数的人，一句豪言壮语倒也给我的学习增加了不少动力，以后不但没再补考过，而且还得了奖学金。但是究竟学了多少东西，自己心里还是有数的，所以内心总是很焦急，不知道自己的出路在哪里？现在回过头来想，那个时候是处于一种严重的焦虑状态——那时经常躺在床上翻来覆去睡不着，1个小时能入睡那都算是好的，后来干脆想了一个"好"办法——戴着耳机睡觉！没想到此举还有意外的收获，就在那个时候英语听力大有长进，后来四、六级很轻松地就通过了。还有一个很大的收获，就是那时校园流行的歌曲几乎都会唱，到现在只要听到那些熟悉的旋律，我都会驻足聆听，感到非常亲切，思绪就会回到那段时光……现在回想起来那段时光还是很快乐、很美好的，留下了很多美好的回忆。因为学习毕竟不是大学生活的全部，而且到后来学习也不再是一件费劲的事了。我也想通了，既然搞不懂为什么，就把它全都记下来，干脆就是应付考试，考试倒也变得轻松了不少。难得的是，我从来没有想到过要放弃这个专业，一是因为不想辜负老师对我的期望，还有就是我常常想，中医能够流传至今而不被淘汰，肯定是有效的，而且自己小时候也确实吃过中药，印象中效果很好，只吃了几付就好了。于是我就想可能是我们学校的教学方法不适合我，自然而然地就萌发了考研的念头，想考到外面去看一看，看看其他地方是如何学习中医的。

我很幸运，1997年毕业的时候应届就考上了南京中医药大学的研究生，并几经周折又非常幸运地成了黄煌老师的研究生。这在我中医学习生涯中可以说是一个转折点。记得第一次见到黄老师是在1997年的10月17号，是一个星期一的上午，这个日子我永远都会记得。那天他送了我两本书，一本是《中医临床传统流派》，一本是《中医十大类方》，这两本书对我步入中医殿堂起了至关重要的作用，可以说是我的中医启蒙教材。因为看过这两本书之后，心中突然有一种豁然开朗的感觉，觉得学中医不再像以前那么没有头绪了，感受最深的就是会借书、会买书了，知道自己该看什么书了。对于我来说，这是一个天大的进步。记得有一天下午上政治课的时候，我忍不住把这份喜悦告诉了我的同桌，她觉得我真是太可爱了，这么一件自然而然的事情会让我如此兴奋？也难怪，学了五年中医还不知道选择什么样的中医书籍来看，这也算得上是一个笑话了。后来在图书馆借阅了很多书，也做了一些笔记，逐步有了自己的想法，思路也渐渐清晰起来。与此同时，我还每周六上午跟黄老师抄方。虽然黄老师的用药思路起初让我感到闻所未闻，但是不知为什么，却非常有亲和力，我非常愿意去钻研，进步也非常快。连我的同桌，后来我们成为舍友、好朋友，她都能感觉到我的进步！我又找回了往日的自信，对中医的兴趣就这样提起来了。有了兴趣，学习起来就轻松多了，后来到第二个学期末，我就会自己开方子了。这可是一件可喜可贺的事！记得刚读研究生的时候，有一天我们在打羽毛球，说起班里的一个同学回家给他姥姥看病，开了一个方子效果很好。哎呀，我觉得他真是太了不起了，因为那个时候我还没有见到黄老师，总觉得自己这辈子可能都不会开方子。当时我就对大家说："如果哪天我会开方子了，一定要好好庆贺庆贺！"可到后来真会开方子了，也早把自己说过的话忘到九霄云外去了，因为好像一切都是自然而然的事情。

回首我的中医之路，从1992年开始学习到现在，屈指算来，也有整整13个年头了，其间有过初学中医的茫然和不知所措，有过对中医理论的怀疑和猜测，当然也有茅塞顿开的狂喜与兴奋。虽然走过一段弯路，但最终还是很幸运地做了一名中医。正值沙龙征文，得此机会回首我的中医之路，希望能对大家有所启发。

印象最深的一个病例

我的第一个病例是留给我印象最深刻的——那是1998年暑假回家，正值我的母亲生病，西医已经治疗一周，病情不见好转。家人取笑我学了这么多年中医还不会开方子，那时我已读研究生一年了，虽然仍没开过方子，但是已跟黄老师抄方近一年，也见了不少病例，而且自己也看了很多医案，正想找个机会试试。可毕竟是自己的母亲，病情又有些特殊，所以开方子时还是提心吊胆的。记得当时的症状是：血压持续升高，收缩压达180mmHg，舒张压正常，伴有畏寒，下利不止，舌苔水滑，脉微细，时有歇止。而且和母亲说话之间，就见她昏昏欲睡。"脉微细，但欲寐"，这不是少阴病的提纲证吗？而且刚刚看了四川名医郑钦安的《医法圆通》、《医理真传》，和里面的四逆汤证正好相符，就开了一剂四逆汤加味。组方如下：制附片5g，干姜10g，炙甘草5g，桂枝10g，菟丝子10g。因为当时正值暑天，如此辛温之剂，确实有些不敢用，但"有是证，用是药"，何况书中也没说暑天忌用的话，就照上方抓了3剂。自己亲自煎煮，晚上服过一次以后，我整夜未能安睡，隔一会儿就跑进去搭搭脉，看有何变化。第二天早晨起来见母亲双眼睑水肿，吓了我一大跳，以为自己用错了药，赶忙翻书，书上明确说这是服药后的正常反应，这真是让我喜出望外，而且母亲也无任何不良反应，精神较前振作。继续服药，到中午时脉搏已无歇止，而且较前有力，收缩压逐渐下降，等3剂药服完后，收缩压已降至120mmHg，腹泻已止，畏寒也有所减轻。可第二天一早出去散步，又感风寒，出现喷嚏频作，流清水鼻涕，"阳虚之体外感"，又在原方中加入生麻黄和细辛，又服3剂，诸症悉除。

我最喜欢的一首方剂是桂苓黄汤（桂枝茯苓丸加大黄）。这首方子的应用范围特别广，适应证多，如果方证相应，往往见效很快，而且经常会收到意想不到的效果。

温小文 2005－08－21 08：34

我同楼上的一样，也是在接触到黄教授的学术思想时，有了一种豁然开朗的感觉。我估计，受益于黄教授学术思想的影响而对中医的思路渐渐清晰起来的人，不在少数。究其原因，除仲景学术的强大生命力和"方证相应说"毋庸置疑的科学性外，黄教授本人对于其学术思想高超的阐释和表达能力、对中医学的那份执著和热爱所构成的个人魅力，也使其增色不少。

最近黄教授说的两句话尤为使我感动，一句是："经方已经融入我的生命。"另一句是："让后生们在我们的肩膀上攀登！"

空心叶子 2005－12－05 17：15

很庆幸我跟黄老师是老乡。我不是学医的，更不是学中医的，但是我却是从小喝着中药长大的。作为一个上世纪80年代出生的人，黄老师讲的几位江阴名中医，我也认识几位，他们都给我开过方，特别是他说到的郁祖棋。我没什么大病，就是有很厉害的痛经，当初吃了郁祖棋一副药，就不疼了，但是后来又开始疼了。因为学习繁忙没有顾得上去看，当我上高中时越来越厉害，已经痛到晕厥，再次去找他的时候他已经去世了。他的诊所只留下他儿子，好像没有得到他的真传，我吃了三个月的药一点都没有减轻，却把胃给吃坏了，从此不敢吃药，一直受着胃痛和痛经的折磨很多年。一次偶然认识黄老师的学生，也认识了黄老师，没有想到的是他竟然是江阴人。一个月前我又端起了汤药，感觉绕了一圈，我又回来了，回到吃中药的日子，依然是江阴的名中医给我开方！！

Lujw 2005－12－24 12：38

本人不是中医，是西医，并且是肿瘤专业。十年前和黄煌教授有过几次交谈，感觉到黄煌教授是一个思路敏捷、出口成章，还有点别出心裁的老师。

顾志君 2005－12－24 14：33

仆幼慕宗风，9岁读神仙传，对山中灵芝、千年人参颇有兴趣。稍长喜舞枪弄棒，习少林罗汉十八手及武当绵掌，于当地颇有侠名，竟至荒废学业。上世纪90年代初入名山访道求艺一年余，除习得心意拳术外无所得。

1996年复因机缘投于北京中研院马氏门下学习中医，以经络导引推蹺为主，兼习形意内家拳术。旋入学习班并获自考之学历。初学医，以大道多歧而亡羊，茫然不知所措。幸得蒲老学术继承人薛先生青睐准以抄方受教，方入岐黄正途，但事不人意，因家中事中止学业而返。

临床数年自感进步不大反有退步，其间访求多师皆名不副实且与仲景学术相左。昔于京畿得黄师《张仲景50味药证》、《中医十大类方》、《医案助读》，早知先生乃中医实证家，绝无空旷虚浮之作风，故心早慕之，今得沙龙之宝地结交黄师及诸道兄对余临床之提高颇有助益，喜不自胜！

小土豆 2005 – 12 – 24 · 22：07

天将降大任于斯人也，必将苦其心志。从顾兄长的经历看，当是有定力之人啊，定会有所作为，成为一方名医。

王海峰 2006 – 01 – 27 17：24

受益于黄教授学术思想的影响而对中医的认识思路渐渐清晰起来的人，越来越多了……俺是一个啊，那种感激，那种豁然开朗的愉悦……如果能当面接受言传身教……经方家们，经方学子们，大家过年好！！

tjutcm 2006 – 03 – 27 16：35

看了这么多人的经历，感想很多！其实有多少人想学好中医呀，但苦于不知门径。学中医本来就是一件十分困难的事，你我若不发愤努力，中医振兴要等到哪一天呢？

我现在还在读本科，自大二方对中医有了一点兴趣，上网接触到了许多新观点，看了他们的论述，信心一直比较足，可依然感到力不从心，感谢黄老师这么重视我们这些中医学子，愿我们每个中医学子都能实现自己的理想！

王珠 2006 – 03 – 29 21：33

我也要好好学习，不能放松。

llb1979 2006 – 05 – 25 08：32

顾志君也是学仙兼学医的，倒和我志同道合。

黄老师的方证学说应该是中医最核心的部分，昔年胡希恕老说的方证对应也是为此。很早就看过中医临床流派，确实有新义，当时就很佩服黄老师。因为任应秋老写各家学说硬是不如这本书这么透彻。黄老师集实证及文才于一身，才能写出这么好的文章，值得后学深思。

西子残荷 2006－06－23 11：39

呵呵，天外有天。吾也算是与黄师有缘，昨日在图书馆见到大作《中医十大类方》，一口气读完，收获良多。今日又无意中发现这块宝地，希望以后有缘为黄师侍诊，那该多幸福呀！

黄煌 2006－06－23 12：47

我还在学习中、观察中、体会中，做中医是做到老，学到老。

xing 2006－06－23 13：27

我是个程序员，有一份稳定的工作（工资也算不错），现在已经差不多30岁了。我最近开始自己看书学中医，可能有点迟，但我心中很希望将来能悬壶济世，虽然明知做中医可能只够温饱！但政府却从2006年开始停止中医自学考试，大家帮我想想还有什么方法可以将来取得行医资格呢？

lcyf 2006－07－09 20：37

引用 xing 于2006－06－23 13：27发表的"我是个程序员……"：
晕死，居然有一个和我是相同职业，差不多年龄的人和我有相同的想法，实在是有趣。

黄煌 2006－07－09 22：00

历史上有许多医生是半路出家，但也能成为名医。但目前要取得执业医师资格相当严格，没有正规医科院校的学历恐怕不能参加国家考试。

daliq 2006－07－12 16：19

引用 xing 于2006－06－23 13：27发表的"我是个程序员……"：
我也从事电脑相关的工作，今年34岁了，现在也是整天学着中医。原因说来话长，也不知道发在这里是否合适。

去年，也就是2005年10月份，我的孩子（当时两岁半）一直感冒，咽红、发烧、吊针，两针、四针，好了些，过了几天，又犯了，好不容易，算是好了。一段时间，我是整夜整夜地睡不好，担心孩子蹬被着凉，到了11月份，孩子基本上没感冒，我却病了。开始是觉着没力气，骑自行车上班都没力气踩，我怎么了，持续了两天，就觉得冷，不住地问身边人，这天是不是很冷，得到的回答大概都这样，"天是转冷了，有些凉也不是太冷"。我就奇怪了，到了第三天下午，妻提醒我是不是恶寒了，拿来温度计一量，天哪！39℃还多，还烧这么厉害，没得说，是吃晚饭时间，我随便吃点马上去打吊针，这不能耽误。

到了医院（社区医院），简单问一下，开了两针，感觉挺贵的，医生说"不用好药压不下去，等等……"挂吊针之前打了一小针退烧针，痛死了，治疗室里有人在笑我（实在是太痛了，我一脸痛苦状），一看是一个院里的，她也感冒。我第二天又去吊了一针，烧没退，怎么又有点要喘没喘的感觉，不好受，觉得这儿太贵了，就换了个私人中医诊所。刚到，就遇到那位在社区医院笑我的人（她说那天不舒服，她的婆婆、妈妈还有四岁大的孩子一起陪她去，医生问多大了，她说30，也没怎么注意，医生竟写3岁，以为是她面前的孩子看病的。就这样，吊了两针，30岁的人，用3岁孩子的药量，她就干脆不在那看了）。又吊了三四针，想喘的感觉还在。确实，在这家私人医院，挂的都是好的消炎药，疗效还是不行。我开始怀疑，医生是怎么看的病。换一下吧，到一个大的中药店，碰巧，见着一个我家乡卫生院退休的老人，在这家中药店应诊，便请他帮我开了两包草药。吃了一包，也觉着不对症，干脆，不吃了，就多喝点水吧，不看了，发誓自己学了。指望西医，看来是没指望了，我感觉西医压根就没法治；指望中医，我又没找对门，不应到药店去，我看我只好靠自己了。开始在网上狂搜有关中医的书和视频，痛下决心，学习中医。过了几个星期，这种欲喘未喘的气短的感觉也没了，很高兴。

又过了两个星期，总感到像落枕的样子，颈项后不舒服，觉得不像，持续了好几天，一直没好。恰好在看《伤寒论》，又在看汤头歌，仔细琢磨一下，又怕吃错药，反正搞得也不是太清楚，看着又像葛根汤，出了点微汗，过两天也就好了（心想到医院又会被怎样了呢……）这下不得了，我奉之（中医）为神也！如今，只要有时间，我就学中医，也近一年了，从开始一头雾水，到自我感觉有点入门，我还在不断地努力。虽然没有老师，虽然还要做其他的一些事，但只要一有时间，我都会用在学习中医上，哪怕坐公交车也是，只要坐车时间长一些，我都会带上《伤寒论》，看上一会，一直到现在……我也知道，付出这么多，按现在的规定，我是不能从医的，或许某一天会改变，即使永不改变，我也会一直学下去。

黄煌　2006－07－12　20：57

中医是可以自学的，经方家曹颖甫就是自学的。

不才在下　2006－08－14　18：43

　　读万卷书，行万里路，白天看病，晚上看书。中医宝库博大精深，但也繁杂无比，如何登堂入室，执简驭繁？首先是个德字：医者父母心，没有仁心何来妙手；其次是个智字：天资颖悟，过目不忘，所谓不为良相便为良医，良好的古汉语基础对领悟中医理论很重要，看看一些真正的名医写的书，都可以看出他们良好的古文基础和博大的知识面；关键是个勤字：勤看书、勤临床。看看一些老中医的成材之路，如路志正、杨永旋、陈源生、裘沛然、颜德馨无不如此。

xiaorongli1　2006－10－27　13：53

　　研究中医成才之路还可看看《名老中医之路》！

大成　2006－11－06　22：36

　　我是通过《经方的魅力》了解黄煌教授的。我业余学中医，自考 7 年专科毕业，通过网上有幸和黄教授联系。学医缘于父亲得肺癌，手术后中药治疗生存十年。学中医是很艰辛的事，学者自知，黄师"我的中医之路"会激励我深入学下去。我少有临床经验，也无名师传授，希望得到黄师的指教。前有一案得到黄师的回帖，感到非常荣幸，我这样非科班的学生，更渴望黄师的指教。

大成　2006－11－06　23：15

　　我 38 岁开始参加中医自考，当时去拜访我厂一退休参加自考中医的老高级工程师，他已 66 岁，自考已 3 年，才过了 3 门课。我说："我都快 40 了，还能学吗？"他说："我虽 3 年过了 3 门课，但我却系统地学了一遍教材，你尚年轻，只要下工夫一定能学成。"这般年龄、这番话语给了我很大的勇气和自信。我体会，初学一定要在基础和基本理论上下工夫，看《名老中医之路》无不有着过硬的基本功，黄师也是如此。我非常赞同"读万卷书，行万里路"。学中医非摈弃浮躁，静下心来，勤于思考，勤于总结不可。与所有学习中医者共勉。

黄煌　2006－11－07　20：24

　　有志者事竟成。祝大成事业有成！

紫气东来　2006－11－08　20：07

　　我第一次用半夏是给自己。半夏2g先煎，药店里抓药的师傅都笑。若干年以后，我开附子90g，药店里的师傅说这个药方若是别的医生开的他可以拒付。

方证火神学子　2006－11－13　12：05

　　我已经收集了部分黄煌老师的书，还追本溯源买了一本《徐灵胎医学全书》，阅读了矢数道明的《汉方辨证治疗学》，并了解了一些日本汉方的情况。

　　近期在研读伤寒各家，兼采火神学说。以后的方向就是以方证相应为核心指导中医治学。受益于黄教授颇多，多谢！

　　今天详阅此文，以及跟帖，感慨良多。然而感叹最深的是，这么好的思想，如此有指导意义的文章，许多自学中医的中医同道都大发感慨，大受启迪，却少见中医院校学子的追捧。诚可惜也！！宣传上黄煌教授的弟子还应当多加努力，这样才能启迪更多的中医学子，给他们一个明确的方向，并消除他们心中的迷惘。

　　近读《医宗金鉴·订正仲景全书正误篇》，大感吴谦等先贤于传播仲景之学用心良苦！然书中也有待商榷之处，不知黄煌教授能否结合临床立专篇予以讨论？

黄煌　2006－11－13　22：34

　　《医宗金鉴》还没有细细读过，请您发表高见！

笑哈哈　2006－12－15　21：22

　　本人大学中文专业毕业，当教师出身，喜爱中医，自学中医50多年，略知医！我认为：学医，首先要学做人。要学习黄煌教授的医术，首先要学习黄煌教授的做人！黄煌幼时吃过苦，"我家下放在农村。我边读高中，边劳动。几乎所有的水田农活我都会干"。他说："现在回想起来，先苦一下也是好的，就晓得真正的乐在哪里了。经过三年艰苦的农村劳动，才晓得有一个职业是多么幸福的事。"而后，又当学徒，幸遇名师，打下坚实基础。考上南京中医学院首届研究生后，刻苦攻读，广泛涉猎，几经坎坷，学医终于成才，成为大学教授、博士生导师，这多么不易啊！

　　从学徒到大学教师，这是一个跨越，也是一个严峻考验。黄煌教授并没自满，并没止步，反而更加勤奋，勤于读书、勤于研究、勤于临床、勤于创新！1984 年在南京举办了首届全国中医多学科研究会，大讲阴阳五行学说、运气学说等天人合一的中医哲学。他说："当时，我也是筹备者之一。但我在参加这个中医多学科研究活动以后，越来越感到不踏实。这些研究的观点离中医临床太遥远，太极阴阳、五行八卦等诠释，终究谈不到具体的中医世界。所以，我始终与他们有这学术思想上的距离。"他敏锐地感觉到"太极阴阳、五行八卦等终究谈不到具体的中医世界"，学中医的学者，敢于质疑"太极阴阳、五行八卦"，没有创新的精神，没有巨大的勇气，是不可能的！黄煌教授这种创新精神，值得中医界人士学习、敬佩！我要大声说："老夫敬佩黄煌！"

爱好经方　2006－12－23　07：28

拜读黄老文章让我感动不已！黄老乃目前中医界之一代翘楚，是吾辈学习的楷模，在此谨向黄老致以最崇高的敬意！十年前初读先生《中医十大类方》后受益多多，从而使我在以后的学习和临床中更加爱好经方，也增加了对黄老的敬慕之情。今日在网上能得见先生，实乃幸甚！问候黄老！

苏北一医　2006－12－30　18：05

我从医多年，于经方终难入门。今天读了黄教授的"我的中医之路"，吾沉思许久许久……正如朋友们所说：学习，学习，再学习。

26 年前邢鹏江先生的赠言

黄　煌

2005 – 09 – 27　21：02

26 年前的九月中旬，我拿到了南京中医学院研究生录取通知单。江阴的几位老前辈都为我高兴。邢鹏江先生送我一本塑料皮的笔记本。扉页上面用毛笔工工整整地写着"浴沂集"三字，并署上先生的号"竹村外史"和盖上了先生的印章。正页上，是先生用十分秀美的小楷所写的赠言。老一辈中医学家热爱中医、提携后学的热情让我感动。我十分怀念当年江阴的老中医，深深地感谢他们无私的教诲！现将邢老的赠言抄录于下：

赠黄煌晋研中医学序

吾邑黄煌同学，年少英俊，乃后起之硕秀也。自幼头角渐露，长而善学攻医，偶伴余读，乐道吴门医学，以叶香岩先生著作尤为究心。岁月既积，理学增长，犹如雨后春笋。每下笔为文，落纸如烟云，但自谦谓学然后知不足，矧知其用心若斯。余谓："胸中纳万卷书，笔毫嘘点点润，艺功千日，而学问无穷。"今者，省招中医研究生，黄君应考录取，春报岐黄，闾里欣乐，行将风德于舞雩，沐艺于沂水，期望远瞩，不仅余一心双眼云尔。夫藏、修、息、游者，古人治学之道也。勤求古训，广览群书，吐故纳新，嘘吸冲和是谓藏；立德健身是谓修；劳逸结合、休养生息是谓息；探本寻源，多闻博识，精于术，浴于艺，是谓游。志士景行，可瞻竟成。是为序。一九七九年恰丹桂飘香时，邢鹏江序并书，年七十有一。

我的药人方人说

黄　煌

2006－11－10　21：44

我的体质观的形成

1973 年，我开始跟家乡江苏省江阴市的名老中医叶秉仁学医，其间又向夏奕钧、邢鹏江等先生问业。夏、邢两先生均是苏南名医朱莘农先生的弟子。朱莘农先生幼承家学，壮年以擅治伤寒大症而享盛名，平生对《伤寒论》钻研甚勤，临床重视验体辨证。他有句名言："医道之难也，难于辨证，辨证之难也，难于验体，体质验明矣，阴阳可别，虚实可分，病证之或浅或深，在脏在腑，亦可明悉，而后可以施治，此医家不易之准绳也。"其辨体质，多从望诊和切诊入手，尤其是擅长使用"咽诊"与"脐诊"。我虽无缘亲睹朱莘农先生诊病的风采，但从夏奕钧、邢鹏江先生的用药来看，他们非常重视强调客观指征，常常或凝神直视，或按压腹部，或察看咽喉，临床思忖良久，而当机立断，说"此人要吃桂枝！""此人要吃黄连！""此人是桂甘龙牡汤证！"这种以药－人相应、方－人相应的思路，对我的临床思路的形成影响很大。我曾一遍遍地翻阅苏南医家推崇的清代叶天士《临证指南医案》，从医案中归纳总结叶天士体质辨证的思想和经验，当时对体质的认识尚是零碎的经验和想法。

1979 年，我考入南京中医学院（南京中医药大学的前身）攻读中医各家学说，有机会深入研读了柯韵伯先生的《伤寒来苏集》，其以方类证的思路深深吸引了我。其后，又翻阅到日本一贯堂医学的体质论，其简便易用的思路让我耳目一新。20 世纪 80 年代中后期，我已经开始注意到不同体型不同体貌患者在辨证用药上的不同点，将临床诊疗的思路从单纯的症状辨别及对病论治转向辨体质论治。

1989 年我受中国政府派遣，赴日本京都大学医学部进修，期间我细细阅读了细野史郎先生的《汉方医学十讲》，并有机会向细野诊疗所的坂口弘先生以及中田敬吾先生学习日本汉方，对日本汉方求实的思想产生了强烈的共鸣。在细野诊疗所每周一次的读书会上，为求易记和实用，我大胆地用药物名来命名体质，由此而形成了"药人"的概念。回国以后，我又将此"药人"概念为基础，将在日本讲学的讲稿整理成书，名《中医十大类方》。此时，我的体质论基本形成。以后，在临床上不断补充，成为本人临床处方用药的基本思路。

我所认识的"药人"

所谓"药人"，就是适合长期服用某种药物及其类方的体质类型。这种体质，服用这种药及其类方，往往起效快，而且相对安全。我在《中医十大类方》中提出了五种"药人"，即"桂枝体质"、"麻黄体质"、"柴胡体质"、"黄芪体质"、"大黄体质"。后来，在临床上又发现了"半夏体质"等"药人"。遵循药人的经验识别，可以大致了解该体质患者可以考虑哪一类方。这些"药人"，虽然以单味的药名命名，但就其内涵来说，应该冠之以"某某类方体质"可能更合适。不过，就如《伤寒论》中有"桂枝证""柴胡证"的提法一样，这种简约的提法，可能更便于记忆。下面是临床常见的几种药人。

"桂枝体质"：患者肤色白而缺乏光泽，皮肤湿润而不干燥，口唇暗淡而不鲜红，体型偏瘦者多，肌肉比较坚紧，一般无浮肿，腹部平，腹部肌肉较硬而缺乏底力，如同鼓皮，严重者腹部扁平而两腹直肌拘急。多见于循环系统疾病、消化系统疾病、营养不良患者。桂枝体质是适合长期服用桂枝以及桂枝汤类方的一种患者体质类型。代表方为桂枝汤、小建中汤、桂枝加龙骨牡蛎汤等。这类患者在疾病状态中多表现为心肾阳气的不足，或肝胃阴液的不足，易于表虚，易于阳越，易于气脱，易于气阴两虚。

"柴胡体质"：患者体型中等或偏瘦，面色微暗黄，或青黄色，或青白色，缺乏光泽；肌肉比较坚紧，舌苔正常或偏干。主诉以自觉症状为多，对气候变化反应敏感，情绪波动较大，食欲易受情绪的影响，四肢冷；女性月经周期不准，经前多见胸闷、乳房胀痛、结块等。多见于精神神经系统疾病、免疫系统疾病、呼吸系统疾病、胆道疾病患者。柴胡体质是适合长期服用柴胡以及柴胡类方的一种体质类型。代表方为小柴胡汤、柴胡桂枝汤、柴胡加龙骨牡蛎汤、四逆散等。此类患者在疾病状态中多表现为气机的郁滞或逆乱，或外邪郁于半表半里不易透发，或肝胆胃的气机易于逆乱，或气滞，或血瘀。

"麻黄体质"：患者体格粗壮，面色黄暗，皮肤干燥且较粗糙。恶寒喜热，易于着凉，着凉后多肌肉酸痛，无汗发热；易于鼻塞、气喘；易于浮肿，小便少，口渴而饮水不多；身体沉重，反应不敏感；咽喉多不红，舌体较胖，苔白较厚，脉浮有力。多见于体格壮实的中青年和体力劳动者。呼吸道疾病、骨关节痛、寒冷、疲劳等常是这种体质患者患病的主要诱因。麻黄体质是适合较大剂量服用麻黄、安全使用麻黄以及麻黄类方的一种体质类型。代表方为麻黄汤、麻黄附子细辛汤、葛根汤等。此类患者在疾病状态中多表现为寒气郁表，或肺气郁闭，或寒湿滞留经络之间，或表里俱实。

"大黄体质"：体格健壮，肌肉丰满，食欲旺盛，但容易腹胀，或大便秘结，口唇红或暗红，舌苔多厚；皮肤易生疮痘；血压偏高，或血脂偏高，或血黏度偏高；精神状态饱满，易烦躁，易激动。消化系统疾病、代谢病、感染性疾病等多见这种体质。这种患者长期使用大黄比较有效而且安全。大黄体质多见于中老年人。代表方为大柴胡汤、三黄泻心汤、桃核承气汤、黄连上清丸、防风通圣散等。此类患者在疾病状态中多表现为积滞伤食，或腑气不通，或瘀热于内，或积热上冲，或积热逆于营卫之间。

"黄芪体质"：其人多面色黄白或黄红隐隐，或黄暗，都缺乏光泽；浮肿貌，两目无神；肌肉松软，腹壁软弱无力，犹如棉花枕头，按之无抵抗感以及痛胀感；平时易于出汗，畏风，遇风冷易于过敏，或鼻塞，或咳喘，或感冒；易于浮肿，特别是下肢肿，手足易麻木；咽喉多不红，舌质淡胖，舌苔润。这种体质的形成，除与遗传有关外，尚与缺乏运动、营养不良、疾病、衰老等有关。患有心脑血管疾病、糖尿病、骨关节退行性病变、免疫系统疾病、血液病、呼吸系统疾病、消化系统疾病的中老年人多见黄芪体质。黄芪体质是适用于长期服用黄芪及其类方的体质类型。代表方如黄芪桂枝五物汤、防己黄芪汤、黄芪建中汤、玉屏风散等。此类患者在疾病状态中多表现为肺脾气虚，或表气不固，或气虚血瘀，或气虚湿阻，或中虚等。

"半夏体质"：营养状况较好，肤色滋润或油腻，或黄暗，或有浮肿貌，但缺乏正常的光泽；形体并不羸瘦，肥胖者居多。主诉较多而怪异，多疑多虑，易于精神紧张，情感丰富而变化起伏大，易于出现恶心感、咽喉异物感、黏痰等；脉象大多正常，或滑利；舌象多数正常，或舌苔偏厚，或干腻，或滑苔黏腻，或舌边有两条由细小唾液泡沫堆积而成的白线，或有齿痕舌。半夏体质是适合于较长时间或大量服用半夏及其类方的体质类型。代表方为小半夏加茯苓汤、温胆汤、半夏厚朴汤等。此类患者在疾病状态中多表现为痰热内壅，或痰气交阻，或风痰上扰，或痰湿内阻等。

此外，还有如"人参体质"、"当归体质"、"芍药体质"等。

我所认识的"方人"

"方人",是近年来本人在药人的基础上提出的一个新的概念。2003年以来,我在给南京中医药大学开设《经方应用》中,为使大学生能更快捷地使用经方,而将本人的应用经验作一总结,特别提出适合使用本方的患者在体型体貌、心理行为特征、发病趋势等方面上的特征,并以此方命名此类患者,简称"方人"。也就是说,所谓"方人",即对本方有效而且适合长期服用此方的体质类型。比如我对那些服用温经汤有效,而且长期服用也比较安全的患者,常常称之为"温经汤体质"。所以,常常病人一来,大致就晓得该用何方。比起"药人"来说,"方人"更具体,范围更明确,往往与某些疾病或某类疾病相关。可以说,"方人"是体质与疾病的结合体。下面也是临床常见的几种"方人"。

"温经汤体质":羸瘦,肌肉松弛,腹壁薄而无力;口唇干燥而不红润,皮肤干枯发黄发暗,缺乏光泽,或潮红,或暗红,或黄褐斑。有些患者的手掌脚掌出现裂口,疼痛或发热感;指甲变薄变脆,缺乏光泽。还有的女性可以出现阴道炎、阴道干枯瘙痒,毛发出现脱落、干枯、发黄,易于折断。许多妇科疾病,特别是卵巢功能性疾病患者多见这种体质类型。

"三黄泻心汤体质":营养状态比较好,无明显虚弱表现,面部暗红,腹部充实有力,食欲较好,大便干结或便秘,多有出血倾向。咽喉多充血,唇色或舌质红或暗红,脉象滑数。体检血压、血脂、血液黏度、血尿素氮较高者。目前多见于高血压、动脉硬化患者以及出血性疾病。

"炙甘草汤体质":羸瘦,面色憔悴,皮肤干枯,贫血貌。这种体质状态,多见于大病以后,或大出血以后,或营养不良者,或极度疲劳者,或肿瘤患者经过化疗以后。患者精神萎靡,有明显的悸动感,并可伴有早搏或心房颤动等心律失常。消耗性疾病、呼吸系统疾病,或循环系统疾病,或血液系统疾病等的患者多见于这种体质类型。目前在临床上多见于肿瘤患者及老年病患者。

"黄芪桂枝五物汤体质":其人多肌肉松弛,皮肤缺乏弹性,平时缺少运动,食欲虽好,但经常疲乏、头晕、气短,尤其是在运动时更感力不从心,甚至出现胸闷胸痛,或头晕眼花。运动心电图常提示心肌缺血。面色黄暗,也有见暗红者,其舌质多淡红。头痛、胸痛、身痛、肢麻的中老年人多见这种体质类型。

"桂枝茯苓丸体质"：患者体质比较强壮，面色多红或暗红，皮肤干燥或起鳞屑，唇色暗红，舌质暗紫等；腹部大体充实，脐两侧尤以左侧下腹更为充实，触之有抵抗，主诉大多伴有压痛；多有头痛，便秘，腹痛腰痛，心悸等症状。妇科病、男性生殖系统疾病、皮肤病、周围血管病变，以及五官科疾病等的患者多见这种体质。

此外，还有如桂枝加龙骨牡蛎汤体质、大柴胡汤体质、四逆散体质、当归芍药散体质、防己黄芪汤体质、防风通圣散体质等。

几点说明

1. 体质的确定，是有效并且安全使用中药的基础。由于当前疾病谱的变化，中医的服务对象主要是慢性病患者，慢性病的治疗原则以调整体质状态为主，服用药物的周期长，如果不针对体质用药，常常会出现许多副作用。所以，"药人""方人"的提出，也是有时代背景的。

2. 以上列举的"药人"与"方人"，并不能包含人类体质的全部，而仅仅是本人临床上常见的适合使用某种方药的体质类型。就其人种来说，仅仅限于亚裔黄种人。也就是说，我的"药人""方人"说，不属于体质人类学的范畴，而是一种应用中药及其配方的技术。

3. 我所认识的"药人"与"方人"，应该是药证与方证的延伸，尤其是突出药证方证中"人"的部分，也就是突出了患者的体型体貌，以及发病趋势的特征，从而突出了药证方证的客观性和整体性。这样，可以使人更易于把握方证与药证，更容易从整体的角度看问题。换句话说，"药人""方人"的提出，与其说是经验的传授，倒不如说是思维方式的强调。从本人的教学实践看，讲"药人""方人"，可以让当今的中医大学生们的思路发生很大转变。一方面，让他们从纷繁的理论中摆脱出来，转向朴实无华的临床技术；还有一方面，让他们从"对病用药"及"对症状用药"的思路中解放出来，转向整体的用药思路。所以，"药人""方人"说的提出，是一种中医临床思维方式的技术调整。

4. 重视患者的体质特征，是古典中医学的基本思想。在《伤寒论》和《金匮要略》两本书中，有许多有关患者的体貌体态特征及疾病的易趋性的记载。如尊荣人、失精家、亡血家、支饮家、中寒家、湿家、喘家、呕家、冒家、淋家、黄家、疮家、衄家、汗家、盛人、强人、瘦人等。这些病人的个体特征，为张仲景的处方用药提供了十分重要的参照及依据。本人的"药人"与"方人"，很多都能从张仲景所说的那些"人"、那些"家"中找到影子，比如黄芪体质与尊荣人相似，桂枝体质与失精家相似，麻黄体质与湿家相似。

5. 作为本人处方用药的参照系，"药人""方人"说具有一定的预测病情及指导选用药的临床实用价值。但这种体质归纳，经验性很强，许多是经典的训示及前人临床经验的提示和总结。当然，其中许多是本人的临床经验。所以，这个学说尚不是十分成熟的，需要不断改进和完善。（此为 2006 南京国际中医药论坛上发言稿）

frankieyin　2006 － 11 － 16　17：13

　　我觉得这个理论非常有价值。我自己尝试用经方治疗我女儿的感冒发烧，经常都是桂枝汤，我也曾作过这方面的联想。

　　我太太说她觉得我们孩子过一两个月就要发一次烧。我们开玩笑说，我每天坐办公室，成了作家（坐家）；我们公司有些同事每天到处跑，他们是行家；女儿现在是学说话的时候，天天像只鹦鹉，而且喋喋不休，是个画家（话家）；现在又经常容易伤风感冒，是个风家。

　　玩笑归玩笑，但是太太的话引起我的思考。我女儿这两次的感冒都是用桂枝汤治好，回想以前的种种发烧，似乎都是桂枝汤证，只不过我那时候完全不懂该怎么办。那么她的这种体质似乎就是比较容易得桂枝汤证类的感冒。

　　读《郝万山讲伤寒论》，郝老师反复强调一个弱者先伤的概念。如果一个人素体脾阳虚，平素就脾阳虚，那么得了外感，弱者先伤，就容易更伤脾阳，从而表现出脾阳虚衰的特点；如果这个人素体肾阳虚，那么得了外感，或者经过失治误治，肾阳虚就表现得更明显，就容易表现出肾阳虚的病证。

　　如果某个人素体某方面偏虚衰，就常常易受邪而得病，而且常常表现为某个汤证或某类汤证，那么进一步归类，是否就可以归为"桂枝体质"、"黄芪体质"、"柴胡体质"等等。

　　有帖子说 7224162 老师是黄煌的高足。我孤陋寡闻，不知黄煌何许人也。后来在网上搜索，才知道是当世有名的经方家，有《中医十大类方》、《张仲景 50 味药证》等书。而且我早就下载有这两本书的电子版，只是一直没看过。

　　我翻看过徐灵胎的《伤寒类方》，他把伤寒论里面的方子分为 12 大类，然后把《伤寒论》中牵涉到某个方子的所有条文集中起来进行分析注解。很多行家都认为这样子非常有利于学习。我也觉得非常有帮助，尤其是对我这样的初学者。

分类也就罢了，类病类证类方，但是进一步将分类和病人的体质联系起来，这不能不说是黄煌的独到之处，也给读者开了另外一扇窗户，看到了另外一个视角的风景。

因为中医治病不只是治病，而是治整个人、大群的人。郝万山教授开讲《伤寒论》就提到一个个体化的治疗方案和群体化的治疗方案的问题。所谓群体化的治疗方案，就是同一个病用同一种治疗方法，不管是张三李四、王五赵六，不管是男女老幼，都用规范的治疗方案，这就叫群体化的治疗方案。对某个病人，根据他的具体的反应状况，结合他的身体素质，制定一个非常符合这个病人的特殊情况的治疗方案，叫个体化的治疗方案。

但是我学习下来，感觉一个中医大夫给一个病人辨证论治，用四诊八纲，联系到方证，开了方子治好病，似乎都是个体化的治疗方案。给我的印象是中医高手都像是艺术家一样，治一个病的过程像完成一件艺术品的过程，挥洒之间，左右逢源，左宜右有；但是艺术家是不能够批量生产的，那么中医的整体前途就是个问题。

《郝万山讲伤寒论》还讲了这么两个问题，给我很多启发和思考：

一个是说大青龙汤证，郝老师似乎见得不多。说他有一年的夏天在北京以外的外地一个县医院里见到一个大青龙汤证的病人，说好不容易见到这么一个病例，用上大青龙汤，效如桴鼓。而且当时在医院，不怕发汗太多，因为可以很方便地输液。我读了感觉大青龙汤证很罕见似的，而且用法上要特别小心，"一服汗者，停后服"，要特别小心大汗亡阳。

但是读了坛子里一个帖子——7224162老师的大青龙汤运用经验，里面提到好多大青龙汤证案例。该方法"多见于体质较壮实、肌肉较坚紧的年轻人身上，一般为体力劳动者，形体可胖可瘦，脉腹皆有力，才经得起大青龙汤的峻汗之剂。不必拘泥于平素是柴胡或半夏或麻黄或当归体质类型，但黄芪体质、桂枝体质要慎用。""一般说来，使用大青龙汤从体质入手，符合第一点中笔者所强调的体质特点，不会出现很严重的变证或逆证，但如是黄芪体质或桂枝体质则另当别论了。体质虽壮实，但方证辨证有误，或方证辨别无误，但患者为肌肉松软、形体虚胖的体质类型，过用青龙汗法（包括药量过大或服药间隔时间过短等），患者有失眠、多梦、烦躁、大汗、心悸的副作用。所以笔者在使用大青龙汤时还是十分慎重，在确定应用大青龙汤前，详加辨体质和认证，方证确定后，先开1剂，向患者或其家属交代清楚煎药及服药方法、可能出现的药效反应、采取的应对措施、笔者的联系电话等等，以防万一。随着应用麻黄类方，特别是大青龙汤经验的累积，我还发现临证时有一些患者体质壮实，肌肉坚紧，常人服用常量的大青龙汤一煎剂后就见明显汗出，而这类患者同样服用一煎剂的大青龙汤仅是身上微有汗意，待到服用二或三煎剂后才有比较明显的汗出。"

可见，从辨体质的角度来理解方证，大大有助于辨证论治的过程及信心，而且也能够根据体质和方证分类联系，缩小辨证的比较范围，提高辨证论治的速度、准确性和疗效。

郝老师还谈了一个问题，他讲麻黄汤证的时候，说"这张方子，从今天的角度来看在临床上用得不多。北京地区典型的麻黄汤的病证，遇到的机会很少，乃至有的同学和老师认为既然都很少见，就可以废弃不讲"。后来江西中医学院的万友生老师去北京中医学院讲学，和郝万山老师交流提到在江西用麻黄汤的例子。郝老师去东北讲课，和学员交流，东北的中医师说在东北用麻黄汤的情况很多。

另外，还记得好像小春还是什么人的一个帖子里说到，他在湖南治病疗效很好，跑到广州就仿佛水土不服。广东的凉茶铺是很多的，而且生意很好，故老相传，自有它存在的道理。

这就不只是个体体质的问题，而是个地域性的群体体质问题。《素问·异法方宜论》中有讲到东西南北中，一病而治各不同。"故圣人杂合以治，各得其所宜，故治所以异而病皆愈者，得病之情，知治之大体也"。

我还想到了一个问题，这是刘力红在《思考中医》中反复强调过的，就是运气问题，"不知年之所加，气之盛衰，虚实之所起，不可以为工"。按照每年的运气，五运六气，考虑个体在这个时间段的共同的问题，这是时间段的群体体质得病的问题。

六十年一甲子，天干地支轮转，每年的运气不同；每年里面六个主气客气相配合，一之气、二之气到六之气，每一气这段时间的运气不同；每一气之内，又有节气的变迁，五天为一候，一个节气十五天，为三候，候与候又不同，其所由来者渐矣。

还有更大时间区段上的问题，陆九芝《文十六卷》中提到一个大司天的概念。既然六十年一个甲子，六十轮转，是不是一种封闭的循环？有人说不是，比如杨力《中医运气学》就不认为六十年一重复的封闭循环，但是又没有提出令人信服的理由。陆懋修的大司天理论是个很有启发性的见解，可以作为一篇博士论文的选题，来做专题研究。从一年分六气，气内含节，节内含候，这是人为的划分节点，其所由来者渐矣，实际上是平缓地转化过来的，像阴阳鱼的流转，这是往细分。大司天的概念是往宏观上去分。六十年一甲子当一大气，六个甲子也就是三百六十年作为一个大年，这样子按照五运六气的算法来推算每六十年，乃至于每三百六十年的大的运气，风热暑湿燥寒，每六十年整体的运气变迁，每三百六十年整体的运气变迁。就像天体，地球自转一周是一天，月亮绕地球公转一周是一月，地球绕太阳公转一周是一年，这是显著的影响，春生夏长，秋收冬藏。那么太阳系其他行星的运转对地球上气候与环境的影响，每年不同的行星所处的轨道不同，综合引力作用，就会有它的一套周期，是不是一甲子呢？那么再往外，太阳系也绕着什么公转，也必然有一个周期，但是会更长，旁边的其他星系也会对太阳系里面的地球产生影响，所以大司天的概念在理论上是有它科学的合乎实际的可能性的。

陆九芝的大司天概念首先用来解释不同时代的著名医家用药风格的流转变迁，金元时期和明清时期医家风格的变迁，从明到清医家风格的变迁，从大司天的角度来解释，提供了一个思路。往往一个医家的著作，流传到后世，后世的从医者发现效果不一定很好。我觉得一个医家，之所以有名，常常是疗效卓著。光纸上谈兵是不行的，他疗效卓著，觉得自己的经验值得给别人给后世作参考，就写下来，倒不只是为了个人一己虚名。只是传到后世，大运气变化了，名医所处时代的环境已经变了，那你参考他的风格，疗效就会打折扣，如果大运气变得相反，乃至疗效不好反而有流弊。

陆九芝的大司天概念就解释了很多流派纷争的一个原因。反过来，我觉得可以用来指导大运气时段里的治疗风格。有意识的医家就可以吸收这一理论来影响自己的总体风格，像卢崇汉就很推崇陆九芝和他的《世补斋医书》，不能说没有帮助。

这也是受经云"不知年之所加，气之盛衰，虚实之所起，不可以为工矣"的启发。

那么，综合上面想到的个体体质、群体体质、地域性的群体体质，时段上的运气对人体体质的影响，一个成功的医生就应当"上知天文，下知地理，中知人事"。但是此事难知，可不是我在这里轻描淡写谈谈感想就能够行的。

黄煌 2006－11－16　20：06

frankieyin 朋友想得很深，是一篇很好的文章。个体体质、群体体质、地域性的群体体质的提法，是对体质学说的补充和完善。谢谢！

frankieyin 2006－11－17　11：15

谢谢黄老师。

我觉得体质分类，体质和药及方关联分类，这是您的独创。黄煌如果能够在伤寒学术史上占有一席之地，那么，这个理论就是您能够赖以成名的独创之作。值得继续研究下去，进一步细化到能够作为指导临床的一个参考指征，那就善莫大焉。

李阳波也曾提到《灵枢》中的二十五行人，意识到这其中大有学问，但是没有专门的著作发表。天不假以年，阳波英年早逝，很多有启发的研究都没能够继续下去。

我已经34岁了，今年才开始对中医感兴趣，也是受刘力红、李阳波的书的鼓舞，不亦晚乎！

我的这篇感想曾发表在民间中医论坛的妇幼课堂版面"第二次开方"帖子中，但是没有回应，也不知道自己思考得对不对。转贴到这里，是弄斧到班门了。

桂枝汤加味 2006－12－05 20：40

本人断定黄老师为方证一派，与现代胡希恕、李文瑞、清代柯韵伯为同一派。本人比较喜欢胡老的治学精神。

hkc0207 2006－12－29 09：00

我倒是几年前在看了某汉方杂志有中田敬吾一篇"证的研究"，首次了解到有黄煌这么一位教授提出有关某药体质的倡说，直至今天才得以观其概况，颇多收获！

graydragon 2006－12－29 18：34

黄煌老师的这篇文章体现了中医学"以人为本"的医学思想。

zillion 2007－01－12 13：02

黄老师的"药人方人学说"又为临床选方用药提供强有力的理论依据，为张仲景药证学的研究开辟了新的方向，是中医学与现代化的有效结合。

llb1979 2007－01－12 13：47

黄老师的学说主要是承继仲景法脉，倡病、人、证三者的有机结合，这样易于规范化。不然中医开方往往各出机杼，但疗效却不见得好。

yj123　　2007 – 02 – 19　10：17

同受外邪，或现太阳病，或现少阳、阳明病，或如后世之风寒、风热等。异之原，多原体质异矣。前人亦见及，唯将此明晰规范者，则为黄煌教授。其功于中医，当不仅于当世！

为什么要学中医

黄 煌

2005－06－08 10：50

为什么要学中医？我想，其目的不外有三。第一，是为了谋生和挣钱。第二，是为了满足自己的某种兴趣和爱好。第三，是为了某种责任和理想。

古往今来，第一种人无疑是最多的，生存是人的第一需要嘛！医生也是人，也要养家糊口。第二种人也有不少，他们探寻中医的由来，他们尝试中药的疗效，他们在发现某种规律以后，他们在发明某种有效疗法或有效验方以后，常常带来一种满足感和愉悦感，这又成为他进一步研究的动力。第三种人，不是很多。当年张仲景"感往昔之沦丧，伤横夭之莫救，乃勤求古训，博采众方"，撰写了《伤寒杂病论》。徐灵胎感慨医学"唐宋以来，无儒者为之振兴，视为下业，逡巡失传，至理已失，良法并亡"，而"不揣庸妄"而写了医学宏论《医学源流论》；晚年又因当时医生"全废古书，随心自造，以致人多枉死"而"悲悯填胸，不能自已"，才写出了医医之书《慎疾刍言》。这两位医学家身上透出的就是一种对人类、对科学、对事业的崇高责任感，他们是第三种人中间的成功者。

第一种人，经过努力，可以练就一手好技术，可以成为一方名医。但如果不努力，情况就比较差了，或半途而废，或为市井俗医。若心术不正，则可沦为江湖医之流。第二种人，带着好奇心而来，带着探究心学习，其必然学得充实，能发明创造者，非他们莫属。第三种人，既要有远大的志向，还要有艰苦的磨炼，同时，还需得到时代的烘托和机遇的垂青。一旦成功，那就是大人物，对中医学的贡献是一般人所无法比拟的。

我理解第一种人，作为教师，我们应该为他们学习实技提供各种条件，同时要不断地去唤醒他们内心的兴趣和爱好。我最喜爱第二种人，作为教师，要努力保护他们在学习中萌生的那种情感，同时，要积极地鼓励和帮助他们去研究。我敬仰第三种人，他们无私的行动，超常的毅力和勇气，是医学科学的宝贵精神财富。他们创造的学术成果，是我们继承发扬的基础。他们激励着我们，也让我们不断加深对人生价值的思考，加深对学习、研究中医意义的认识。

在我的眼里，欲为良医，第一种人与第二种人的结合最为理想，在这个基础上能出现第三种人，那就是中医界的福分了。

桐君　2005－06－08　20：19

　　为什么要学中医？别人我不知道（这句好像是废话），本人自己最初是兴趣，这兴趣来自对中医神奇效果的所见所闻。家父曾为中学教师，带学生下乡劳动，一学生忽发腹泻伴高热神昏，众人束手，乡野之地又无医，巧遇一下放改造之人，此人见学生之症状，云：此似痢疾，此处难医，唯回城方可。众人道：学生神昏，怎生走得？此人云：无妨，但行针三四处，便可行走回城。遂治之，两刻许学生醒，众人问可行否？答曰：可。于是返城。家父问医：何不再治，以求痊愈！小声答道：下放改造之人，岂敢造次！凡此种种，使吾生学医之念，后入医门，方知学医之难，学医之苦！然凭己之毫末之技，于临证每有所得，虽苦信念未改也！后悟医者，道也。成大医之道，技高群雄不可少，德更不可缺。俗语有医者父母心，可算一语道破！否则不过一医工尔！吾江湖一郎中尔，未曾有所谓理想，也无力担何责任！惟怀仁人之心，尽吾之所能，以解苍生之苦！

andy　2005－09－30　22：19

　　拜读黄老师的文章，有感而发如下：我为什么学中医？

　　第一喜欢。中医不仅是一种医疗技术，我认为它更是一种仁慈的智慧——中庸和宽恕的完美体现。中医还是中国优良传统文化这一百花园中的奇葩，这一皇冠上最璀璨的明珠。

　　第二责任。为往圣继绝学，为养老寿亲，为自我保健，为他人求医问药服务，为子孙后代保留和传承这一举世瑰宝。

　　第三荣誉。一件事，别人能做，我也能做，算不上我优；一件事，别人能做，但我做得更好，算得上我良；一件事，别人做不成，我能做成，算得上我强！何况，别人做不成或者做不好的事情，我做得成、做得好，随之而来的就是幸福和荣誉。三百六十行，哪一行做得好都能自立谋生，如果做一个好中医大夫既能自立谋生，又能获得人民的赞誉，夫复何求！

给青年中医们的建言

黄　煌

2006 – 11 – 10　21 : 53

一、先摆事实，再讲道理

先讲"是什么"，再讲"为什么"，这是学习中医的第一步，也是研究中医的第一步。多少年来，有多少的中医，往往忽略了这个基本程序，往往事实尚未弄清，而去大谈道理，结果把假说当成真理，将臆想作为事实，这哪有科学的影子？

二、不求其全，但求其真

像《中医十大类方》中所说的体质就是不完整、不齐全的，因为不可能讲齐全，而是将临床上看得到的归纳起来，这是来自自己的实践，是真的。

三、择善而从

中医学是宝库，但未必里面件件是金玉，也有不少垃圾，所以，学中医必须要会选择，"去伪存真"很重要。就像沙里淘金，"吹尽黄沙始到金"，要会淘，要会选择。选择也是一种能力，是学中医必备的能力。

四、临床见功夫，疗效做文章

中医学是非常务实的，最忌空谈和玄谈，要重视临床，要把解决患者的病痛放在第一位。离开了临床疗效，中医的一切都将灰飞烟灭。

五、与时俱进，随俗而变

中医有地域性、文化性，"随俗而变"是司马迁对名医扁鹊行医特点的高度概括。这就是说，要根据服务对象的不同，调整我们服务的内容和性质。现在还要加上"与时俱进"一句，我们的中医必须发展，随着时代的发展而演进，如果还去拷贝一个汉代的张仲景，那是没有前途的，我们要培养一个具有时代气息的张仲景。

六、诊断现代化，用药天然化，观念全科化，服务社区化

这是我对现代中医的理想化描述和看法。诊断不必分中西，现代疾病的诊断概念必须懂，也必须采纳。但是在用药上应有中西之别，使用天然药物应当是中医的重要特色。但天然药物有天然药物的用法，所以，中医传统的处方用药经验和规则不能丢！现在医院专科化，这是与现代医学以疾病为基本单位的思想有关。但中医历来不分科，因为其医学的着眼点是人而不是病，所以，整体观念、全科观念不能丢！中医的优势在哪里？在基层，在门诊，在家庭，在社区，病房要搞，社区医疗更有搞头，这是中医的传统阵地，同样不能丢！（此文刊于南京市中医学会编辑的 2006 南京青年中医论坛论文集）

冬天的一点思考

黄 煌

2005 - 12 - 29 21 : 24

　　上次寒流袭击南京以来，门诊所见患者舌红者多，血压升高者多，唇起疱疹、咽喉充血疼痛者多，心下痞痛者多，临床上使用黄连、黄芩、大黄的机会增加。可见冬天未必是多寒证，相反倒是所谓的"寒包火"现象比较多见。那种认为冬天多用附子、细辛、麻黄、桂枝的说法是不符合实际情况的。回想起来，我用附子、干姜、肉桂、细辛最多的季节，恐怕还是在夏天。那时腰腿疼痛的多，腹泻中寒的多，舌淡者多，因为那时候的人多吃瓜果冷饮，单衣而滥用空调，所以，受凉者多，寒证也就多见了。这种现象说明什么问题呢？这就是中医的着眼点不在外面的诱因，所谓的寒热也不是指气温的升降，中医着眼的是"人"！要以临床表现为依据。

顾志君　2005 - 12 - 29 22 : 10

　　冬天井水是热的，外凉内热。夏天井水是凉的，外热内凉……天人合一。

　　这两天我的胃病患者增多，不见几个寒的，有几个说冷痛，一看舌红苔黄腻，呵呵。

huangzl100　2005 - 12 - 30 00 : 09

　　黄老师"中医的着眼点不在外面的诱因，所谓的寒热也不是指气温的升降，中医着眼的是'人'！要以临床表现为依据"的说法对初学者是非常有启迪和指导作用的。谢谢！

唯中　2006 - 01 - 04 16 : 22

　　俗话说：冬吃萝卜夏吃姜。冬季阳气内敛，脏腑内热尤重，若外感寒邪，肌腠固密，内热不得从肌腠外泄，则迅速从脏腑之窍外泄，如脾之窍唇，肝之窍眼，另咽喉等也是泄热之窍，临床则见开窍部位红肿热痛等炎症。治疗此证当清里解表。俾毛窍开，热得宣泄，则不致变证蜂起，穷于应付。夏季阳气开张外泄，五脏反而虚寒，故需常吃一些生姜以温里。此也即《内经》所谓"春夏养阳，秋冬养阴"之训也。

管隽　2006 – 02 – 15　00：02

我想可能和人们补益失调有关，冬天一味补气补阳，则气有余便是火，阳胜则阴病，则热盛津液损伤；夏日又贪凉，从而损伤了体内的阳气，所以还是应注重平日的保养。"春夏养阳，秋冬养阴"，这句话真的很值得我们去慢慢体会。

llb1979　2006 – 08 – 10　18：54

与人的关系是最密切的，我这里发热的都少见红舌，而多半是水滑舌。

ldxlhs369　2006 – 08 – 11　16：16

发热而见舌水滑，不会是纯粹的火热之证吧。

行云流水　2006 – 08 – 16　21：02

我也在夏天用附子、干姜、细辛为多，现在知道自己对了。

songyonggang　2006 – 08 – 23　07：53

冬吃萝卜夏吃姜，不用医生开药方。夏季，患者舌苔白厚而腻，大便溏，余用苓桂术甘汤加味，附子用至60g，生姜80g，6剂后，舌苔薄白而润。

经方经验实录

黄　煌

2005 – 01 – 12　20：00

1. 大柴胡汤合黄连解毒汤治疗急性梗阻性化脓性胆管炎

2005 – 01 – 12　20：49

　　一男，60 岁左右。一月前患急性梗阻性化脓性胆管炎，全身黄疸，发热腹痛，急诊入院，经手术后依然腹胀，食欲全无，而且每天上腹部灼热难耐，经反复要求，终于得到医院同意服用中药。我未往诊，因为熟人，知其体型壮实，便电话处大柴胡汤加黄连解毒汤、茵陈蒿汤一方，仅二服，即得畅便，上腹部的灼热感顿消，知饥索食，啖苹果甚香甜。经方神效如此。

顾志君　2005 – 01 – 12　21：04

　　佩服老师，请问老师经方讲究药证、方证而对舌脉的要求并不是很高（因为您也没有看见病人的舌脉），是这样的吗？

黄煌　2005 – 01 – 12　21：22

　　仲景用方也未必方方有脉舌者，现代教科书有夸大脉舌诊断价值的问题。

　　经方所重视的是方与人的关系，方与疾病种类的关系。前者，古代的经验最多；后者，则需要现代的临床观察。大柴胡汤证关键是心下按之满痛，我虽未见患者，但熟悉此人，故方与人的关系已经把握。大柴胡汤是治疗胰胆疾病的专方，现代临床报道甚多，则方与病的关系也清楚了。

2. 甘草泻心汤治疗口腔溃疡

2005 – 01 – 12　21：06

　　吾远亲，居江阴，常年为口腔溃疡所苦。溃疡一发，痛得无法说话进食，且此起彼伏，难以愈合，久治不愈。后来电话寻方。询得除口腔破溃之外，上腹部也经常隐痛不适，大便则不成形，或为腹泻。此甘草泻心汤的证也，遂告之。其人不懂药，由为西医的女婿笔录之。越半月余，来电话云口腔溃疡数剂即愈，又自购 7 剂，药后不仅口腔溃疡未作，胃痛腹泻也消失，而药资甚贱，喜传于声。甘草泻心汤是治疗口腔溃疡的千古良方，习中医者不可不知。

清凉风儿　2005 - 01 - 12　23：49

　　请问黄煌老师，此位患者的口腔溃疡是属于阴盛格阳型，还是脾胃积热型？应该是脾胃积热，是吗？

　　现在在临床上，复发性口腔溃疡的患者不少，您认为哪一种类型居多呢？谢谢您的回答。

黄煌　2005 - 01 - 13　07：14

　　回答清凉风儿：按你的分类，应该是属于脾胃积热型，这类患者比较多。但口腔溃疡不仅仅是脾胃积热，这四个字很难说清楚其机理。甘草泻心汤是复发性口腔溃疡的专方。

古求知　2005 - 01 - 13　20：01

　　是否可认为此处是"方病相应"？还有半夏泻心汤。

顾志君　2005 - 01 - 13　20：50

　　下面是引用古求知于2005 - 01 - 13　20：01发表的："是否可认为此处是'方病相应'？还有半夏泻心汤。"

　　先生说得不太对，复发性口疮有很多类型的，还有黄连温胆汤、温清饮、滋阴至宝汤、肾气丸等方证，黄老师的病例"上腹部也经常隐痛不适，大便则不成形，或为腹泻"，还是应该说方证相应。

清凉风儿　2005 - 01 - 13　23：06

　　下面是引用黄煌于2005 - 01 - 13　07：14发表的：甘草泻心汤是复发性口腔溃疡的专方。

　　谢谢您的回答，但我还有问题要问，如果是阴盛格阳型的，是不是就不能用甘草泻心汤了？即使您说甘草泻心汤是复发性口腔溃疡的专方，但这种时候应该改用附子理中汤之类的了，是不是？谢谢。

黄煌　2005 - 01 - 14　13：06

　　用附子理中汤等其他方治疗口腔溃疡的也有，但不是常规。阴盛格阳型只要在甘草泻心汤的基础上酌情加附子、肉桂即可。

顾志君 2005 – 01 – 14　16：17

　　对，我看黄老师的书知道了赵锡武先生甘草泻心汤加生地黄治疗复发性口疮，还有四逆汤加黄连。另外，甘草泻心汤加石膏治疗，我用过，也有很好的效果（胡希恕先生经验）。

ydh 2005 – 01 – 28　19：53

　　许多古方都用地黄治疗口疮，该药值得重视。

新苗 2005 – 07 – 17　21：58

　　甘草可用于咽痛的治疗，少阴病中附子剂也可以用来治疗咽痛，对于口疮的治疗，二者也许有同功之妙。黄连的单方中大量用于口疮的治疗，特别对于湿热型口疮，是不可缺少之药。

医方中 2006 – 05 – 22　17：43

　　介绍一则日本医案与本案相印证：

　　患者，小某，65 岁，女性，昭和 55 年 10 月初诊。口中不适，有白点、肿痛，不能正常吃饭，一周来只能吃流质，精神不佳，时感短气，体格中等稍胖，大便量少而软，心口部有痞塞感，无腹中雷鸣及噫气等。据《金匮要略》所载："狐惑之为病，状如伤寒，默默欲眠，目不得闭，卧起不安，蚀于喉为惑，蚀于阴为狐，不欲饮食，恶闻食臭，其面目乍赤乍黑乍白，蚀于上部则声喝，甘草泻心汤主之。"忆及《橘窗书影》卷之一所记："佐兵卫妻，年二十五六，产后数月，下利不止，心下痞硬，饮食不入，口中糜烂，两眼赤肿，脉虚数，羸瘦甚，乃与甘草泻心汤，服之数十日下利止而诸症痊愈。"参考此而给予甘草泻心汤，五日后来电话称：服药后从第三天开始，口中不适及疼痛减轻，能吃普通食物。遂嘱其继服，连续服用两周，完全康复。（甘草泻心汤治口疮，河野顺，医方中摘译自《汉方临床》第 28 卷 8 号）

张先生 2007 – 01 – 06　18：33

　　方中黄芩、黄连能泻上、中焦之火，但易伤胃伤津，因此又加生地、干姜、生姜、大枣以和胃养阴生津；党参益气；半夏燥湿；而大剂量的甘草（有用生甘草9g，炙甘草9g，旨在用生甘草以解毒，炙甘草以和中）可使中气运而湿自化。因而对本病所致的眼目红肿、口舌糜烂、躯干皮损均有较好的疗效。其实甘草泻心汤是复发性口腔溃疡的专方之一。

但黄芩、黄连、生地、生甘草是不可缺少之药。该方值得重视。只要"方病相应"，我想如甘露饮、封髓丹、黄连温胆汤、温清饮、附子理中汤、滋阴至宝汤、肾气丸等都可使用。

3. 黄芪桂枝五物汤治疗冠心病、心功能不全

2005－01－15　18：53

白某，东北大汉。因心绞痛频发，安装支架。痛虽缓，仍无力，稍用力即气喘吁吁。时已秋凉，依然汗出湿衣。其人肤白而肉松，下肢按之有压痕。此金匮所谓尊荣人也。遂投黄芪桂枝五物汤加玉屏风散、葛根、川芎。岳美中先生经验，黄芪非大量久服不效。王清任补阳还五汤中黄芪用至四两，可见，黄芪量当大。本方用50g，服后甚适，气喘大平，精神亦振，本是畏服中药者一变为乐此不疲者。观当今治疗心脏病，每见大量活血化瘀，或补气养阴，不知其中有作血痹治者，不可不知。

4. 大柴胡汤合桂枝茯苓丸治疗月经过多

2005－01－15　19：24

包某，女，40岁左右，江阴人。每次经来血甚多，且有块状，腰酸坠，甚苦。适遇余回乡，求治。见其人体健，询得大便艰涩，并体重日增。遂投大柴胡汤加桂枝、丹皮、茯苓，即合桂枝茯苓丸之方。服7剂，觉下腹部特别舒服；又自配7剂，更觉全身畅快，精神振足。遂来电复诊，云：不仅大便畅行，而且腹围明显减小，面色光润。余嘱不必加减，可服用一月。此方可用治盆腔炎、附件炎、子宫肌瘤、痔疮等。此女大半有盆腔疾患，故有以上不适。

顾志君　2005－01－15　22：35

老师未用桃仁乎？

黄力　2005－01－15　22：50

下面是引用黄煌于2005－01－15　19：24发表的"经方经验实录4"。

晚辈亦有一例，乃银行管理人员，33岁左右，体态匀称，肤色白皙，护士长举来开膏方保健者。诊得左尺脉沉滞而实，问："月经、大便如何？"答曰："近年放置节育环后，月经周期自28天左右一潮逐渐缩短致21天左右一潮，腰部沉滞不适，西医妇科谓之正常，半月前白带量多，已

经西医治愈，大便通调。"问："月经色暗有血块乎？"患者沉吟片刻答："经色似正常，似无血块。"吾未之信，嘱仔细观察，处方予桂枝茯苓丸原方易丸为汤，5剂，拒予膏方。因其月信将至，嘱："药后若大便日3~4行，乃正常反应，勿惧，若月信至，暂停药。"10余日后前来复诊，颇为感谢，带来两名同事一起就诊。谓药后腰部已无不适，服药时大便日行4次，仔细观察月经，果色暗有块。诊得两尺空疏，予干地黄、山萸肉、益母草等调理。本月初来续方，六脉和匀，患者无不适，仍以上方予之。近日外出度假，月底（31日）再来复诊。

妇女放置节育环后月经不调者甚多，想必桂枝茯苓丸大有用武之地也。

黄煌 2005 – 01 – 16   17：07

因其人皮肤无甲错，桃仁未用。

管隽 2006 – 02 – 14   23：39

难怪黄老师常说桃仁、红花是美容药了。

5. 三黄泻心汤治疗出血性疾病

2005 – 06 – 18   15：43

三黄泻心汤，古方也，据说《史记》中记载治疗齐国郎中令二便不通的"火齐汤"就是此方。仲景说："吐血、衄血，泻心汤主之。"陈修园说："余治吐血，诸药不止者，用泻心汤百试百效。"可见此方为古代止血方。本人用本方治疗肝硬化胃底静脉破裂出血、鼻出血、蛛网膜下腔出血、痔疮出血、消化道溃疡出血、支气管扩张出血等，均有效果。半月前门诊有一胆汁淤积性肝硬化、脾功能亢进患者来诊。中年妇女，下肢皮肤紫癜片片，鼻腔时有出血。余投三黄：黄连、黄芩、制大黄。嘱沸水泡后服用。本周来诊，紫癜已消，唯有细小出血点。化验总胆红素下降，白细胞上升，血小板尚在3万未变。又处原方，嘱半月后再来。此方甚便宜，半月仅需药费40余元。

woyunzhai 2005 – 06 – 19   23：17

多年来我以此方治上述血证无一不效，足证陈修园之语不虚。近来悟出脑溢血与蛛网膜下腔出血皆有如人体之"火山爆发"，舍此而谁？

绿江野客 2005－12－07 21：37

当今之人，喜食热量大的食物，不知淡以养生，欲火纷起！血证中仍是属火者多。

lujw 2006－01－03 19：42

晚期肝癌也可以出此症状，可用否？

黄煌 2006－01－03 21：35

出血者，火证为多，所以，大多口唇偏红偏暗等。晚期肝癌也有使用者。有一50岁左右的肝癌患者，腹胀如裂，腹水，齿衄，我用三黄合黄连解毒汤，能缓解症状。

lujw 2006－01－04 21：37

黄教授一定还记得甲基斑蝥胺，治疗晚期肝癌近期疗效并不差的。目前临床上已经广泛使用。

已有出血倾向的晚期肝癌实际上已属终末期，以减轻症状，延长生命为主。黄教授的三黄合黄连解毒汤，能缓解症状，以后遇此等患者一定推荐去看你的门诊。

6. 桂枝茯苓汤治疗银屑病

2005－06－18 15：58

某机关驾驶员之妻，三十余岁。得银屑病多年，身上红黄色丘疹点点片片，抓之脱屑或出血。久治不愈，希望中医能给以调理，改善体质。其人面部暗红，询得月经周期正常，但色黑有块，并有腹痛，大便干结难解。病人问其体大虚否？答曰：体无虚而有瘀，需长期服用中药调整体质状态，古方桂枝茯苓丸可治。遂用桂枝、茯苓、丹皮、桃仁、赤芍、川芎、丹参。先服半月后，丘疹有减少趋势，且大便通畅。后原方服用3月，躯体下肢皮损基本消失，唯两肘后有黄豆大一二处，头枕部发际有一处。现原方尚在服用中。

顾志君 2005－06－19 21：37

瘀血证在，治里而外也，不知老师有瘀血便干，不用大黄何故？桃仁、赤芍足可？

黄煌　2005 – 06 – 20　19：49

　　此人虽腹痛，而舌苔薄白；虽便秘，而按之腹部无硬满。同时，无烦热头昏痛等，故用桃仁、赤芍足矣。本人经验，芍药可动大便，尤其是大剂量使用的情况下。

　　丹参药证尚未细细研究，根据传统经验来看，其证当以痛为主，或胸痛，或腹痛，或足痛等。

7. 黄芪桂枝五物汤合四味健步汤治疗糖尿病肾病

2005 – 06 – 18　15：29

　　钱老教授，70 岁左右，形体中等偏瘦，面清癯，因糖尿病肾病来诊。无明显不适，唯肌酐高、微量尿蛋白等，希望中医调理。望其舌暗淡，遂诊足，见下肢静脉曲张，皮肤干燥脱屑，云两腿疼痛，时有挛急。问其有无腰痛，点头称是。问中医看为何病？余曰是腰间有瘀血，投黄芪桂枝五物汤合本人验方四味健步汤（赤芍、牛膝、石斛、丹参），服用半月，无不适，稍觉两腿有力。遂嘱原方续服，经半年调理，肌酐下降，腰膝有力，面色红润。

主题之一 ⊙ 我的经方医学

45

胰腺癌肝转移，呕吐腹痛——小柴胡汤加大量连翘

黄　煌

2006－03－31　18：53

葛某，58岁，男性，江阴人。一直以身体健康自豪，2004年秋出现咳嗽胸痛，检查发现是肺大泡，经手术切除。但2005年夏天因腹部剧痛，检查为胆结石做作胆囊切除术。至11月出现腹痛，经检查确诊为胰头癌伴肝转移、腹腔淋巴结广泛转移，住当地医院治疗。治疗期间依然腹痛、呕吐，注射吗啡以后可以缓解。2006年1月中旬开始服用中药。先用炙甘草汤，不能止吐，还出现发热。后改为小柴胡汤加连翘，服后呕吐止，病情平稳。3月下旬病情恶化，于3月30日死亡。

胰腺癌、肝转移、腹腔广泛转移，这个病人的预后极差，当时医院认定不可能拖过春节。所以，病人家属的希望就是要设法让他活过正月十五。那如何达到这一目标呢？当时，我有两种考虑：第一，要能吃，营养要上去；第二，止痛，止吐，改善症状，提高生活质量。但问题是用什么配方能达到以上目的呢？这是需要动脑筋的。

这个病人中等偏小身材，面容清癯，眼睛不大，但挺有神，讲话中气也足。但据家人讲，已经瘦了20多斤了。我摸他的小腿，也变细了。按他的腹部，腹部扁平，腹肌比较硬，可以摸到许多硬块，这应该就是肿大的腹腔淋巴结。我让他张开嘴，舌苔不厚，舌质也是正常的红色。看他瘦弱的身体，我稍加思忖，就凭经验给他开了小剂量的炙甘草汤加半夏。炙甘草汤是我治疗肿瘤恶液质时的常用方，应用基本指征是羸瘦，而半夏是止吐药。嘱其请药房代煎后，少量频服。但第三天他家人电话告诉我说不行，服用以后依然呕吐，而且腹痛不止。炙甘草汤失利后，我迅速调整治疗方案。用小柴胡汤加连翘：柴胡12g，黄芩10g，制半夏12g，党参12g，炙甘草3g，干姜6g，红枣20g，连翘40g。

嘱浓煎，每天分三次内服。第二天其家人来电话，说不吐了，疼痛也明显缓解，吗啡注射后的时间延长。两周后又来电说情况很好，我让其在原方中加入麦冬20g，续服。3月20日，我返江阴，在病房见到老葛，他明显瘦了，营养状况也相当差。但中药还在服用，每天只能服用一袋了。虽然无力回天，但大家对其所做的努力和效果还是比较满意的，毕竟已经拖了3个月。

为何用小柴胡汤？我基于以下考虑。

第一，小柴胡汤本来可以用于治疗腹痛、呕吐、发热等。如《伤寒论》中对"呕而发热者"（149，379）；"胁下硬满，干呕不能食，往来寒热者"（266）；"诸黄，腹痛而呕者"（15）均用小柴胡汤。病人正是以呕吐、腹痛为主，而且还不时发热。

第二，病人整体情况符合小柴胡汤证。小柴胡汤是著名经方，《伤寒论》的应用指征是"往来寒热，胸胁苦满，心烦喜呕，默默不欲饮食"。这是一种什么状态呢？是疾病处在迁延期、慢性化的阶段。这时，既无大青龙汤、麻黄汤等方的可汗之证，也无大承气汤、大陷胸汤等方的可下之证，更无五苓散、猪苓汤等方的可利之证，更不是肠胃有宿食的可吐之证。也就是说，邪气与正气处在胶着僵持阶段，已经不可能速战速决的阶段。此时的用方，按古代的用法，主要使用小柴胡汤，就如军事上常用的求和策略。所以，小柴胡汤是中医治疗方法中和法的代表方。这个病人既然精神状态较好，没有明显贫血，没有出现恶液质。所以，用小柴胡汤是可以的。

第三，有小柴胡汤用于肿瘤的报道。日本学者对肝癌前病变的肝硬化人群用小柴胡汤进行对照研究，发现肝癌的 5 年累计发生率低于对照组。有人针对肝癌行经导管肝动脉碘油抗癌药混悬剂栓塞化疗（P－TAE）术后反应期的发热、腹痛、胁下痞硬、呕吐、纳呆等症状，采用小柴胡汤治疗，结果患者在症状改善、体质恢复，以及退热效果等方面都明显优于对照组（黄芳：攻肝癌时莫忘和，中国中医药报 2006 年 2 月 15 日）。我也有用于肿瘤治疗的经验。肿瘤放化疗以后，本人常用小柴胡汤合五苓散，或加连翘等。

第四，腹痛用甘药无效，可以使用小柴胡汤，这是张仲景的经验。《伤寒论》有"腹中急痛，先与小建中汤；不差者，小柴胡汤主之"（100）的经验；又有"呕家不可用小建中汤，以甜故也"的说法。炙甘草汤汤液甘甜，与小建中汤同类，服用以后无效，则可以考虑使用小柴胡汤。

为什么加大量连翘？仲景书中未见连翘，但《神农本草经》中有记载，说"主寒热，鼠瘘，瘰疬，痈肿恶疮，瘿瘤，结热"。特别是瘰疬、恶疮值得注意。瘰疬，相当于淋巴结肿大，许多肿瘤患者都有淋巴结肿大。恶疮，就是那些不容易愈合的溃疡，而肿瘤正是如此恶疮。所以，我经常用连翘治疗淋巴结肿大的疾病，如淋巴结肿大、淋巴结炎、淋巴结核、肿瘤的淋巴结转移、慢性淋巴细胞白血病、恶性淋巴瘤等。这些肿大的淋巴结多在腋下、颌下、腹股沟等本人所说的"柴胡带"上，所以也用小柴胡汤，但多要配合大剂量的连翘。这个病人就用了40g。效果很好，吐止了，腹痛也缓解了。止吐，有小柴胡汤的作用，连翘也有作用。据动物试验，连翘的镇吐作用与注射氯丙嗪后两小时的作用相仿。我用连翘，常常在30g以上。

这个病人可以说是病入膏肓，要根治此病，靠中药几乎是不可能的。但我们将提高其生存期作为治疗的目的，又以止吐、止痛作为治疗的关键，这种决策应该是当前最佳的。住院期间大量的补液及脂肪乳等营养支持疗法，吗啡的止痛，应该说都起了重要作用。而期间经方小柴胡汤加连翘的止吐效果，以及协助吗啡的镇痛效果，也不容忽视。

ydh 2006 – 03 – 31 19：00

《皇汉医学》也载连翘有止呕作用。

顾志君 2006 – 03 – 31 19：45

连翘确实可以大剂量放手应用，我每天病人中约有1/4（大概10余例）要用连翘，剂量12～45g不等。此药通透十二经，善清血中毒质，大剂量应用还可以升高白细胞。另外，和中消导不可小视，保和丸用连翘非无师之智也。

如果病人于2005年11月初发现时及时服用汤剂可能还能维持更长。请教老师，如有条件不知道可不可以参考徐灵胎先生及吉益为则先生经验，于此类顽疾汤方之外复用一些古方丸散？

ydh 2006 – 03 – 31 21：28

生命是这样的脆弱，从发现肿瘤到辞世是这样的匆匆。中医强调"治未病"，但我们应该进一步想一想，"治未病"的前提是发现未病或尽早发现微病，否则，等到千疮百孔的地步，纵使岐伯、扁鹊在世，恐怕也只能望瘤感叹了。而早发现，则依赖于每年的定期体检和借助于现代医学的诊断技术。

顾志君 2006 – 03 – 31 22：31

引用 ydh 于 2006 – 03 – 31 21：28 发表的"……"：
比早发现应该做得更早的是中医的养生之道。

闲人 2006 – 05 – 22 23：41

请问黄老师：在临床上，可以遇见很多腹痛、呕吐、发热的病例，如急性胃肠炎、泌尿系结石、急性阑尾炎，还有妇科的急性疾病，以及常见的急腹症等，是否都可以考虑使用柴胡类方药啊？

黄煌　2006－05－23　22：04

以上的各种疾病虽有腹痛呕吐，但还有其他临床表现，所以，完全使用小柴胡汤原方是不可能的，还是要加减。

andy　2006－05－24　17：29

引用 ydh 于 2006－03－31　19：00 发表的"《皇汉医学》也载连翘有止呕作用"：

牛山治套曰：大人小孩呕吐不止，可用连翘加入任何药方之内，此家传之大秘密也。口授心传，非其人则勿传！

生生堂治验曰：某氏儿二岁，患惊风瘥后，犹吐乳连绵不止，众医为之技穷。先生诊之：无热，而腹亦和。即作连翘汤服，一服有奇效。

连翘汤方：连翘三钱，左一味，以水一合，煎取半合，温服。（汤本求真编著．周子叙译．皇汉医学．北京：人民卫生出版社，1956：198）

r11r9　2006－08－29　19：36

可惜我还没买到《张仲景 50 味药证》和《中医十大类方》，郁闷啊！前天我过江去江阴也未获，黄老师不放家乡一点吗？上半年我去南通买到了朱良春和章次公的书，还特地索了签名了。急求两书啊！

单纯性疱疹——小柴胡汤加味

黄 煌

2006-08-21 10：20

2006-03-19 08：15 网友 feng123 来信：

39 岁，男，每年春秋季节脸上热毒都发作。2005 年秋发作一次后，现在 2006 年春又来了。3 月 17 日先鼻塞，在鼻左翼出现肉肿，按之有点痛，感觉发炎了。鼻右翼边上的脸皮有点痒，感觉要出疹了。一夜过后，鼻两侧的情况更严重了，右侧的皮下水疱出现了。此处皮肤慢慢痒起来，慢慢变红色。去看西医，说是抵抗力低了，是疱疹，要用抗生素。去看中医，说是血热，开了 5 贴汤药（生地、丹皮、赤乌、大青叶、板蓝根、玄参、生甘草、三叶青、蝉衣，还有几个看不明白，字迹潦草）。我也告诉中医，有多年的左侧鼻息肉，多年的慢性鼻炎，当天开始喝汤药。3 月 19 日一夜过后，鼻面两侧更严重了，黄色的出现了，在上嘴唇左边出现一皮下水疱，感觉热毒又要由里往外攻出来了。

03-20 06：59 回复：柴胡 15g，黄芩 12g，制半夏 6g，党参 10g，生甘草 5g，连翘 40g，山栀子 10g，防风 10g。水煎，每日分 3 次服。

03-20 07：46 昨天服用那个中医开给我的方（凉血）1 剂，今天早上又拍摄一张图片，传上来。感觉没什么改善，黄色脓头出来了。今早看到黄老师及 gugu 给我发了经方，很是感激。但不明白为什么要用此方，盼指教。我相信经方，今天按黄老师的方治疗。继续观察。

03-20 07：52 今早鼻塞，唇干，但口不渴，打喷嚏，额头微热，黄色有脓了。

03-21 07：00 一剂下去，就好多了！非常感谢！继续喝汤。

03-24 21：16 到今天基本好了，感谢老师们。但我查了黄老师的书，就是不明白怎么是用小柴胡汤？能说一下吗？

以上是我的个人网页"黄煌经方沙龙"上的咨询病例。这是单纯性疱疹中的一种类型——唇疱疹。这种病常见于成年人，多在原发性疱疹感染后，当全身抵抗力降低时发生。表现为唇红，黏膜与皮肤交界处有灼痛感、肿胀、发痒，继之红斑发疱，数目多，呈粟粒样大小，常成簇。初期疱液稍黄透明，以后水疱高起扩大，相互融合，疱液变为浑浊。疱破裂后干涸结黄痂，痂皮脱落后不留瘢痕，但可留有暂时性色素沉着。疱若继发感染则形成脓疱，疼痛加剧。本病亦有自限性，可自行愈合，但易反复发作。现代医学目前还缺少抗病毒的特效疗法，主要采用对症治疗，以缩短病程，减轻痛苦，促进愈合。

我给这位网友开的处方是小柴胡汤加连翘、山栀子、防风。为什么用这张经方？道理其实很简单。小柴胡汤是和法的代表方，所谓的调和，不是补益，也不全是清热，而是对机体抗病能力的调整。所以，对于那些反复发作的疾病，所谓往来寒热的疾病，一般都可以考虑使用小柴胡汤。现在看来，许多过敏性疾病、病毒性疾病、免疫性疾病、精神神经系统疾病是常常反复发作的，具有往来特征的。比如这位网友 fen123 所患的单纯性疱疹就是春秋季节发作。而药理研究，也提示小柴胡汤有抗炎、抗病毒、抗过敏的作用。所以，可以将小柴胡汤看作是天然的抗病毒剂。不过，光用原方还不够。我的经验，病毒性疾病有局部红肿疼痛，或其人舌红唇红，或咽喉充血疼痛，或经常鼻衄目赤者，或烦躁身热者，一般要加连翘、山栀，以清热泻火。唇疱疹多为中医所说的风热证，用小柴胡汤加山栀、连翘是有效的。临床还经常遇到的带状疱疹，也属于病毒感染，也可以使用小柴胡汤加连翘等。最近网友顾志君介绍他治疗的一个病例：浦女，本院食堂职工，右前臂疱疹 4 天，已找本院西医用利巴韦林、炉甘石洗剂等，效果不佳。白天不能工作，入夜疼痛钻心，视其疱疹成簇，口苦干，舌红苔黄腻。处方：柴胡 10g，黄芩 12g，半夏 10g，党参 10g，生甘草 6g，龙胆草 6g，川乌 9g，连翘 30g，马齿苋 30g。当夜痛减能睡，3 剂后疼痛显减，原方去马齿苋续服 3 剂痊愈。他介绍说："本方为山西田隽老师的经验方（马齿苋自加），本人已经运用多例，全部是用一剂后，疼痛明显减轻，数剂之内可以痊愈。"山西省名中医田隽先生擅用经方，其部分经验在本人所编的《方药传真——全国老中医药专家学术经验精选》一书中。

患单纯性疱疹的人，大多是热性体质。平时多咽喉红肿疼痛，或易烦躁失眠，唇黏膜红，小便黄短等。老百姓也知道，这是"上火"，平时应该多吃些清凉的素菜及其食品，比如菊叶、马兰、茼蒿、绿豆等，或经常用菊花泡茶等。要避免食用辛辣刺激油炸的食物。这些都是中国人的生活经验，为医者不可不知。

谈谈半夏泻心汤

黄　煌

2005 – 08 – 29　20：05

　　某留学男青年，暑期从澳洲返乡。因经常胃痛泛酸而求治于余。其人面白体瘦，唇红舌红。按之心下痞，询得进食或空腹时常常隐痛不适，甚至泛酸。大便易于腹泻。其母甚忧，余安慰曰：此举手之劳矣。遂书半夏泻心汤原方。一周后来电话，云症状已去大半。因近返校，便嘱养生堂按原方制成颗粒以便于携带。其母后又介绍胃病患者来索方，云其儿胃病一直未作。此病本不奇，此方亦熟知，但能用原方治疗胃病者却不多。大多自拟一大方，其中有辛香药一队，草头药几把，虫类药几样，矿物药一堆，美其方能消炎、止痛、制酸、抗变。效果不能说没有，但总不如半夏泻心汤来得快捷。

　　半夏泻心汤方甚简，价甚廉，效甚显。临床变动不能大，余多加味一二。或加肉桂，或加大黄，或加山栀子，或加连翘，或加厚朴，或加附子。治疗慢性胃炎、胃溃疡，如见效以后，当守方，多服些日子。南京二道梗子上一卤菜店主，胃病多年，屡服西药。后听人介绍来索方，与半夏泻心汤加肉桂，药后即有久违的感觉。遂爱上汤药，名曰香茶。间断服用至今已经六七年了。胃病未作，气色好转。

　　半夏泻心汤源于古代无数先人的实践总结，是千古名方。愿当今中医学子多多用此方！望制药公司多多开发此方！张仲景必不欺人，因为当年不必评职称！笑谈了。

雍乾　2005 – 08 – 29　21：44

　　老师验案，厚重老成，独出手眼，卓然千古，此非虚言也！经方至简，人人可学，人人可用，然纵观古今，善用者又有几何？学生叹然再拜！

顾志君　2005 – 08 – 30　11：37

　　这个方子我还真不熟练，多谢黄老师无私教诲我等。

顾志君 2005 - 08 - 30 11：38

请问老师，方中山栀子用生用炒？

黄煌 2005 - 08 - 30 12：48

山栀子可用生的。

graydragon 2005 - 10 - 24 13：31

在学校学方剂的时候，给几个亲戚用过这个方子，效果的确不错，一剂就能明显见效。现在医院病人太少，有方，却无人可用，郁闷。

另外，胃病的治疗，是否一定要追求胃镜的痊愈？所以，我原来的认识只是用中药来解决病人的症状，主要还是从西医的角度来规范治疗胃病。

黄煌老师谈到守方的问题，对这一点我的认识不够，看来今后还需在病人身上多实践，观察守方后的远期疗效。

古求知 2005 - 11 - 05 18：21

据上《中医内科学》的老师讲，他们的导师周仲瑛老先生也曾谓：用好半夏泻心汤，就可以应付一半的中医脾胃病。

andy 2006 - 02 - 24 22：11

我在五年前，大二寒假，用此方治好了我姑奶奶的心下痞：胃部鼓起一气包，按之可消，举之又起，饮食减少。

医方中 2006 - 05 - 19 17：15

对于心下痞闷不适之半夏泻心汤证，仿小陷胸加枳实汤方意，加入枳实一味，效果益显。为医者不可不熟此方。

黄煌 2006 - 07 - 25 10：15

附子、半夏是可以同用的，经方中的附子粳米汤及赤丸中就有这样的配伍，多用于剧痛而呕吐者。十八反是前人用药经验的总结，相反未必不能用，有时病情就需要这种相反的配伍。这个病情，就是药证和方证。所以，关键是要药证相应和方证相应，也就是说，尊重前人几千年来的实践经验。

行云流水 2006 - 07 - 25 14：08

像黄煌老师这样身份的人，还偷闲来解答"学生"的问题，值得我辈敬佩和恭敬！

爱好经方 2007 - 01 - 15 19：08

余经常运用此方，效果很好。今天就有两个半夏泻心汤证复诊的病人，症状大轻。

胃癌肝转移——炙甘草汤

黄 煌

2006 -04 -20 16：17

张某，60 余岁，男性，泰兴人。2004 年秋因贲门癌做胃切除术，又做化疗两次，因体力不支而作罢。整日卧床，年后腹泻频作，每日五六次，在当地治疗无效，精神更萎顿，食欲更差，经复查提示胃癌肝转移。病人欲来南京求诊而无力下床。2005 年 3 月初，我嘱家人带来全身近照，见其形容枯槁，满脸皱纹，舌质淡红。诊时与其通电话，语音低沉，有气无力。遂处炙甘草汤加龙骨、山药，另嘱每日食用煨至极烂的红烧蹄膀，方开 5 剂。一周回老家，张竟来我下榻的宾馆复诊，说服用中药 2 剂后，食欲渐振，腹泻竟止，大便成形，再服余药，气力渐生，能下床，而红烧蹄膀亦觉味极美。唯上腹部尚有隐痛，此乃癌肿作祟。后继续服用此方，维持至 10 月中旬去世。

当时我接手看这个病人，就如同收拾残局。病人形容枯槁、贫血、消瘦，因为食欲不振，再加上腹泻，已经严重的营养不良。从中医看，其人正气已经消磨殆尽，胃气尚存一息。这时候，不可能指望那些抗癌的中药起效，我提出的方案，是四个字——留人治病。所谓的留人治病，就是不管他所患的什么癌，什么病，现在只管他的整体状况的改善，食欲要有，腹泻要止，就有生存的希望。《医述》上有句话，"人赖胃气以生，药亦赖胃气以运"。老中医也常常说"有胃气则生，无胃气则死"。这个胃气，就是指的生命力，活力，而生命力的在外表现，首先是消化吸收的能力。

如何留人？如何改善患者的整体状况？当时这个病人已经呈现中医所说的气血俱虚的地步，其特征是羸瘦、形容枯槁。这种情况，我的经验是用炙甘草汤。为什么说炙甘草汤用于羸瘦的人？我的依据是：

第一，方中的人参、麦冬、甘草都是用于羸瘦之人的。

先说人参，这是传统的补益药。张仲景都是用于剧烈的发汗、吐下以后的疾病。比如过汗以后脉沉迟，是桂枝汤加人参，名新加汤；发热、大汗、烦渴者，是白虎汤加人参，名白虎加人参汤；下利不止，脉伏不出的，是四逆汤加人参，名四逆加人参汤。你说，经过汗、吐、下以后，体液大量丢失，人都脱水了，哪能滋润呢？而且，张仲景时代兵荒马乱，连年饥荒，那时的病人又有几个是脑满肠肥的呢？人本来就瘦。

再说麦冬，它是一种多年生常绿草本植物，以其块根入药。其块茎如枣核，味清香，能养人。《神农本草经》说得很清楚，"治羸瘦短气，久服轻身不老"。《方函口诀》说"又治老人津枯枯槁，食物难咽，似膈证者"；《松原家藏方》说"治虚劳咳逆，手足烦热，羸瘦骨立者，或咳血衄血者"。以上都将羸瘦作为一个重要指征。

再说甘草，甘草用于瘦人，古时候就有这个经验。《神农本草经》记载甘草能"长肌肉"。《伤寒论》的甘草制剂大多用于大汗大吐大下以后的各种病症，如肌肉拘挛，或气逆上冲，或心下痞硬，或往来寒热，或动悸等。在大量体液丢失以后，其人必然形瘦肤枯。白头翁加甘草阿胶汤主治"产后下利虚极"（21）。产后亡血，复加下利，津液更为不足，患者羸瘦至极，故为"虚极"。这种羸瘦，多为皮包骨头、肌肉萎缩、肤色干枯。《玉函经》附遗记载用甘草粉蜜丸，可以治疗小儿羸瘦。其实，大人羸瘦，也是可以用甘草治疗的。如唐代的著名方书《外台秘要》就记载用小便煮甘草数沸服，治疗大人羸瘦。女人枯瘦，服用甘草能增加体重，去除皱纹。日本筑后市国立疗养所安德恭演医生研究证实，甘草中的甘草甜素有延缓肌肉营养不良发展的效果。羸瘦，可以看做是使用甘草的重要客观指征。凡羸瘦之人的疾病，大多可以使用甘草及甘草类方。人参、麦冬、甘草，是炙甘草汤中的主要药物，都用于羸瘦之人，那炙甘草汤绝对不可能用于肥胖之人了。

第二，从张仲景应用炙甘草汤的历史场景推测。

炙甘草汤是张什么方？我认为，是古代的止血强壮方。因为张仲景所处的时代是战争十分频繁的时代。那么，这个社会上的优良资源必然要为军事服务。也就是说，作为名医的张仲景必然会看军人的疾病。推测张仲景当年可能用于治疗那些出血的伤员。冷兵器时代的战伤，多以出血为主。许多伤员经过辗转多时，才能送到张仲景处就诊。这时，许多伤员因为疲劳、出血、疼痛、寒冷、饥饿，已经处于奄奄一息的状态，"脉结代，心动悸"，这一在脉象上反映出的循环衰竭的重要信号。炙甘草汤是一张集止血、强心、强壮为一体的大复方。方中的大剂量的生地黄、阿胶是重要的止血药，人参、桂枝、炙甘草、麦冬是强心定悸药，30枚大枣能给机体充足的糖分能量。这对于那些已经处在体液匮乏几绝的伤员来说，炙甘草汤无疑是一支有效的强心剂和强壮汤。所以，这张配方又称之为"复脉汤"。那么，试想一下这些患者是什么状态，对炙甘草汤证的总体把握也就不言自明了。

第三，原文的提示。

在《伤寒论》中，炙甘草汤的原文仅有一条，而且非常简略。"伤寒，脉结代，心动悸，炙甘草汤主之。"（177）脉结代、心动悸，是指脉象出现跳跳停停，患者自我感觉心悸心慌。但从这个条文，看不出是用于羸瘦而极度虚弱的人。但《千金翼方》中有一条，就说得比较清楚些。内容稍微多一些，原文是"治虚劳不足，汗出而闷，脉结，心悸，行动如常，不出百日，危急者十一日死。"虚劳，是古代的病名。虚，指羸瘦；劳，指无力。不足，是指形体枯槁，肌肉萎缩。当时这个患者与《千金翼方》的描述很相似。而且提示患者的预后不良，不出百日，甚至十一日就会死亡。这个描述就和这个患者很近似了。

第四，后世也有应用经验的提示。炙甘草汤被后世定为养阴的祖方。所谓"养阴"，主要指纠正体内营养物质匮乏的状态。阴，主要指有形的血液和肌肉等。所以，所谓的阴虚，也主要表现为羸瘦肤枯。日本明治时期的著名汉医浅田宗伯治疗一40岁妇女，伤寒后，心中动悸甚，咽喉时迫急而少气，咽喉外壅肿如肉瘤（甲状腺肿大），脉虚数，形体羸瘦如柴，腹内虚软如贴（腹部凹陷），饮食不进。浅田宗伯用炙甘草汤加桔梗，连服其方，数旬动悸渐安，肌肉大生，咽喉壅肿自减，气息爽快。此医案载于他的《橘窗书影》一书中。

所以，本人用炙甘草汤比较强调其整体状态，形容枯槁、羸瘦是客观指征。这种体质状态，多见于大病以后，或大出血以后，或营养不良者，或极度疲劳者。目前在临床上多见于肿瘤患者及老年病患者。肿瘤患者在经过手术、多次放化疗以后，出血、食欲下降、高度恐惧和抑郁，再加上有些刻意控制饮食，使许多患者的肉体和精神均遭受巨大创伤，非常容易导致炙甘草汤证。我多年来，用炙甘草汤治疗肿瘤也取得很好的效果。首先是食欲的改善，然后营养状况好转。我经常将面色是否红润，体重是否稳中有升，作为炙甘草汤的评价指标。随着体质的改善，不仅极大地鼓舞患者与疾病抗争的信心和勇气，而且也为今后的化疗或放疗打下很好的物质基础。所以，我经常和病人说：我不是尖刀排，我是后勤部长。

配合炙甘草汤的是红烧猪蹄，这是食疗方。这猪蹄一定要有皮的，且要用上好的黄酒，加上葱、姜、桂皮、冰糖，文火慢慢炖，一般要3～4小时，至猪蹄软烂，可撇去熬煮后渗出的油，放大火收至汤汁浓稠。这时的猪蹄色红油亮，香气四溢，猪蹄甜咸，入口即化，如同上等阿胶。所以，这红烧猪蹄，简直就是美食的炙甘草汤！据说，猪皮中富含的胶原蛋白可促进毛发、指甲生长，保持皮肤柔软、细腻，指甲有光泽。经常食用猪蹄，还可以有效地防止进行性营养障碍，对消化道出血、失血性休克有一定疗效，并可以改善全身的微循环，从而能预防或减轻冠心病和缺血性脑病。对于手术及重病恢复期的老人，有利于组织细胞正常生理功能的恢复，加速新陈代谢，延缓机体衰老。以上的说法，只是供各位参考。但是，我发现许多肿瘤患者都是喜欢吃红烧猪蹄的。特别是食道癌、胃癌患者，或者那些被所谓的饮食禁忌套住长期不敢肉食者，当得知可以吃红烧猪蹄的回答以后，笑容也有了，眼睛都放光了！而且，许多人吃了以后，确实感觉很好。但也要防止过量导致消化不良。

用炙甘草汤治疗肿瘤，我还有几点经验：

一是全方的用量无需过大，过大会导致腹胀。我曾经治疗一例肾癌患者，贫血、低热不退，我用炙甘草汤，生地量为30g，麦冬30g，服用一周后出现舌苔厚，不想吃东西。后改为每两天服用一剂，结果很适应，体温也正常了，人也胖了。至今尚健在，已经存活近半年了。如果汤液比较浓厚黏稠，还可以用开水稀释后服用。还有甘草的量不能过大，治疗心律不齐，可能甘草的量要大些，但对于肿瘤患者，甘草量大可以导致浮肿。所以，一般3~6g就可以了。

第二点经验，是煎煮的要求，就是煎煮的时间要久些，要用文火慢慢煎。所以，一开始煎煮，水要多放些，以免烧干。还有煎煮时要加酒，这是经典要求。本方煎煮时加"清酒"久煎，清酒，为古代的米酒，酒精含量不高，且经煎煮后，仅酒精挥发后，则剩下酒内营养物质。我家乡苏南民间也有产后用米酒煮熟核桃仁作为补益保健的习惯。另据现代药理研究，加酒久煎，有利于药物有效成分析出。观仲景用地黄入煎剂，多用酒煎煮，此也是经方定律。

第三，本方汤液浓缩以后，可以稠如膏，所以如在冬季可改用膏滋剂型，以方便服用。本方营养丰富，据报道，对本方煎出液中19种氨基酸含量进行测定，结果表明含有丰富的氨基酸，有9种人体必需的氨基酸含量明显高于牛乳、鸡蛋、肉类、面粉和大米。

第四，我经常加枸杞、天冬、山药等药物在炙甘草汤中，这些药物都具有营养滋补作用。如果有心悸心慌者，加龙骨、牡蛎；恶心者，加半夏。

顾志君　2006－04－20　21：19

本方至此，几乎一览无余，不知老师对方中麻仁如何看待？此药在《神农本草经》谓之补中益气，久服肥健？

另外，虚劳篇中的薯蓣丸老师如何看待？我用在其他虚劳疾病上效果尚可，但由于我肿瘤患者不多，未能实践，不知在肿瘤患者这里，能起到与炙甘草汤一样或不一样的作用否？

黄煌　2006 – 04 – 21　20：24

　　炙甘草汤证见大便干秘者，可用火麻仁。薯蓣丸是调理好方，肿瘤患者化疗后可以使用。但本人经验尚不多。

医方中　2006 – 05 – 19　17：02

　　绝妙文章，读之如沐甘霖，畅快之至。

llb1979　2006 – 05 – 25　08：14

　　对于黄老师所说的炙甘草汤用治军人之兵器伤，余不敢苟同。因为《伤寒论》明说了是伤寒，在古代伤寒和外伤是截然不同的。柯雪帆教授还特意说到这个特点，不是伤寒所致的心悸等效果不明显。

石头　2006 – 11 – 12　17：28

　　请教黄老师：黄老师强调甘草和炙甘草汤用于羸瘦之人，但若胖人有脉结代、心动悸可用炙甘草汤吗？

黄煌　2006 – 11 – 12　19：05

　　胖人用炙甘草汤是不适合的。

victor_ run　2007 – 01 – 05　23：49

　　黄煌老师：你好！

　　我是来自福建中医学院 06 级研究生，我研究的方向是中西医结合肿瘤临床。因为曾经有过一段临床实践经验，所以非常渴望与您在中医治疗上做一些交流，特别是在肿瘤方面的。

　　首先是"留人治病"这个观点太好了，这和我导师的观点完全一致。黄老师提出的"形容枯槁，羸瘦是客观指征"这种炙甘草汤体质，从我个人的观点来看应该属于晚期患者恶液质状态。现代医学提倡一种观点，对恶液质患者只给予营养支持而不做其他治疗可能更有益于他的生存时间。所有的一切治疗围绕着提高生活质量，对症治疗。这一点在国内并非所有的单位都能认同，所以经常可以看到老百姓说：西医常常把人"做死"了！在我曾经工作的科室里面，有一个非常常用的生活质量评分——卡氏评分。当患者的卡氏评分低于 70 分的时候，我们通常是不做特殊治疗的。

　　现代医学对自我的反省是非常值得我们借鉴：就是他们通过循证医学的手段认识到大剂量放化疗，在把肿瘤消灭干净的同时常常也把人搞倒了，这样很难延长患者生存时间，相反还降低患者的生存质量。因此，目前国际上正在朝这个方面努力改进，力求通过缩短化疗间期、减少次数来减少放化疗总剂量，以期达到最佳效果。同时建议使用患者参加新药临床试验，在美国的NCCN指南（肿瘤治疗指南）里面认为：参加新药临床试验是患者的最佳选择！而目前肿瘤学界的研究热点是分子靶向治疗，有了它们之后确实大大延长患者生存时间。对一些特殊肿瘤类型的患者甚至可以起到治愈的神效！比如说对于胃肠道间质瘤患者，格列卫［一种针对酪氨酸激酶KIT（CD117）的分子靶向治疗药物］的出现使他们有了真正意义上治愈的希望！然而遗憾的是这类药物极其昂贵，一年可能需要20万元人民币。这使得我们临床医生非常痛心！这意味着经济上的不平等将真正带来治疗上的不平等。在美国有这样一句话：No money，No treatment！

黄老师对"应用炙甘草汤的历史场景推测"我是非常赞同的。我们都知道，张仲景官至长沙太守，在汉代而言，长沙太守必手握军政大权，在战乱连连的年代，军人的战伤是非常普遍的。有着"医者父母心"的张仲景见到这些伤兵，岂会无动于衷？"30枚大枣能给机体充足的糖分能量"这个论断是非常妙的，在那个年代还能找出比这更便捷的补充糖分能量的方式吗？而且大枣还养胃，味道也好。

非常感谢黄老师的"红烧猪蹄"，在临床上如何改善这些患者的胃口是我们临床工作者非常头疼的问题。西医用莫沙比利、泽马可促进患者胃肠动力，用达吉丸直接增加胃肠消化酶，除了用甲孕酮效果较好外，其他方式均不理想。所以老师的这个食疗方法是一个非常有见解的方法，以后定会多加临床实践。

还有老师提到这些患者常常伴有腹泻症状，从我个人的临床实践来看，最常见的有以下几个原因：①放化疗引起白细胞水平下降。白细胞水平下降的时候很容易导致全身乏力、腹泻、低热，严重的可以迅速致人死亡的！②胃肠道菌群失调；③化疗相关性腹泻；④放射性肠炎；⑤伪膜性肠炎；⑥真菌感染。面对这么多的原因，中医是否能一方盖之，我觉得可能需要临床加减用药。

因此，有一个小小的建议：以后碰到这种患者最好给他们查一下血常规，看一下白细胞水平。从防范医疗风险的角度来看，应该引起重视。另外，长期腹泻的患者建议再加用口服补液盐，也是为了防止长期腹泻引起的电解质平衡紊乱，这在临床上是非常棘手的问题。

另外，晚期患者常见一些癌痛症状，可以加用止痛药。疼痛已经被全世界公认为第五大生命体征。因为疼痛可以摧毁所有人的意志，而这最可怕的结果就是直接摧毁患者的免疫功能——人体的最后一道防线。使用止痛药可以进一步提高患者生存质量，进而延长生存时间。

最后对麻子仁的用法我是比较认同"润肠通便"这一说法的。对于严重心脏病的患者，西医是常规使用通便剂，这点可能也是张仲景长期的临床观察所得来的经验，对于肿瘤患者更是非常必要，除腹泻外，肿瘤患者更常见的是便秘。排除胃肠梗阻因素外，胃肠动力差是很常见的原因，因此使用麻子仁应该是非常有效的对症用药。

上述拙见是拜读完黄老师"胃癌肝转移——炙甘草汤"后的一点想法，渴望与黄老师交流。

爱好经方　2007－01－06　07：32

读黄师该案，看似信手拈来，实则蕴涵了深厚渊博的理论与丰富的临床实践。我用此方只用过治疗慢性心衰伴心律失常的病人。学习了黄师经验以后再治疗肿瘤时又多一妙法。

黄煌　2007－01－06　19：03

感谢 victor_ run 的建议！你的分析和评价对我开展晚期肿瘤的经方调理提供了新的理论知识。

victor_ run　2007－01－07　00：28

卡氏评分表：

100 分：健康状况正常，无主诉或明显客观症状。

90 分：能正常活动，有轻微症状或客观症状。

80 分：能正常活动，但稍吃力，有症状和轻微病态。

70 分：生活能自理，但不能正常活动或一般工作。

60 分：生活大部分能自理，但需他人帮助。

50 分：生活大部分不能自理，经常治疗及护理。

40 分：生活不能自理，需专科治疗及护理。

30 分：生活完全不能自理，虽非危重，但需住院治疗。

20 分：病情严重，必须接受支持治疗。

10 分：垂危，病情急剧恶化。

0 分：死亡。

victor_ run　2007－01－07　00：50

非常感谢黄煌老师的教诲，我会铭记于心。

卡氏评分只是一般意义上的生活质量评分，我国还有个"癌症康复评价系统简表中文版"。不过临床不是非常通用。另外，对于疼痛，在国际上也有一些通用的评估方法，如数字分级法、根据主诉疼痛的程度分级法、视觉模拟法、疼痛强度评分 Wong－Baker 脸，其中数字分级法和程度分级法比较常用。

我想，这些方法十分有利于我们中医对晚期肿瘤患者调理后的客观评估。这些方法一般是国际通用的。

这些方法在我传给思玥的疼痛幻灯里有。

victor_ run　2007－01－07　01：14

对我科室如何使用卡氏评分做个补充说明：

当患者卡氏评分低于70分时，患者生活很难自理，如果要做特殊治疗，需要进行详细的评估，比如年龄、体重、肝功能（胆碱酯酶、白蛋白水平）、肾功能（肌酐、尿素氮）、心肺功能、粒细胞水平，考虑治疗风险或受益。另外，还必须根据病情需要程度。如果患者是初治，循证医学支持治疗，或者我们的经验治疗能使患者受益，那么我们会十分慎重地与患者家属交谈后行特殊治疗，但必须加大支持治疗的力度；如果患者出现肿瘤相关的综合征，比如说脊髓压迫综合征，需要紧急处理，那么可以考虑特殊治疗。但仍然需要评估患者的身体情况，如果治疗所带来的副反应反而加速患者的病程，或进一步降低生存质量，或者预计经济投入远远超过可能的收效，那么我们一般是不会做治疗的。这个时候一般会做营养支持，则我们中医更可以大放异彩了。正因为如此，所以非常感激老师把自己对晚期肿瘤患者的治疗心得拿出来交流，学生受教了！

总之，现代医学对肿瘤治疗的共识是综合治疗，而综合治疗十分提倡个体化治疗理念。一切围绕着如何延长患者生存时间这个金指标工作。这便对我们进一步开展中西医结合临床工作提供崭新的平台。

我对经方的思考——答大同经方十五问

黄煌

2006 - 01 - 08   20：58

　　黄煌按：昨天大同先生问我关于经方的 15 个问题，促使我将自己的思路梳理了一下。今天下午一气写了出来，现贴出供大同先生参考，欢迎指正。经方沙龙提倡围绕经方开展讨论，各自交流、学习、研究、应用经方的心得体会和研究成果，目的是将经方研究引向深入，感谢各位高手的支持。

　　1. 经方研究最理想的模式是怎样的？需要哪些方面的学者协作？

　　答：经方研究的领域相当宽泛，包括经方的应用研究、经方的药理药效研究、经方的剂型工艺研究、经方的教育及药事管理研究，还包括经方文献及史学研究。本人主要倾心于经方的应用研究，即如何安全有效地应用经方来治疗现代疾病及改善体质。换句话说，就是研究经方对哪些疾病有效？对哪种体质状态有效？其副反应如何？但上述的课题，涉及面就非常大，我目前仅仅是做一些非常初步的研究工作，如整理古代的经方应用文献资料，收集一些专家应用经方的经验，并通过临床对部分经方的有效性及安全性做比较粗略的观察。还有，结合本人的职业，做一些经方的普及和推广工作。就目前本人经方研究的现状来说，我的研究模式，可能还是传统的模式，着眼临床疗效，注重经验的整理。何为最理想的模式？说实话，我还没有十分清晰的概念。我想，只要以求实求真的态度去研究，可能会慢慢清晰起来的。就像我国改革开放早期，本来也没有什么发展模式的，后来苏南人富起来了，才有人总结出苏南模式；温州的个体经济发展了，又有了温州模式等。不过，我目前最希望有以下的学者开展协作，即循证医学研究人员、专科临床研究人员及中医文献研究人员。

　　2. 经方研究的突破口最有可能在哪里？

　　答：我国的经方研究目前还处在比较散在的、低水平的状态，如果日后引起众多学者的重视，特别是临床医生的重视，那大家研究的题目最有可能集中在经方的临床应用研究，特别是对其有效性及安全性的评价，以及制剂的开发利用。而在这方面，突破口应该是经方有效性及安全性的评价体系。因为只有一个行业公认的评价体系，各大军团才能进行有效地合作，才能取得最大限度的共识。而这个评价体系的建立，目前必须借鉴上个世纪末开始流行的循证医学，但不能是完全照搬，要结合中医的特点。

几千年留下的大量文献资料如何科学地利用？如何发挥其在寻找经方应用"证据"中的作用？也是我们在苦苦思考的问题。

3. 经方研究可能获得的最大成果是什么？可能性有多大？

答：经方是临床治病之方，经方研究的结果还是为了提高临床疗效，为人类预防和治疗各类疾病提供更安全有效的天然药物疗法。具体来说，其可能获得的最大成果应该是常用经典配方的临床应用标准，这个标准主要包括其组成药物的品种质量规范、药量范围、剂型及制作工艺、服用法、服用量及时间、服用注意事项、适应病种及体质状态、禁忌证及不良反应、疗效评价标准等。有了这个标准，临床医生才能正确地应用好经方，法律才能保护中医医生，国家有关部门也才能据此指导老百姓正确择医。间接上可能促进中医的规范化，作为一门学科，规范化是它的客观要求！目前，本人编写了几本小册子，那仅仅是个人的应用体会和古代应用经验的不完全性综述，只能作为宣传经方之用。但如果今后有政府指导下的大兵团作战，那就有可能形成经方应用的准标准化文件乃至国家标准。

4. 经方研究的最大误区在哪里？造成这种误区的原因是什么？

答：讲经方古已有之，徐灵胎先生就是经方的大力提倡者。尤其是近代以来，经方一度成为热点，如曹颖甫先生、包识生先生、陆渊雷先生等一大批医家均强调经方。现代也是，胡希恕先生、岳美中先生、叶橘泉先生、赵锡武先生、范中林先生、吴佩衡先生、姜春华先生等也是让我们折服的经方家。现在杂志上，经方应用的文章很多；书店里，经方为题的书籍也不少。应该说，不少是有参考价值的。但从研究思路来说，也存在一些问题。主要是过分强调病机方义的阐述，而经方应用关键的方证归纳不到位、用量服法不清楚、加减过多过滥等。还有，讲经方过分强调原文，拘泥于古代注家的认识，而忽略现代临床应用。这种现象的最大误区在于，误认为研究就是弄清是"为什么"，所以经方研究，就应该如现代药理研究，要弄清其机理。其实，经方研究首先要弄清"是什么"的问题，即弄清经方的主治范围及安全范围是什么？至于为什么的问题，必须在弄清是什么这些事实的基础上才能弄明白。但是，很可惜，中医界长期以来，就是不肯将"是什么"的技术性东西公开透明，而大讲"为什么"，结果让初学者弄不懂中医及经方究竟是什么？当然，研究经方也不能仅仅停留在弄清"是什么"的地步，最终还是要弄清"为什么"。不过，现在强调弄清是什么，是出于经方研究战略上的考虑。

5. 对经方研究取得重大成果，教授是否有信心？如果有，那么能否预测一下今后5～10年，甚至20年的经方研究将是怎样的一种局面？

答：由于本人的经方研究尚处在个人兴趣爱好及探索的层面，所以本人研究经方，其志不在于是否可以取得重大成果，而在于对患者有日渐提高的实在疗效。所以，靠本人的力量要取得上面所提到的重大成果，确实信心缺失。但我多年来坚持利用讲坛在宣传经方，普及经方，所以，不能说培养多少经方家，但能够说播下了不少经方种子；或者说，至少通过我的工作，使年轻的中医大学生们看到了中医中具有科学精神的部分，让他们恢复了对中医学未来的憧憬。我想，如果国家重视经方研究，能整合全国的力量开展扎实的科研工作，经方研究20年内会有重大进展，常用经方的国家应用标准可以出台，一批具有我国自主知识产权的经方制剂能够占有国际市场较大的份额，中国的老百姓能安全地服用经方防病治病。

6. 教授是否有比较欣赏的当代中医药学者？如果有，能否点一下姓名？

答：胡希恕先生、岳美中先生。

7. 您认为您的哪几位学生可能在今后超过你？

答："一枝独秀不是春"，普及经方应该着眼于"面"，而不是"点"。作为一名中医药大学的教师，我希望我的学生都能超过我，这也是天下园丁们的共同心愿。其实，有的学生在某些方面，已经走到我前面去了。

8. 从方法学的角度而言，教授研究经方的方法和西医的研究方法有无区别？如果有，最根本的区别在哪里？

答：从方法学的角度而言，医学科学是不分中西的，方法本身就是中性的东西，但行医的艺术是可以有中西之别的。经方也是这样，在其研究方法上，没有中西之分。不过，本人研究经方的着眼点，可能更重视整体，重视"人"的感受，所以，我提出了"某某体质"的概念。还有，我比较着眼单味药物的应用指征，而且是从经方的经典应用指征中来破译，所以，我提出了"药证"的概念。我一直主张，"不求其全，但求其真"，即不想创造一种能够解释所有临床现象的学说，而愿意提供一些实实在在的临床经验和事实。

9. 为什么只有中国能够产生经方？

答：这个问题很有趣，也很大。要回答这个问题，就必须回答，为什么中国能够产生那么美味的中华料理？医食同源，中医也是中华民族的生活经验和生活方式。一方水土养一方人，中国的黄土地、中国的长江黄河，孕育了中华民族，孕育了中国传统文化，也孕育了无与伦比的天然药物配方——经方。说细一点，中国人重视农业，民以食为天，就像中国菜的菜谱一样，经方是通过尝百草，吃出来的。当然，这个尝的过程极其漫长！经方的产生，要远在汉代之前。传说桂枝汤就是商代大臣伊尹发明的，而大臣也是精通厨艺的。另外，远古历史上的战乱和疾病流行，也是经方产生的客观要求。可以说，经方作为精炼的高效方，其产生是被"逼"出来的！

10. 唐代和宋代都非常重视研究、收集各类方药，在这数百年间取得的成绩为何反而不如仲景？

答：就像中国农业的生产经验，在唐代以前已经成熟。经方应用的经验在汉代已经达到完美的地步。就如诗是唐代的好，词是宋代的好，而小说则推明清。讲方，好方当属汉方及唐方。唐宋对方药的研究主要在收集整理上，因为少有原创，所以感觉上似乎不如仲景。另外，唐宋以后方有不少已经掺杂了宗教的色彩和商业的味道，所以，感觉上也没有仲景方那么纯。整体方面是难以超越张仲景的，但在局部上也不是没有闪光点的，比如温胆汤，这些经验也同样值得重视。

经方也是发展的。唐宋方中也有不少成为经典的配方。尤其是经方的临床应用，经过后世医家的实践，对其方证的表述更加细腻，经验更加丰富。尤其是近现代的经方研究更有成绩，这主要表现在经方对现代疾病的应用方面，知道哪些现代疾病可以用哪张经方？这也是很了不起的。

11. 教授最欣赏的民间中医是哪一位？

答：民间中医，是指非高等学府或研究机构的中医，也是指在基层工作的中医临床人员。我没有做过实地考察，但本人在上个世纪 90 年代曾对江苏省名中医及全国名中医进行过一次大规模的问卷调查，在整理调查资料过程中，给我印象比较深的基层中医有不少。如江苏省而言，丰县的渠敬文先生、海安的王益谦先生、淮安的顾维超先生、常熟的周本善先生及李葆华先生、苏州的徐文华先生等，均有特色。全国而言，就不能一一说了，我主编的《方药传真》上有介绍。其中山西大同名中医田隽先生的经验对我印象最深，其用药细腻实在，是现代经方家的风格。

12. 教授希望您的学生有哪些方面的理论功底？

答：中医经典以外，还有较好的现代科学基础和现代医学基础，熟悉医学史，熟悉哲学，熟悉中医学，有较强的观察能力和文字表达能力，更要有独立思考的能力。我常说，搞经方要有很好的思维品质，这种品质，就是科学态度和科学方法。相比理论功底来说，我更看重思维品质。我希望我的学生做学者或做医生，而不是做"两脚书橱"。

13. 有些疗效确切的丸、散、膏、丹由于种种原因已经不生产了（比如救苦玉雪丹），教授认为哪几种最有价值呼吁中药企业生产？

答：这个问题确实存在，不生产的原因一是利润太薄，生产厂家不挣钱；二是传统的中成药主治范围不很清晰，现代医生不会用；三是药物来源有困难，比如含有犀角等药物，是不能生产使用的。再有可能是因为里面含有有毒中药，所以被禁止等。我建议在网上征求广大中医的意见，大家来推荐一下，呼吁有关部门重视，呼吁科研部门来开发。在这里，我想呼吁的是经方的开发，那些配方临床有效，而且日本、韩国也在开发，但我国的中药企业就是没有将目光转向经方。经方中值得开发的很多，如大柴胡汤、半夏泻心汤、柴胡加龙骨牡蛎汤、五苓散、四逆散、半夏厚朴汤、温经汤等，都是非常好的配方！我们中医人不能端着金饭碗讨饭吃！

14. 目前最令教授困惑的问题是什么？

答：一是经方不容易普及，不是因为难学，倒是因为太便宜；二是经方的研究开发，中国人不屑一顾，外国人则趋之若鹜；三是花大笔的钱去搞机理研究、动物实验，但其临床标准尚不清楚，如此研究经方有何实际意义？四是放着现在的经典配方不研究，非要开发自己不成熟的自拟方，杂凑成方，岂能有效？纯属资源的浪费！五是在高等院校教人如何用中药的教师，大多不会看病，问题如此严重，但大家熟视无睹！六是普及经方迫在眉睫，但临床会用经方者甚少，经方家更少！七是中医界好空论。天鹅还在天上飞呢，双方就为打下后如何烹制而斗殴。中医是否科学的争论，中西医能否结合的争论，可以暂时搁置，共同致力于临床疗效的提高岂不更好？听一听大众的呼声，看看民众最需要什么样的中医？然后我们向这个方向努力，不是要比清谈更有意义吗？

15. 教授在工作中最大的困难是什么？

答：经方是我的最爱，我在临床也以使用经方取效为乐。但是，因为我不想将经方研究的事业做大，客观上也没有要我做大的压力，所以没有感到有何困难。比如，如果要办一所以经方为特色的研究所或学校，那遇到的困难就无法想象了。

大同　2006－01－09　20：40

今日甚疲倦，见黄教授回复，精神为之一振，书小词一首以赠。如梦令：玄理纸上坦途，驱竖由之便误，觅得药证相对，扫却蓁莽无数。一付，两付，赢得经方醒目。

大同　2006－01－09　21：27

然而还有问题，比如："就像中国农业的生产经验，在唐代以前已经成熟。经方应用的经验在汉代已经达到完美的地步。就如诗是唐代的好，词是宋代的好，而小说则推明清。讲方，好方当属汉方及唐方。唐宋对方药的研究主要在收集整理上，因为少有原创，所以感觉上似乎不如仲景。另外，唐宋以后方有不少已经掺杂了宗教的色彩和商业的味道，所以，感觉上也没有仲景方那么纯。整体方面是难以超越张仲景的，但在局部上也不是没有闪光点的，比如温胆汤，这些经验也同样值得重视。

经方也是发展的。唐宋方中也有不少成为经典的配方。尤其是经方的临床应用，经过后世医家的实践，对其方证的表述更加细腻，经验更加丰富。尤其是近现代的经方研究，更有成绩。这主要表现在经方对现代疾病的应用方面，知道哪些现代疾病可以用哪张经方？这也是很了不起的。"这个回答前后存在逻辑的矛盾。

今天太困了，明天见，谢谢黄教授！

海威 2006－01－10 01：20

目前，世界各国特别是日本、韩国等周边国家及台湾地区投入了大量财力、人力，采用现代科学技术，对方剂进行研究。日本从上世纪70年代开始，就对我国传统的经、古方剂进行了深入的研究，如对小柴胡汤等名方的组方配伍、药理活性、作用机理、化学成分、药物代谢、方证模型等做了详尽的研究。在我国六神丸基础上研究开发出"救心丸"。据统计，1993年日本文献就发表了复方研究论文103篇，涉及方剂45个，其中经、古方41个，现代方4个。除了在理论上有所阐述外，还进一步开拓了新的功效。韩国的中医方剂研究也十分活跃，1985～1989年间，对我国的80余个经、古方和现代方进行了研究，研究内容以药效学及传统药理学指标为主，并通过研究转化成产品。其中"牛黄清心丸"一个品种的产值就达0.7亿美元。1994年下半年又成立了官方的韩医药专门机构，仅科研经费每年就有400万美元。

海威 2006－01－10 01：24

上面这个跟帖是黄教授没有提到的内容，却是我从网上弄下来的。我看也可以算是一个目的。外国人靠我们的经方赚钱，我们为什么不可以呢？我看应该开发。

小土豆 2006－01－10 12：24

日本津村制药公司2003年已经登陆上海浦东。

leiyuanmo 2006－01－10 12：32

不谈玄理谈实理！要么中医大学不用学习四大经典，只开设一门课——《伤寒杂病论》如何？

leiyuanmo　2006 – 01 – 10　12：35

　　看了黄老师的此篇，我恐怕要食言了！倒不是怕老师不感兴趣，而是不愿意打搅他，让他分心。

顾志君　2006 – 01 – 10　16：42

　　下面是引用 leiyuanmo 于 2006 – 01 – 10　12：35 发表的："看了黄老师的此篇……"

　　不要轻易改变自己的决定。

黄力　2006 – 01 – 10　17：42

　　教授惠答，雅抱冲衿。淡怀卓识，启昧发蒙。尚有剩义，恳祈教正。草草不恭，勿罪为幸。

　　1．教授所指经方，有广、狭二义，究其实质，指效方，特别是高效方。日本的汉方研究也重点着眼于此，而且汉方研究已经有多学科协作，基本达到教授的理想状态（尽管可能并非最理想），那么，教授经方研究工作能否赶上日本的汉方研究工作？

　　2．中华美食和中医是否真的能够相提并论（如教授所说的那样）？须知，西餐并不比中餐差到哪里，特别是肉类的烹制，西式厨艺颇胜。且欧洲大陆植被丰富不下中土，他们用草药一开始也是原始实践过程，为何产生不了经方？只是因为中土文明时间长吗？从有文字记载到东汉仲景的历史也并不比欧洲整个古代的历史长多少（古希腊、古罗马都有相当长而且辉煌的历史），为什么？

　　3．由第二问引出这个问题：中医药的特色究竟在哪里？只是经验而已？只能为后来者提供一大堆原始素材吗？中医传统理论究竟要不要？没有阴阳等理论能否产生《伤寒论》？能否产生经方？

　　4．在高度文明的现代社会却抛开理论采取比较粗糙，甚至比较原始的研究方法进行药物临床观察研究到底是进步还是倒退？这样的研究与西医药的研究差距太大，从发展我国卫生事业的角度应不应该投入大量人力、资金进行研究？换句话说，由官方出面进行大规模经方研究有无现实可能？如果没有，现在研究经方的意义有多大？

大同　2006 – 01 – 10　21：19

　　下面是引用 leiyuanmo 于 2006 – 01 – 10　12：35 发表的："看了黄老师的此篇……"

从你目前的发言来看，现在已取得理论成果的可能性极微。打油一首以赠，请思考：

东施屡捧心，徘徊清溪侧。而今赛西施，何故郎不识？

大同 2006 - 01 - 10 21：36

下面是引用小土豆于 2006 - 01 - 10 12：24 发表的："日本津村制药公司 2003 年已经登陆上海浦东。"

而今日本人，大概就是在汉方基础上进行天然药物研究。此种研究，与中国的传统中医还有关系吗？

感觉政府大力扶持经方研究的可能性并不很大，况且，见今扶持的东西也被偷梁换柱的多。

设计好理想模式，群策群力，团结一心，结识、鼓舞、发动一批经方研究所需人员共同参与经方研究，其效果也许并不亚于政府扶持。舍此，经方研究最终只能依靠日本人、依靠韩国人了。其实，科学研究也不分国界，况黄教授访学日本多年，交际广泛，如能将切实的研究成果提供给日本公司，也是开发经方的一条捷径。各位以为如何？

海威 2006 - 01 - 11 01：12

黄教授还能和雷原墨（leiyuanmon？）先生对话吗？四大经典大概谁也说不清了！他的经典和经方是无关的！我们都在这里乱谈琴！

温小文 2006 - 01 - 11 21：02

最近沙龙来了不少高手，心里怯怯的，真有些不敢乱发杂音，今天实在忍不住，就发些杂音吧。其实，中医不是我吃饭的行当。说近些，我是中医爱好者，欣赏它的质朴与智慧；说远些，我站在患者的立场，以严厉的目光审视它，高度质疑它。最关心的是实在的疗效，也在情理之中。

在没有公理定论的条件下，采用传统模式进行药物临床观察研究到底是进步还是倒退？中医传统理论究竟还要不要？研究经方的意义有多大？这该向中医临床要答案，要看看中医传统理论还能不能有效地指导中医临床，看看所进行的经方研究是否会真正提高中医临床的疗效，是否对患者有益处。

中医药能够治病，这是不争的事实；中药取效的机理至今不明，也是不争的事实。这个大前提就决定了中医学流派纷呈，百花齐放，也决定了中医学的好些问题争论了上千年也争不出结果。如此这般关起门来再争它个一百年也不算长，争论到大家都去见仲圣了，估计还是谁也说服不了谁。争的是没个准的东西，故而难有突破。团结起来，提高疗效才是正理。面对复杂的生命运动，不管中医还是西医，不管何种流派和医疗体系，都显得既伟大又无助。

个人认为，中医理论里蕴藏的"真"能够对临床的思路有帮助，但着眼处太大而时有模糊，较难掌握；各门派所掌握的"真"也不乏对付临床的好手段，但多保守，难以流传。我寻思，不管理论与门派如何，中医治病最终是要落实到方上面的，所以，方证便显现出"通吃"的特质。对这一点，胡希恕老的一句话甚为精彩：辨方证是辨证的尖端！我理解，这个尖端是所有中医证的尖端。方证体系虽然自成一套，但与中医传统辨证不是对立关系而是互助的关系。如果将中医传统辨证及病因病机比作瞄准器，强调方证药证便如调校瞄准器的准星。有大思路，也明示出关键用药指征，是双赢吧？对于提高临床疗效，对于后辈的学习，有好处。

经方在传承过程中，中医理论起到了捆绑经验事实的重要作用，使其较少散落，贡献殊伟，这是有别其他文明古国的地方。经方的经典配伍，以及在某些方面的应用经验，在早期已臻成熟，后世不断完善和发扬的，也多在应用方面。阿司匹林等老药新用，实与之有同工异曲之妙，而且阿司匹林的药理，好像也是在混用了70年之后，才被揭示出来的。

中医学的特色究竟在哪里？我从书上看到，中医学最具特色的大致有三点：以外揣内、整体观、辨证论治。出于好玩，今天格外认真的以菜鸟的眼光将黄教授的这一套重新审视了一番，细细比较之下，好像也可以对号入座。而且，以望闻问切来揣测"方——病——人"的临床诊治思路，肯定不是西医学的东东，根据"药证"在古方的基础上随证加减药物的诊治风格，与现代日本汉方的使用相比较，两者应该有很大的不同。

我还有个建议，黄教授日后在着重明示用药指征之余，别嫌麻烦，不妨也适时谈谈病机方义之类，这不仅可以使后辈多一个角度来学习与理解，还会让人心里感到踏实，至少可以使人在感觉上认为是纯正的中医之道。说穿了，人们还是较为在意形式上的东西。以我个人的好恶，不喜欢病机方义之类繁复，感觉方证直观、简明，易于验证。

大同先生说，能否将切实的研究成果提供给日本公司，我想它不是个好主意吧？

leiyuanmo　2006－01－11　21：08

不是我不愿意，而是看了黄教授多年的文章与著作，偏重于实践，何况受日本人影响很大，对于理论恐怕是看多年来中医界空谈玄理多，没有多少意义，故此抱怀疑的态度。何况鄙人所涉及的，的确如吾所言，若是"专家"恐不能其广也！不知道先生对道学与易学有什么看法？

温小文 2006－01－11 21：30

　　leiyuanmo可以将自己的理论结合一个最简单的病例来举例谈谈，一切都清楚明白了。是骡子是马，倒是拉出来溜溜，如何？

leiyuanmo 2006－01－11 22：16

　　我其实主要是整理和厘清中医中混乱的概念。中国人一直以来擅长形象思维，其流弊则笼统而非系统。

　　例子当然也可以举，比如"风痱"证，我已经说明过，也曾经治疗过。此为真"中风"，主药麻黄，《本经》所谓"主中风"即此！面瘫也一样，用三五七散加减效果不错。《伤寒论》中不典型的"大青龙汤"证——四肢但重，乍有轻时，实际也是（桂枝本就言"太阳中风"，实非普通"中风"），其实都是"奇经"之疾！也就是与西医神经系统相关的疾病。可以看《千金方·中风第八》，都是神经系统疾病，孙真人不可能乱诌，必有所本。不过实践还不多，希望大家重视。

海威 2006－01－11 23：07

　　下面是引用温小文于2006－01－11 21：30发表的："leiyuanmo可以将自己的理论结合一个最简单的病例来举例谈谈……"

　　真到见真招儿的时候了。当双方真不能互相理解的时候——一般是一方不可理喻，却自称真理全在手里，那么就拿个具体问题来试试，看双方各自如何解决问题。政治问题的最后解决是战争——以实力拼高下，最终可能是以人心向背拼高下，但鄙人不希望这里是战场，可以是比赛场。最好友谊第一，但对那些无聊而又难缠的人，你真没办法。网上就是这么公平——白痴和圣人同样有话语权。看来公平和畅所欲言也不总是好。

黄煌 2006－01－12 21：36

　　外出开会几天，回来后第一件事情就是打开电脑，沙龙上依然热闹。

　　首先，我的回答让大同满意，我很高兴，回赠如梦令一首：初学难觅正途，灵胎先贤救误，伤寒类方十二，删除冗繁无数，无疑，无憾，仲景药证醒目。

　　海威是深知本人所思的，温小文的帖子也合我意，谢谢！

黄力、leiyuanmo 两君用心很深，可敬！归纳你们的提问，我想，我应该回答以下两个问题：

（1）经方与日本汉方的异同在哪里？

这个问题，我在日本也被日本朋友提问。我说，日本汉方和中国经方都是用仲景古方，但是日本汉方是不变的古方，中国经方是可变的古方。其区别就在加减。有药物用量的增减，有药物味数的加减。日本汉方，大多用成方，加减很少。为何少加减？关键是对古方中的药证不熟悉，他们将一张方也当成一味药，不加减，就显得粗略了。中国经方呢，重加减，所以灵活。而加减的基础，是对药证有所研究。

（2）经方与中医理论是啥关系？

我所说的中医理论，就是那些方药理论。两者是啥关系？就是语言与语法的关系。是先有语言还是先有语法？我想这是个不难回答的问题。按此理，必定是先有方药的实践，后来才有方药的理论。强调经方，就是强调实践，强调中医的临床基本功，就是去除现在中医界的误区，认为中医治病必先讲理法，然后再论方药。其实，中医中还有一种思路，就是抓方证药证的思路。胡希恕先生还强调方证是中医辨证论治的尖端呢！刘渡舟先生晚年也有类似的看法。讲方证，提倡临床研究，是否就是落后？我认为不一定。中医研究是否先进落后，不是看其研究有多少现代化仪器设备，而是要看思维方式是否正确？临床是否有效？否则，那张仲景的《伤寒论》早就不该读了，现在大家经常使用的小柴胡汤等经方也应扔了，因为当年根本就没有什么仪器！

我从不反对现代的药理研究，但这些研究必须要有临床的基础，如果没有所谓"比较粗糙，甚至比较原始的研究方法进行药物临床观察研究"所积累起来的经验和事实，能搞出有效的新药来吗？古代中医的观察手段是比较原始，但却更接近真实。这种思维方式，不能说成是落后！整理总结这种思维方式，就是我们中医理论工作者的任务。

传统的理论要不要？当然是要的，问题是现在通行的许多中医理论，已经离传统越来越远，骨子里越来越像西医理论了，但表面上还用着传统的术语！按这种理论，临床无法达到应有的疗效。修正这种理论是时候了！

大同　2006－01－12　23：26

下面是引用黄煌于2006－01－12　21：36发表的："外出开会几天……"

感谢教授惠赠《如梦令》。心头还有困惑：

（1）既然植物药可以走药证的研究道路，那化学药品能否走药证的研究道路？如果化学药品运用药证的研究方法，化学药品是否便能够归属为中药？

（2）药证相符是否真能效如桴鼓？改变疾病的预后？须知有些疾病的预后很难改变，但疾病过程中必有药证，真的能够逆转病情吗？就此问题，建议开展单病种药证临床研究。这样的研究最有说服力，如果成功，西医也会不得不承认。黄教授您认为呢？

黄煌　2006－01－13　16：37

回答大同的提问。

（1）既然植物药可以走药证的研究道路，那化学药品能否走药证的研究道路？如果化学药品运用药证的研究方法，化学药品是否便能够归属为中药？

答：药证是古代中国人服用天然药物的经验总结，其表述是质朴的、直观的、表象的。药证仅仅是药物临床应用的初级阶段，要弄清其机理，规范其临床应用，还有很长的路要走。那么，为什么要在现在提药证研究呢？这是考虑当前许多青年中医对传统的用药经验缺乏认识和尊重，往往用现代药理研究的结果去指导临床用药，或简单套用一些中医理论术语去遣方，导致临床疗效的下降。强调药证及方证的研究，其实是一种返璞归真式的思路，是一种传统的回归，是一种温故。研究药证方证，并不排斥实验室研究，相反，药证方证的研究资料可以为实验室研究提供思路和素材。化学药品能否使用药证的研究思路？我没有考虑过这个问题。我初步的感觉是：可能不行。药证研究是一种文献研究与临床观察结合的传统研究方式，而更多的是文献整理性质的研究。这对于古代的经典用药比较适合。如果是现代临床研究，则应该开展循证医学研究。

（2）药证相符是否真能效如桴鼓？改变疾病的预后？须知有些疾病的预后很难改变，但疾病过程中必有药证，真的能够逆转病情吗？就此问题，建议开展单病种药证临床研究。这样的研究最有说服力，如果成功，西医也会不得不承认。黄教授您认为呢？

答：药证相符以后的疗效，是古代的标准，是直观的标准。目前许多药物取效的时间、疗效判定标准尚不清楚，古代的表述也很粗略。大部分是以自我感觉或他觉体征改善为准，这与现代社会的要求是有相当差距的，这是药证方证研究的难点。所以，我同意你的建议，即开展单病种药证的临床研究。不过，还要注意与"人"的结合，要充分考虑患者的体质状态，还要充分考虑古代的用药经验指征。我想，现代医学对疾病的认识尚未穷尽，许多疾病还需要深化或综合。药证方证这些传统的诊断单元，可能能为现代疾病谱的调整、更新提供重要的参考。

顾志君 2006－01－13 17：16

还要培养一大批的经方高手来做研究，要不然得出的结论无论好坏如何使人信服？

大同 2006－01－13 20：28

下面是引用黄煌于2006－01－12 21：36发表的："外出开会几天……"

继续请教：

（1）如何对药证学说进行证伪？出现怎样的情况标志着药证研究或"药－人－病"模式研究的失败？

（2）临床有无药证相符而无效的情况？能否举例？遇见这样的情况是考虑药证研究有待进一步深化还是考虑药证研究有先天不足，或不可逾越的障碍？

（3）既然"药证相符以后的疗效，是古代的标准，是直观的标准"，既然药证相符之疗效也尚未肯定，为何全盘否定自己年轻时的研究模式？现在的信心又从哪里来？

大同 2006－01－13 20：34

同时我非常想知道杨大华先生对于这些问题的见解。如果方便，可否赐教一二？

ydh 2006－01－13 21：39

感谢大同先生的垂询！近来一直忙于学习临床家的实战经验，对于经方理论的思考近于荒废。因此，一时还不知道该如何回答先生。关于"药证"的理论，据在下所知，是黄煌先生首倡的。是建立在吉益东洞的《药征》和邹澍的《本经疏证》两本书的基础上的。但黄老师的研究成果又是比这两本书更为系统和深入。"药证"是他近年来研究的主要方向，浓缩了他的大量心血。从一个医生的角度来看，药证无疑是破解经方的一把钥匙，通过它我们更容易发现张仲景的用药规律。和六经八纲等中医理论一样，药证方证也只是一种理论工具，是工具就有局限性。因此，指望靠药证来解决所有中医问题是不现实的。况且，药证是一个开放的理论体系，会随着研究的不断深入而走向完善。中医学的理论不正是这样一步一步走向终极真理的吗？在下学浅，只能回答到这个层面，深表歉意。我也知道，对于您这样善于深入思考的人来说，我的答复一定不能让先生满意的。如果有兴趣的话，不妨深入读一读《张仲景50味药证》和上面的两本书。也许您要的答案会深藏在里面的。欢迎先生赐教您的临床经验！

温小文 2006-01-13 22：16

下面是引用大同于2006-01-13 20：28发表的："继续请教……"

感觉大同先生此几问不含善意，也缺乏诚意。

顾志君 2006-01-13 22：19

下面是引用大同于2006-01-13 20：28发表的："继续请教……"

试答：①研究的过程就是证伪（应该是去伪）存真的过程，任何一种科学应该都一样。目前黄老师的研究还没有明显失误或者失败，从先生的临床效果看越来越成熟，临床是检验研究成败的金钥匙。②任何一种学问都不会是终极真理，当然有进一步提高的需要，任何一个人都不是上帝。③尚未肯定不代表没有进步，黄老师应该也在不断螺旋上升。

大同 2006-01-13 22：46

下面是引用ydh于2006-01-13 21：39发表的："从一个医生的角度来看，药证无疑是破解经方的一把钥匙，通过它我们更容易发现张仲景的用药规律。"

感谢杨大华先生的回复。我非常欣赏先生求真务实的态度和老老实实的作风，不愧为黄教授的高足。

感觉先生要比教授偏于传统一些，教授比先生的现代气息要强一些。比如，上述引用先生的一句话黄教授未必完全同意，我也认为不应该把仲景理解为经方的顶峰，况且药证研究的主要目的是治病，而非羽翼仲景。我把教授的学术理解为经方基础上的现代天然药物研究。没有经方、药证的基础，现代天然药物研究可能迷失方向；没有现代天然药物研究，经方、方证研究也难以深入。当然，体质学说还涉及生理学和病理学。

我热切期盼黄教授的学术成果被规范化、系统化，并被公认，得到推广和发扬。我的问题虽纯粹是理论问题，但是与实践并无抵牾之处，也没有涉及玄学。如果教授的成果不断推广，相信很多具备普通思维能力的人都会产生类似的疑问。

至于理论与实践的问题（此处表现为理论与临床的问题），是个哲学问题，掌握这个问题也不需要花费多少时间。有时，科学需要哲学的指导。正确的方法论是一种有力的武器。

既然大家不喜欢，我不再问。

sakula　2006－01－13　23：17

不是不喜欢，是想听听您的临床经验。"立足临床实践，研究经方现代应用"——是办网站的宗旨，没工夫扯那么多。

黄煌　2006－01－13　23：24

回家晚了，没想到今晚沙龙很热闹，这种讨论，我喜欢！研究经方，探讨药证，是我的爱好，也是我临床不断取效的基础。我从来没有认为我搞的东西是领先的，只是感觉比年轻时追求的东西更实在，更容易把握。但如何进一步发展，特别是将药证进一步规范，是我及我们团队努力的方向。在探索过程中，希望有更多的高手加入，希望听到不同的声音。大同的问题提得很好，有深度，我欢迎，所以，我很高兴与他切磋探讨。

顾志君　2006－01－14　09：37

看完大同先生的问题和黄老师回答及再问再答受益匪浅！！如伤寒质难一般！知道先生也是一位学养有素的学者，有些方面研究得比较深入，所以也请大同先生回答以下问题，以作互动嘛！我们都是学习者，千万不要客气！

（1）经方研究最理想的模式是怎样的？需要哪些方面的学者协作？

（2）经方研究的突破口最有可能在哪里？

（3）经方研究可能获得的最大成果是什么？可能性有多大？

（4）经方研究的最大误区在哪里？造成这种误区的原因是什么？

（5）对经方研究取得重大成果教授是否有信心？如果有，那么能否预测一下今后5～10年，甚至20年的经方研究将是怎样的一种局面？

（6）教授是否有比较欣赏的当代中医药学者？如果有，能否点一下姓名？

（7）从方法学的角度而言，教授研究经方的方法和西医的研究方法有无区别？如果有，最根本的区别在哪里？

（8）为什么只有中国能够产生经方？

（9）唐代和宋代都非常重视研究、收集各类方药，在这数百年间取得的成绩为何反而不如仲景？

（10）教授希望您的学生有哪些方面的理论功底？

（11）有些疗效确切的丸、散、膏、丹由于种种原因已经不生产了（比如救苦玉雪丹），教授认为哪几种最有价值呼吁中药企业生产？

（12）日本的汉方研究也重点着眼于此，而且汉方研究已经有多学科协作，基本达到教授的理想状态（尽管可能并非最理想），那么，教授经方研究工作能否赶上日本的汉方研究工作？（大同先生看法？）

（13）欧洲大陆植被丰富不下中土，他们用草药一开始也是原始实践过程，为何产生不了经方？只是因为中土文明时间长吗？从有文字记载到东汉仲景的历史也并不比欧洲整个古代的历史长多少（古希腊、古罗马都有相当长而且辉煌的历史），为什么？

（14）由第二问引出这个问题：中医药的特色究竟在哪里？只是经验而已？只能为后来者提供一大堆原始素材吗？中医传统理论究竟要不要？没有阴阳等理论能否产生《伤寒论》？能否产生经方？

（15）在高度文明的现代社会却抛开理论采取比较粗糙，甚至比较原始的研究方法进行药物临床观察研究到底是进步还是倒退？这样的研究与西医药的研究差距太大，从发展我国卫生事业的角度应不应该投入大量人力、资金进行研究？换句话说，由官方出面进行大规模经方研究有无现实可能？如果没有，现在研究经方的意义有多大？

xbdr　2006－01－14　12：42

下面是引用大同于2006－01－13　22：46发表的：

"至于理论与实践的问题……"

不知大同是中医生还是西医生？如果是中医生，你的临床是否已经超越了摸着石头过河的阶段？如果是西医生，面对众多的疑难杂症，你是否如履薄冰，如临深渊？依你之见，临床的中医生想要提高疗效，应该怎么做才是上策？

大同　2006－01－15　12：14

感谢顾志君版主和xbdr先生的提问。

其实我在很多方面赞同黄教授的观点和做法，特别是其中很重要的一点——绝大部分中医临床医师没有必要把大量的时间和精力花费在众说纷纭、鱼龙混杂、基本概念和定义混乱、又难以真正指导临床实践的中医理论上去。正如《易》所云："既鹿无虞，唯入于林中，君子几，不如舍，往吝。"且"五谷不熟，不如荑稗"，盲目追求理论往往到头来竹篮打水一场空。

那么，如果到了机缘成熟、条件完备、能够说清中医基本理论的时候，应不应该回过头谈中医理论，以期更好地指导临床实践呢？我想，此时黄教授必然支持。

好了，请让我们静下心来，等待时机的成熟。

然而，就我的认识，单单就中医谈中医仍然不足以说清中医理论问题。而且，站在当代的高度，在足够的文献、大量的经验事实和各种成果面前，如果有学者具备良好的科学素养、熟谙中西医的理论与临床、熟谙医学史、有相当宽广的知识面、足够的聪颖和勤勉、不计较个人得失等几项素质，那么，现在能够说清中医基本理论也并非完全不可能的事。据我所知，赵洪均先生就是具备上述几个条件的当代学者。他能不能说清呢？历史终将作出回答。

赵先生的一部著作名为《中西医结合二十讲》。此书正文，涉及20个重大理论问题，其写作目的，就是要对中西医结合涉及的基本理论问题，进行一次比较彻底的清算。

大同　2006 - 01 - 15　13：01

温小文女士提到了中医特色——整体观念。上述链接谈到了这个问题，建议一读。

温小文　2006 - 01 - 15　18：30

已经去拜读了赵老师的《"整体观念"特色论之反思》一文，我对整体观念的理解与赵老师有些不同。以我的简单想法，中医整体观念的价值所在，是中医在几千年与疾病作斗争的过程中，发现了多项好像是以功能相联系的人体生命运动规律，而这些规律，落在现代医学的视野之外。

中医的一个证，似乎常常要涉及西医多个解剖系统。中医将证作为一个诊断单元进行诊治，但组合"证"这一特定病理状态的症候群，在目前西医的疾病谱里却还没有作为诊断单元被确定为病种。西医不同的病若被辨为相同的证，便能被中医相同的方药取效，我想这其中应有共同的作用机理，提示中医的证与某些相关联系规律有关。不以西医解剖系统的视角为指导，而在望闻问切收集资料的基础上，把握人体相关联系的生命规律，这就是我所理解的中医整体观念。在中医学里，脏腑、经络、方证体系、体质辨证等学说，所蕴含的就是比较典型的这类规律。不过流派不同，叙述的语言也不同罢了。

不论借助西医理论还是任何现代前沿学说，真的能够说清中医理论并且能够有效地指导临床，实是中医之幸。但对大同先生说"现在能够说清中医基本理论也并非完全不可能的事。"我不持这么乐观的态度。以我之见，在现阶段，限于科技水平有限，中医理论尚难说清，中药取效的机理尚难解密，究其根本，是人类对复杂的生命运动还不能很好把握。顺便说一句，我对极富学术个性的赵老师是佩服和尊敬的。

中医整体观念还有天人合一等等其他内容，不过，我比较喜欢的就是上述说的这部分。

柳谷素灵 2006－01－15 19：45

把"整体观念"和"辨证论治"说成中医学之特色，这种观点只是中医人自己加封的，特别是近代好事者的杰作。西医难道不讲整体观念？翻一翻现代医学的病理学和生理学不难发现原来西医也同样重视整体性的。而所谓的"辨证论治"，说白了，也就是强调疾病的个体性和病情的即时性而已！没有必要提到所谓的"特色"的高度。说到底治疗的效果取决于药理作用和病理状态的相互吻合，谁按照这个规律来办事，谁就能取得满意疗效。谁违背了这个规律，照样不给中药面子，哪怕他是杏林泰斗。至于两者吻合的程度，一般来说，能达到70%的吻合即可出现疗效。完全的吻合是很少的，也没有必要做到。况且，中药之间所含的成分有重复，病人自己本身也有自我的调节机能和修复机能。根本没有必要搞那么玄！花那些时间讨论所谓的特色不值得。中医本来就没有特色，如果硬要人为强加一个特色，那么，最合适的就是一个字——"玄"！

柳谷素灵 2006－01－15 20：00

"不论借助西医理论还是任何现代前沿学说，真的能够说清中医理论并且能够有效地指导临床，实是中医之幸。但我不持这么乐观的态度。"

请问应该借助什么才能说清楚？离开了现代医学和其他现代科学，我看不到还有什么东西能把中医的治病理论解释清楚。最终就是要靠这些来解释！只是时间问题和解释的层面深浅问题。只要是物质，就应该是可知的。搞中医不能离开唯物辩证法的认识论。科学研究需要时间，我们这一代人搞不清楚，还有下一代呢！只要发扬愚公移山的精神，还有什么东西搞不清楚。问题是大家是否有实事求是的精神去踏踏实实研究？看一看中医界都在干些什么？都在讨论些什么？蹉跎掉的不仅仅是时间，还有机遇和大众对中医的信仰！我反对做这些无意义的争论，老老实实研究病理和药理是中医研究的唯一方向！

海威　2006 － 01 － 16　01：14

　　按：这是赵洪钧很重视的问题，虽然不全关于经方，借此再呼吁一下。特别是正在看病的人，请仔细看看。

　　关于清法，最有代表性的清热方为白虎汤和黄连解毒汤。

　　黄连解毒汤是典型的大苦寒清热方。由其主治来看，颇近于西医的抗生素。药理研究认为，此方不仅可抗菌，还可降压、止血、改善脑缺血等。拙见以为，此方与西医最相通处，仍是其抗菌作用。虽然如此，它还是只适用于典型的实热型感染。凡见正虚或夹寒，即不宜用。用于止血、脑缺血时，尤应确认是实热证。问题是有关方剂研究，"证实"了它的20多种好处，没有任何禁忌。如此发扬中医，实在是中医的耻辱。

　　白虎汤之清热非典型苦寒法。至少它主要不靠抗菌作用。现代研究，也证实其主要作用为解热和增强免疫力。拙见以为，白虎汤解热乃由于抑制产热，而非因增加散热所致。中医学院用的《中药药理学》，不讲生石膏清热、解热、或不承认其清热解热作用，这个问题很值得认真研究。

　　研究生石膏清热、解热成败的关键，在于动物模型是否是中医所谓表里大热的实证。

　　顺便提及的是，近年很常用的清开灵和双黄连。

　　按说这是中药界新开发的制剂，应该强调辨证使用。有寒象和虚象的感染性疾病患者，是不能使用的。

　　特别是清开灵，由安宫牛黄丸改造而成，第一功用是清热解毒，是典型的寒凉药。但是，目前的方剂研究，没有一家重视这一点。结果是，临床上大量误用、滥用，连中医也认为它相当于西药抗生素和解热药，凡是发热病人都大用特用。

　　双黄连注射液，由二花、黄芩和连翘制成。标明的功用是：清热解毒，抗菌消炎。方剂研究却只管证实其抗菌、抗病毒作用和增强免疫作用。于是，就成了中药抗生素，而且比西药还好。于是，中西医大夫们，完全不顾是否有寒象和虚象，和清开灵及西药抗生素普遍滥用。

　　由于该两种制剂很方便在输液中使用，已经成为目前临床上的重大问题。

　　笔者多次呼吁停止滥用抗生素和中药清解制剂，完全无用。须知，目前常用的西药抗生素，大多也有不同程度的寒性。一旦寒象明显（一般也伴有虚象），即便仍有反复高热，大量使用抗生素和中药清解制剂都是有害无利的。

海威　2006 - 01 - 16　01：20

　　曾经说过药理研究不满意，这里又说方剂研究不满意。莫非别人都不对，只有你对吗？随便别人怎么说吧。不管事，还是要呼吁。

xbdr　2006 - 01 - 16　18：25

　　下面是引用大同于 2006 - 01 - 15　12：14 发表的："然而，就我的认识，单单就中医谈中医仍然不足以说清中医理论问题……"

　　现在我就可以回答："说清"是建立起公理，不是乌托邦！

黄力　2006 - 01 - 18　08：23

　　下面是引用温小文于 2006 - 01 - 15　18：30 发表的："以功能相联系的人体生命运动规律，而这些规律，落在现代西医的视野之外……"

　　温女士可否举一例深入说明之？并阐明与整体观念之关系？

温小文　2006 - 01 - 19　21：31

　　以桂枝汤为例。《伤寒名医验案精选》一书，在桂枝汤之下，共列了 19 个医案，分别是：营卫不和；高热；自汗；汗出偏沮；无汗（植物神经功能紊乱）；畏寒；风温初起；奔豚气；下利；重症虚劳；厥证（排尿性晕厥）；噎膈（弥漫性食管痉挛）；风隐疹（荨麻疹）；月经疹；妊娠发热；小儿惊风；小儿尿频；聚星障（单纯疱疹病毒性角膜炎）；目盲。

　　以西医分类，以上病患要涉及多个系统。桂枝汤将这些看似五花八门的病患都治好了，提示这些不同的病患之间有关联。桂枝汤证所揭示的，就是这一关联。

　　桂枝汤证是可描述的病理状态，反映出中医理念下发现的并且已经能够粗放调控的人体相关联系的生命规律。观察桂枝汤证是一种视角，桂枝汤方证是这种观察视角的表达，这种观察视角和表达不是基于而是跨越解剖系统的，我将其理解为整体观念。或许应该说，所谓的整体观念是相对解剖系统而言的。

　　如何辨出桂枝汤证，中医众流派各有法门，对桂枝汤证如何表达，众流派各有说辞。西医的所有法门和语言中大约是没有这样的内容的。桂枝汤证的关联基础是否是功能？未知，好像是。

　　再宽泛些，西医的综合征、功能柱、功能性隐单位等，我亦理解为上述意义层面的整体观念。

　　最后再补充一点。

赵老师在"中药药理学应说清中医特色"中解桂枝，认为桂枝的主要药理作用，是"桂皮醛能促进胃肠平滑肌蠕动，增强消化机能"，通俗讲法为补中益气，其他作用都是这一作用衍生的。按此解法，桂枝汤证的关联基础就是消化功能而不是致病菌。不过，通过增强消化机能，桂枝是否就可以衍生出那么多的治疗作用，可以对那么多系统和组织连锁取效，还有待验证。

我尚不能判断补中益气说与调和营卫等说之孰优孰劣。但我认为，桂枝汤取效机理的最终谜底不管是现有成说还是有新的创见，西医学都有可能根据桂枝汤证的取效范围这类视角修正自身的内容。我理解黄教授所说的"药证方证这些传统的诊断单元，可能能为现代疾病谱的调整更新提供重要的参考"，应该就是这个意思。

黄煌　2006 – 01 – 19　22：28

外出开会好几天，今天回来上网，看到不少好帖。很高兴！上次没有来得及回大同的提问，现答复如下，没有深思，仅供参考！

问：如何对药证学说进行证伪？出现怎样的情况标志着药证研究或"药－人－病"模式研究的失败？

答：服药以后有效与否是证伪的关键。对疗效的判定标准需根据不同的方及不同的人而定，也就是说，经方疗效的判定标准是相对的，是个体化的。如果"药－人－病"模式的疗效不如现行教科书的"辨证论治"模式，那就没有存在的必要。

问：临床有无药证相符而无效的情况？能否举例？遇见这样的情况是考虑药证研究有待进一步深化，还是考虑药证研究有先天不足或不可逾越的障碍？

答：理论上讲，药证相应以后应该有疗效。不过有效的条件，还包括药物的质量、疗程等。而且，有效的标准也比较复杂。如果确定不清，那可能出现完全不同的结论。比如说，炙甘草汤治疗羸瘦之人的肿瘤，如果将改善症状，延长寿命作为标准，那炙甘草汤是有效的。但如果将肿瘤的消失缩小作为标准，则可能是无效的。药证尚在研究之中，在几千年临床应用天然药物的经验总结的基础上，有必要深化和细化。我认为，药证是"药－人－病"关系的传统表述，如何用现代语言更深入细致地表述这种关系，可能是今后药证研究的方向。

问：既然"药证相符以后的疗效，是古代的标准，是直观的标准"；既然药证相符之疗效也尚未肯定，为何全盘否定自己年轻时的研究模式？现在的信心又从哪里来？

答：信心来源于疗效。年轻时是学习，是模仿，还谈不上什么模式，如果是模式，那就是教科书。就是《中医内科学》的以病为纲的辨证分型，就是《中药学》、《方剂学》关于方义药效的解释，就是以五脏辨证为核心的病机。经过临床的体会，这些教科书强调的东西，尚是相当肤浅的，尽管说得很有条理，好像有个完整的系统。要做一个好医生，仅仅靠教科书这点东西是远远不够的。经典，对汤液家来说，《伤寒论》、《金匮要略》是不能不读，不能不精读的。虽然，这些经典没有多少华丽的所谓理论，但其内涵极为深刻！其标准虽然还比较直观，但比起教科书教的那一点东西来，那已经全面多了，清晰多了，离临床近了，对疾病及病人整体状况的把握更准了。我就是应用经方以后，疗效有明显的提高，信心自然就来了。应该说，这不是您所说的"全盘否定"，而是一种飞跃，一种思路的提升。我开始跳出教科书圈子，在经典的支撑下，我能自由飞了。我认为，教科书只能是游园时的导游图，中医的无限风光，还要靠你在经典文献与临床实践中去亲身领略！

黄力　2006－01－20　00：29

下面是引用温小文于2006－01－19　20：54发表的："以桂枝汤为例……"

（1）以西医分类，以上病患要涉及多个系统——对。桂枝汤将这些病都治好了，提示这些疾病之间有关联——对。桂枝汤证所揭示的，就是这一关联——对。

三句话都正确，但能否因此得出桂枝汤与整体观念相关联呢？未必。请看：

以西医分类，肺炎双球菌肺炎、急性细菌性胃肠炎、大肠杆菌引起的尿路感染涉及多个系统。环丙沙星注射液往往能够将这些病都治好了。环丙沙星注射液所揭示的，就是这一关联。这三句话也都正确，能否说明环丙沙星注射液与整体观念相关联呢？显然不能。

（2）温小文女士讨厌空谈理论，其实我同样讨厌空谈。但我喜欢能够揭示事物本质或者能够指导实践的理论。因为没有理论的指导实践往往是盲目的。即使盲目的实践也能够积累有用素材，然而这样的进步毕竟相当地缓慢。

我们讨论一下温女士所述几个病证的机理。分开谈费时费力，就谈"营卫不和"，看看能否举一反三，触类旁通，有利于实践。"营卫不和"是仲景对"伤寒有汗"或者"病常自汗出"这一现象进行病理机制猜测时所用的术语，原话为"以卫气不共荣气谐和故尔"，按理说这样的称谓既不属于病，也不属于证，不过这一点可以不管。我们先看看两位临床大家是如何看待桂枝汤治疗"伤寒有汗（太阳中风）"之"营卫不和"的。王清任《医林改错》云："论有汗是伤风，以桂枝汤治之，以桂枝、白芍、甘草三味，然从未见治愈一人。桂枝汤所以不见效者，因头痛、身痛、发热、有汗，非伤风证也，乃吴又可所论之瘟疫也。"可见临床家王清任完全否认桂枝汤的作用，并且认为伤寒有汗即是瘟疫。临床家张锡纯对此进行了反思，他在《医学衷中参西录》中说："王清任《医林改错》深诋桂枝汤无用，非无用也，不啜粥故也。是以愚用此方时，加黄芪升补大气，代粥补益之力……"张氏认为，桂枝汤取效的关键在于喝热粥，原方加用黄芪可以补气，代替喝粥。为什么补气在这里那么重要？能直接关系到取效与否呢？气虚（类似于抵抗力不足、胃肠吸收功能差）还可以导致哪些病症或者可以导致哪些疾病迁延不愈？补中益气汤或者玉屏风散一类的方子可以治疗温女士所列举的病症吗？大家可以想一想。并请黄教授指正。

南京陈斌　2006 - 01 - 20　06：51

下面是引用温小文于 2006 - 01 - 19　20：54 发表的："营卫不和……"

个人理解，桂枝汤能够抗炎、解热、镇痛、镇静，故可治营卫不和、高热、畏寒、风温初起、风隐疹（荨麻疹）、月经疹、妊娠发热、小儿惊风、聚星障（单纯疱疹病毒性角膜炎）等；又能够调节植物神经与血管、内脏平滑肌功能，故可以治自汗、无汗（植物神经功能紊乱）、奔豚气、下利、重症虚劳、厥证（排尿性晕厥）、噎膈（弥漫性食管痉挛）、小儿尿频、目盲。

又，上述病症若从病因角度理解，十分复杂混乱。但若从内在的生理病理状态角度来理解，则可以秩序井然，有一定的规律。

顾志君　2006 - 01 - 20　16：38

下面是引用黄力于 2006 - 01 - 20　00：29 发表的："王清任《医林改错》云……"

思考不成熟，胡乱说两句：

（1）王清任所说的桂枝汤是桂枝汤吗？他所举的证（头痛、身痛、发热、有汗）不见中风脉象就茫然使用所谓的桂枝汤，方证皆不相符，能有效？是一个明白的糊涂蛋。

（2）如果他认为桂枝、白芍、甘草三味就是桂枝汤，那看来他一生都没有用过真正的桂枝汤，更不要说啜稀粥了。

（3）老张也是半个糊涂人，清楚的是他看出老王的毛病，糊涂的是毕竟不是伤寒家，桂枝汤和桂枝加黄芪汤能等同吗？

（4）温老师列举的这些病，因为各家学识不同而不能明确判断能否用先生所言方剂替代。但若审其的确是桂枝汤证者，不能用其他方剂替代（或者说应该就用桂枝汤，而不要考虑其他）。

温小文　2006 - 01 - 20　18：29

下面是引用黄力于2006 - 01 - 20　00：29发表的："以西医分类……"

如果对环丙沙星的取效范围进行全方位的研究，观察视角及其表达已经不再基于而是跨越系统，这就是我所理解的整体观念。环丙沙星所揭示的关联，其关联基础是致病菌。慢性疲劳综合征，是一系列关联症状重复出现时，被确定的新疾病，关联基础是否病毒，未知，好像是。

在致病菌和抗生素被发现之前，对于肺炎、肠炎和尿路感染，我推测西医不会用同一种药来治疗，因为它们属于三个不同的系统，而这三系统的生理功能是不同的。解剖系统其实也是一种关联，只因它太实在，太显著，太重要，以至其他的关联易于被疏忽，所以跨越系统的观察视角，是所谓整体观念的价值所在。

桂枝汤取效的关键是否在于喝热粥？原方加用黄芪可以补气，能否代替喝粥？为什么补气在这里那么重要？直接关系到取效与否呢？气虚（类似于抵抗力不足、胃肠吸收功能差）还可以导致哪些病症或者可以导致哪些疾病迁延不愈？补中益气汤或者玉屏风散一类的方子可以治疗以上所列举的病症吗？

经方沙龙的宗旨就是讨论经方的应用，这些问题的提出与讨论显然是上了正路，相信对这里的经方同志们很有裨益。

依据中医理论举一反三、触类旁通，我将其理解为提供了有益的思路，故而有利于实践。有益的思路与揭示事物本质、有利于实践与能够指导实践，都难能等同。中医理论距离全面准确地指导实践，尚有一段艰难的历程。目前在这种理论指导下的实践，进步到底有多快？看看中医的现状，就知道了。如果仅凭中医理论就能够做出决断，王、张二位大家又何至有这么大差异的不同观点？

柳谷素灵　2006 - 01 - 20　20：09

我想对温女士说，读医案一定要做些分析，不能完全相信。中医的许多医案有夸张的成分，也有许多是自限性疾病，还有一些是神经官能症，本身就有自我好转的趋势或有暗示的性质。而把一切的效果全部归功于中药，这对于研究是不利的。对于那些一般的常见病，我们不能忽视病人本身的自然良能的作用，尤其对于那些文笔优美的医案，虽然读得很有味，但要防止有诈。炸鸡块的确好吃，但谁知道里面有没有味精和大烟桃子呢？纸上得来终觉浅，绝知此事要躬行。关于桂枝汤服热稀粥的问题，我认为这不是关键。对于体质虚弱者，不吃粥也会出汗。吃粥的目的是为了促进出汗，如果达到出汗的目的，应该没有必要一定吃粥。对于体质非常虚弱者，哪怕喝一杯开水也会出汗的。如果说吃粥是关键，那么，盖被子也应该算关键。我的一点看法，供参考，欢迎指正！

古求知　2006 - 01 - 20　21：33

经方是一种规范、标准。随着医药技术的发展，新的经方会不断涌现。

黄力　2006 - 05 - 15　17：24

再问一个问题：

岳美中先生将中医治法分为通治之法与专病专方两种。

大体而言，通治之法针对的主要是人的体质（比如桂枝汤补虚除风邪），专病专方针对的主要是病因（比如青蒿治疟）。我认为黄教授的方证研究主要属于通治法范畴，是通治法的规范化和提升。

所以，方证研究在现代临床中肯定要不断明确一个框架，即：①何病、何时以方证辨治为主？②何病、何时以专病专方（包括西药）为主？③何病、何时需要方证辨治与专病专方结合？

有了这个框架，有利于挑选合适的病种进行临床单病种研究。

我认为，选择尚未明确病因的现代疑难病作为临床研究对象，应该成为方证辨治临床研究的主导方向。

因为病因明确、影响因素单一的疾病最终胜算还将是在西医的手里。当然，挑选艾滋病也可以，也会有成果，然而容易被西医所超越。

是否如此？

天高风景澈，陵岑耸逸峰——《经方的魅力》读后感

黄 力

2006 – 11 – 17   00：54

如果说 1995 年出版的《中医十大类方》一书标志着黄煌教授学术风格的形成，那么，一晃已经过了 10 个年头。在这 10 年中，虽然有《张仲景 50 味药证》这样的力作问世、风行，然而这毕竟如油画中的重彩，乐曲中的重音，藉此尚不能将黄煌教授学术思想体系描绘得酣畅淋漓。今夏黄煌教授《经方的魅力》一书出版，得以拜读，乃得见神龙首尾，免我遗珠之憾。今不揣愚陋，将读书心得和大家分享。

1. 立意高，视角广

此书非一方一法、一病一药之作，乃是黄煌教授集 30 余年教学、科研、临床心得对经方研究的深刻阐释和瞻望；是回顾中医百年发展历程的精到之见；是一幅从高处驱散迷障，鸟瞰中医教学和研究思路的清晰画面。"甘瓜抱苦蒂，美枣生荆棘"，黄煌教授曾经谈到 30 余年学习中医的过程经历了从虔诚的信仰，到剪不断理还乱的焦虑，再到大彻大悟后的畅快淋漓三个阶段，其中在云里雾里摸索的时间大约占了一半！这个云里雾里摸索的过程对一个认真严谨的学者而言究竟是怎样一个迷茫和痛苦过程？非过来者大概难知一二。古往今来，又有多少中医学子身陷其中，不能自拔！跃出此境之后，想到还有许多人将在此间挣扎，对于一位抱朴含真的学者，又怎忍坐视？"遗华返质，抓住经方"，黄煌教授从什么是经方谈起，谈到方证相应学说，谈到经方的学习与运用，谈到药证，谈到经方家，谈到中医学的魅力，谈到中医学的继承与超越，谈到百年来中医学的发展，谈到中医教育中的问题，谈到对中医研究思路的思考，通过一连串清晰、生动、真诚、严密的论述，大概能够让前进中的学人充满信心、迷茫中的学人看到灯塔、虚幻中的学人找回现实。

2. 内容实，亮点新

此书不仅阐释理论，对于经方的临床应用也有新的发挥。书中的经方杂谈一节详谈了 45 首经方，与《中医十大类方》和《张仲景 50 味药证》两书相比，更为重点突出，形象生动，浑然一体，收放自如。随便拿经方杂谈的第一方桂枝汤举例，开首便说：桂枝汤是古代的补益剂。可谓要言不凡，对经方略有研究者自然能够会心一笑，心旷神怡；初学者也能够一下子抓住此方的本质特点。三本书对照着看，还能够看到黄煌教授对经方

的运用也在日益深入。比如同为论述小柴胡汤,《中医十大类方》:"小柴胡汤中的柴胡用量不能照搬《伤寒论》原书剂量,以 10～20g 为宜,饮片以北柴胡为佳"。《张仲景 50 味药证》:"用于治疗病毒性感冒发热,以及类风湿性关节炎,柴胡用量在 20g 以上方显效。临床所用柴胡有南北之分,据报道,北柴胡所含的柴胡皂苷是南柴胡的 7 倍。所以,在使用南柴胡时,要大于北柴胡。需要说明,笔者因在江苏行医,所用大多是南柴胡"。《经方的魅力》:"如果用于类风湿性关节炎、发热性疾病,如病毒性感冒,则柴胡的用量一定要大,成人至少要 20g 以上……方中柴胡,我用的是北柴胡"。可以看到,同为治疗发热,柴胡的用量经历了从开始时 10～20g 到 20g 以上的转变;所用柴胡的产地发生了从南柴胡到北柴胡的转变。另外,《经方的魅力》还指出小柴胡汤中柴胡和甘草是本方的核心成分;"心烦喜呕,默默不欲饮食"症状需要与百合病鉴别诊断;小柴胡汤与猪苓汤合用治疗泌尿系疾病中的小便不利及血尿等,在另外两本书中没有谈到。详述经方时还充实了黄煌教授自己的医案,比如:小柴胡汤治疗甲状腺功能亢进;麦门冬汤合竹叶石膏汤治疗横贯性脊髓炎;麻黄附子细辛汤治疗久治不愈的阳痿;黄连阿胶汤治疗糖尿病患者的尿崩;白虎汤治疗血小板减少性紫癜等等均堪称精品,方、案相应,熠熠生辉。

　　《经方的魅力》一书,让我回想起了我曾经涂鸦过的一首小词,以其中几句作为读后感的结语:"玄理纸上坦途,驱竖由之便误,觅得方证在手,扫却榛莽无数"。

转一位农村中医的帖子

黄　煌

2005 - 12 - 29　22：18

　　农村中医是萎缩的，是西医的替代。就其病人的群体来说，主要是老年人和妇女。年轻力壮的都出去打工或做其他赚钱的生意，剩下的都是6038部队（老人和妇女）。青壮年身体好，即使有病也青睐西医，要求迅速治好。没有时间煮药，而且对中医的印象是疗效慢，适合慢性病。老人是家庭的弱势群体，老年病原本就是伴随高龄的。他们没有医保，没有退休金，有时间看病，有时间煮药，唯一没有的就是经费。本来生活都要向儿女伸手，有病了，很不好意思开口，实在忍不下去了，只有逼着开口。而农村的风气也在世风日下，重视下一代忽视上一代，不孝顺的事件司空见惯。妇女的妇科病也很多，但有许多鉴于家庭经济的拮据而放弃治疗。在他们看来，不耽误吃饭的病就不是病。而在结婚之前的妇女则是积极治疗的。许多人迷信偏方，比如用威灵仙煮水冲服朱砂治疗关节炎，这反映了他们追求简、便、效、廉的风格。大部分吃药3~5剂后，若效果不明显就放弃治疗了，给医生转方的机会不多。因此在农村做中医很艰难。

　　问题的两个环节是"钱"和"人"。谁替农民看病买单？医生开便宜药给病人，谁来为医生的工资买单？靠政府？相对于修路和盖大楼等形象工程来说，这种事看不到政绩，也没有回报，地方政府能干吗？农村的中医不多，优秀中医更少，中医的市场潜力很大，但谁来开发？谁来宣传？谁来引导？谁来运作？这一切都需要人才。但谁又愿意上山下乡呢？没有优秀中医，就无法形成固定的中医信仰人群，于是，中医的市场也就只能走向萎缩，利益受损的不仅是中医人，也包括病人本身。整个中医资源也是在浪费。说到底还是目前医疗体制的问题。倘若不从根子上解决，一切的努力都是量变，都是暂时的一阵风。农民怀念毛泽东时代"一根针，一把草"的医疗模式，但一切都是"逝者如斯"了。

　　对策一：人才培养，包括鼓励大学生到农村就业，培养农村中医人，包括村里卫生保健室的人员。当然，这需要一定的政策鼓励。

　　对策二：组织专家下乡支农，做到定期化。

　　对策三：教给农民多发病、常见病的简易治疗方法，像唐代把常见病的验方刻在村头石碑上一样，做好宣教工作。

　　问题是：谁出钱？谁来做？

（此帖见于网名 chenkemf. com 于 2006 - 12 - 8　20：03 发表在合肥论坛《医疗健康》中的"农村中医的艰难!"）

黄煌　2005 - 12 - 29　22：23

马上就要开"两会"了！我们希望有人大代表及政协委员为农村中医多说些话！也希望大家就目前农村中医的现状，以及扶持发展的对策谈谈意见！

黄煌　2005 - 12 - 29　22：26

我暑期曾带大学生送医下乡，到过苏北的农村，发现那里的农民需要中医，但不能开大处方，所以，经方就大有用武之地。经方便宜，效果也很好，但许多中医不想开经方，因为经方太便宜！

老墨庄　2005 - 12 - 30　20：28

看了黄教授的帖子很有感触，最近中央说要建设社会主义新农村，建设和谐社会，不解决农民的健康问题、看病问题，都是空谈。现在城里人都看病难，农村更是难上加难。如果有国家政策的倾斜和乡村政府的支持，农村的中医是大有可为的，经方也是大有可为的。重要的一点，是我们现在从事中医学的青年人，要有志气有抱负，用自己的所学，到农村一线为广大农民服务。在这个过程中，经方将大有用武之地。当然，万事开头难，不能设想政府、社会准备好一切条件，任何事都需要有人来开拓。从另一方面来说，经方治病价廉物美，薄利多销，实是双赢。农村中医在取得广泛社会效益的同时，相信也会获得可观经济效益。总体说来，我们对农村的中医事业，经方在农村的发扬光大，还是充满信心的。

黄煌　2005 - 12 - 30　21：19

建议各级政府有关行政管理部门要高度重视农村中医的培养工作。如果有可能，我将举办以经方应用为主题的短期班，让广大的农民得到经方的实惠。

雪中梅花　2005 - 12 - 31　08：39

我老家是农村的，这种情况我很清楚，的确是那样。

绿江野客 2006－01－01 11：17

我在乡下呼吸新鲜空气，免费或以低廉诊费给穷人看病，大款慕名来找我了，必然狠狠敲上一笔！（但绝对不乱开药，当用则用，只是将便宜之药当作秘方高价出售！如此一来，自然有人买单了！而穷苦之人贪此便宜，多来找我，如此医术得以提高，经验日渐丰富，何乐而不为呢！）

或谓我缺德，实不知我的苦心啊！世道如此，不得不如此！

黄煌 2006－01－02 13：25

理解绿江野客的良苦用心。当年范文虎等名医也常常采用这种方法，不过，在法制社会这种做法有待改进，我们还是应该争取法律的保护。

wzaky 2006－01－08 21：24

啊！农村还有中医吗？就我们那里有一个退休的老中医，也是惯用经方的。之所以留在农村也是他的乡人把他硬从城市给抢回来的。

mhmjim 2006－01－26 16：04

看了你们的帖子，我感触颇深，我以后要好好学习，做个好医生。

xiyang 2006－02－11 22：23

去年夏天一个偶然的机会，我认识了县中三个贫困的中学生。一个因母亲癌症病故，家中一贫如洗；一个因父亲常年多病卧床，丧失劳动力；还有一个是父母均多病。成绩十分优秀的他（她）们，却差点被因病致贫的原因而辍学。当我在烈日下看到他（她）们的时候，深深感受到农村太需要能治病的好医生了。我为古求知学好经方，为父老乡亲治病的志向而感动，也为黄教授心系百姓，不辞辛苦而传授经方的精神而感动。

郭红玉 2006－02－28 19：04

我老家就是苏北农村的。我们那儿的小诊所也基本上是在用西医看病。中医都不知道被放到哪去了，真是悲哀啊！我会尽我最大努力，学好中医，学好经方，好好发扬经方的作用。

郭红玉 2006－02－28 19：08

从我们学医的人自己开始做起。会改变的，我有这个信心。

hetingting　2006 – 03 – 17　18：33

我就是苏北农村来的，我想关键还是人的思想问题。好多人都是小病拖，轻病熬，最后酿成大病！唉，思想要变啊，所以我们学医人士要好好努力，不仅在医术上，还需要在医德上有所建树。加油，努力，同仁们！

吾本於脉　2006 – 03 – 31　23：59

大家不要太悲观了，中医在群众中间威信仍很高，关键是真正的中医不多见了。做好你的中医吧，在人家不来找你看病之前，先想一想你能给人家解决什么问题？自己什么水平？千万别等着病人来了你练手。

德川赖朝　2006 – 04 – 01　21：56

我也在农村当医生，我发现在农村当医生真难。村民素质普遍偏低，不理解医生，知识不多，爱乱攀比。现我行医，中医是很难走通的。中药都不愿熬，打点滴形成一种风气，稍有小病，甚至还没病来防病，自动要求打点滴，医生要是不打，就说怕他没钱，看不起他。所以现在农村中医很为难，不知怎样才能使其发展。

雪中梅花123　2006 – 04 – 02　20：55

引用德川赖朝于2006 – 04 – 01　21：56发表的："我也在农村当医生……"

我不那么认为，主要还是自己开出去的药疗效如何才是问题的关键！！我在农村长大，给别人抓过药，亲眼看到人们的思想转变，改变中医印象在于疗效，而不是空喊中医高明。个人浅见，不知对否。

德川赖朝　2006 – 04 – 02　23：52

引用雪中梅花123于2006 – 04 – 02　20：55发表的："我不那么认为……"

确实如此！但是真的走向临床，在农村当医生，不像那些医院的医生，都有固定的工资，商业上的竞争，技术上的竞争，真的是很难的。疗效好，见效快就是真理，中药在一些常见病上真的疗效那么好？我看未必尽然，很多时候不得不承认西药确实可以解燃眉之急（但很多病中药见效也快，比如心脏病见效很快，又安全）。

雪中梅花 123　2006 - 04 - 03　08：43

引用德川赖朝于 2006 - 04 - 02　23：52 发表的"确实如此……"

这样才能逼出好医生！我自己的经验，如果能准确运用药方，中药效果比西药好，速度也快得多，尤其是感冒。当然有些病要慢攻。

希望楼主珍惜农村的实践机会，这是提高自己水平的基础，我现在还十分怀念农村的生活。正是农村的务实和竞争让我的水平得到提高，培养了我务实的思想基础。我喜欢实践和竞争，因为他是我们成长的基石。

颐生堂堂主　2006 - 05 - 03　22：53

我在西北的小县城呆了 8 年，干了 8 年的纯中医，感觉中医诊所的处境不弱于西医诊所，特别在慢性病方面远胜于西医，在常见的感冒发热方面经常收治西医的误治者，此时麻黄汤类、小青龙汤类、桂枝类、麻黄附子细辛类、苓桂剂等可大显身手了，疗效远胜，很痛快。唯一不足的是想进修无处，许多中医院是挂羊头卖狗肉，大一级的又不接收个体，嫌弃纯中医，只好摸石头过河了。

如果疗效好，病人就信服，就会崇拜你，口碑相传，你的中医根就扎得深了。

今日初进宝山，想讨点黄教授的些许经验，望能赐教。多年来我对太阳、太阴、少阴误下之后复以下法纠偏不甚了了，重蹈虚虚之害，岂非祸不旋踵，上学时老师释之为急下存阴，下阴实等，10 余年来于下法用之少之又少，详于理论，却难解其惑，盼师解惑，谢谢。

黄煌　2006 - 05 - 04　07：10

下法主剂是大黄剂，临床的机会还是比较多的，你如何用之少之又少？

顾志君　2006 - 05 - 04　07：58

是啊！举凡痛而闭者，用大黄的机会太多了，若言误下之后复用下法纠偏，我用之也不多，但用过的方多为大小柴胡合方、桂枝加芍药大黄汤等。

gfpfbzj　2006 - 05 - 07　08：12

引用黄煌于 2005 - 12 - 30　21：19 发表的"建议各级政府有关行政管理部门……"

黄老师可面向农村，在全国办这样的班，会得到热烈响应。广大的医生需要这样的培训，需要明眼人指点，如需春雨一样，越早越好，如一灯传百千灯，那时会有无数"黄老师"为大众服务。

xiyang　　2006－06－22　18：58

　　中国在上世纪70年代拥有相当全面的医疗保障体系，超过80%的人口享有基本医疗保障。有学者分析，当年遍布农村、基本采用中医药的赤脚医生体系功不可没。但在近些年世界卫生组织对191个成员的卫生总体绩效评估排序中，中国仅列144位，比伊拉克、苏丹、海地还要低。据调查，医疗费用已经成为贫困居民的第二大负担。国务院发展研究中心的数据显示，治疗一场大病的平均开销可达人民币7000多元，而中国农民人均纯收入每年在2000元左右，一场大病可以让一个贫困家庭陷入绝境。卫生部统计，全国有1/3人口生病不看医生，13亿人口中真正获得医疗保障的只有15%左右。

　　中国战略问题研究专家认为，发达国家的政府支出中很大部分用于医疗卫生，成为全社会的沉重负担，中国必须要另外寻求可行的办法来保障国民的基本医疗服务。传统的中医药将能够让中国摆脱西方发达国家面临的难题。中国在历史上曾经发生过许多战争和天灾，但却没有发生欧洲黑死病那样高死亡率的大规模疫病，也没有在与异族文明交往过程中出现导致印加文明湮灭的那样严重的传染病，这里不可忽视的一个因素就是中医药的功效。其次，发挥中医药的潜能将能够低成本地保障大部分国民的基本健康。中国许多边远地区，有土生土长的植物药材，就地取材非常方便。另外，中医药也是中国文化最好的载体，是最能体现中国软力量的载体，有助于使多元化文明的主张成为主流思想。

　　中医药的确在许多地方有优势。这个优势是指疗效优势。比如肿瘤治疗，西医以肿瘤的大小为标准，用药物把肿瘤缩小，但在过程中可能瘤变小了，但病人也死了。中医治疗结果或许肿瘤没有变化，甚至稍微长大，但病人却还能健康生活。又比如，中医药治疗艾滋病病人，西医的化验结果都发现没有达到指标，但是病人却比较有精神，甚至能下田劳作。用西医治疗的病人虽然化验结果显示出有疗效，但病人大多精神萎靡，无法正常生活。这个观察已经越来越受到重视。

　　《参考消息》6月20日文《中医药具有"战略潜能"》摘编。

thhyms　　2006－07－24　12：40

　　我是安徽农村的一名乡村医生，行医十多年，我非常热爱中医。目前

主题之一 ⊙ 我的经方医学

农村行医非常难，老百姓有病无病都要吊水，认为吊水补身体。我们这里的西医医生都是吊水：抗生素加激素。简单，病根本不需要看。

我知道我的中医水平不高，《伤寒论》看不透，又没有老中医指导，不知道如何提高中医技术。望老师们指点。

目前农村中医已经到了非常难的境地，如果国家不采取措施，几千年来的宝贵传统医学将要灭绝。

我哭，我叹，我悲……

黄煌　2006-07-24　15：14

不要悲伤，也不要失望，中国的农村中医里面，还是有很多高手，他们是中医的脊梁！多交流，多实践！

zyz662006　2006-08-10　17：34

从我们学医的人自己开始做起，好好学习，做个好医生。

wm1979　2006-09-19　19：16

我也在农村当医生，病人想吃中药开中药，病人想吃西药开西药，中药也必须是5剂药就好，否则病人再不会来找你。根本不给你换方的机会。

观自在　2006-10-29　11：20

向各位关心农村医药的老师致敬！

爱好经方　2007-01-02　07：16

"黄煌：不要悲伤，也不要失望，中国的农村中医里面，还是有很多高手，他们是中医的脊梁！多交流，多实践！"

晓星招手巡医去，残月敲门急诊连！

主题之二

经方实验录

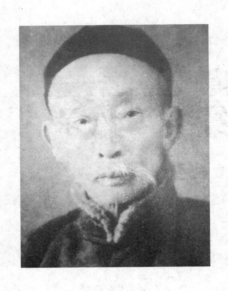

　　医虽小道，先死之所出入，苟不悉心研究，焉能生死人而肉白骨，今之所谓宗仲景者名而已矣，实则因陋就简，胆识不足以知病，毅力不足以处方，真能宗仲景之说，用仲景之方者，曾几人哉？

——曹颖甫（1867~1937 年）

五苓散治验录

五苓散治疗带状疱疹
煮杏斋

2005－07－26　21：24

妪，带状疱疹5天，胸胁部水疱潮红，疼痛甚。先予龙胆泻肝汤去木通，加板蓝根2剂，潮红减，水疱仍明显，疼痛依旧。予五苓散作汤剂4剂，水疱渐消，疼痛减。又予2剂，不复来诊。此病是神经病变，非单纯皮肤病。五苓散可减轻神经水肿，日本人用本方治疗神经性头痛，机理一也！

feng　2005－08－22　20：11

日本人早就用五苓散治疗带状疱疹，水疱即水毒。五苓散为利水剂，吾用此方治疗3例，或单用或合柴胡剂，甚佳。

1101091982　2006－02－05　23：24

我觉得带状疱疹，是属于肾中邪气外出，兼有肾水枯竭。肝经托毒不利，邪气正盛，应该用黄芪、全当归、沙参、丹参、红花、桃仁等药，其中要重用全当归到30g，有很好的功效，用五苓散要看它有没有湿了。仅个人见解，如有异议，请大家指教。不要抨击！正所谓，百药治一病，百病亦可用一方。

医方中　2006－05－23　16：25

介绍一则日本医案以佐证之。

带状疱疹（译文）：女性二人，均70岁，其一人人中部出现疱疹、疼痛剧烈；另一人颜面、颈部、胸腹部、背部、右上肢（掌面、手背部的水疱特大，疼痛剧烈）、左下肢侧面均出现水疱样疱疹，非常疼痛，右上肢肿胀明显，体温达38.9℃，且疱疹有蔓延之势。我以前读过大塚敬节的著作，书中说，若是遇到带状疱疹，一定要使用五苓散，于是就迅速地分别给予二人五苓散颗粒剂，每日10g，七日量，早晚分两次服。

效果令人惊奇，前者第二天开始结痂，疼痛消失，数日后就痊愈了；后者从服药的当天开始退热，在三日后完全干燥，疼痛消失，五苓散治疗带状疱疹的奇效令人不可思议。这两个病例都是经皮肤科治疗无效，特别是后者，由于难以阻止病情发展，令专科医生苦恼不已。（摘译自《汉方临床》第28卷第10号）

按：五苓散治带状疱疹，日文刊物屡有报道，心窃疑焉，后于临床中遇一本病患者，试用五苓散治之，竟获奇效，现录于下，供同道参考。患者，刘某之妻，50余岁，腰间带状疱疹，局部热痛，伴有高热，用西药治疗数日未效，用五苓散加味治之。处方：泽泻30g，白术15g，云苓15g，猪苓15g，桂枝6g，连翘25g，3剂水煎服。结果1剂热退，痛减，疹陷。3剂病愈。本方所加连翘一味，是我虑桂枝辛温，且患者体温又高，故加之以制其热。

黄煌　2006 – 05 – 28　21：53

经方实验录，好案！

笑哈哈　2006 – 07 – 23　15：13

看了"煮杏斋"、"医方中"先生介绍五苓散治疗带状疱疹的案例，更深刻理解了学习经方的重要性，更深刻理解了中医学的博大精深！发人深省！谢谢老师！！！

llb1979　2006 – 10 – 15　20：27

五苓散对渗出不多的也管用吗？而且各位接手的多半为前人治过多日方接手的，而此病往往呈自愈，至三周即使不治亦好。不过往往遗留神经痛。如各位治过后均未留下神经痛，则应该是西药达不到的疗效。古方有瓜蒌、红花、甘草治带状疱疹，得到多人认可。而且只要瓜蒌剂量大，疗效可靠。

hlgd1　2006 – 10 – 16　08：34

引用llb1979于2006 – 10 – 15　20：27发表的"五苓散对渗出不多的也管用吗？……古方有瓜蒌、红花、甘草治带状疱疹，得到多人认可。而且只要瓜蒌剂量大，疗效可靠"。

瓜蒌、红花、甘草治带状疱疹不一定有效。我两月前用过。后改用了论坛上介绍的小柴胡汤加川乌、龙胆草等药取效。

五苓散加半夏治疗恶心一例

顾志君

2006 - 01 - 03 16：45

某男，37 岁，恶心 4 个月。患者于今年 8、9 月之间外感后闻异味即犯恶心，甚则呕吐清涎，服过制酸、胃动力等药物无效，渐渐发展到不能入浴室、洗手间等，颇为所苦。来诊见：体形中等，面色稍暗，椭圆形脸，内向，舌苔白腻，自述除每天恶心外，余无所苦。因有半夏体质，遂用半夏厚朴汤 5 剂。药后自述无效，视其苔白腻而滑，脉弦，问之：小便利否？曰：利！头晕否？曰：时晕！且渴而不欲多饮。

因思之似为水逆之证，予：茯苓 15g，猪苓 12g，白术 10g，泽泻 12g，桂枝 10g，半夏 12g。结果：1 剂见效，5 剂而愈。

回想此病，应予小半夏加茯苓汤单刀直入更加合适，请黄老师评述。

黄煌 2006 - 01 - 03 21：54

此方用得好！患者是水逆证，用五苓散加小半夏加茯苓汤对证。配方严谨，剂量也正好，佳案！

五苓散治疗顽固性腿疼

quzhizhong

2006 - 03 - 09 23：48

我是基层医生，经常碰到多年腿疼患者，自诉感寒湿发病，腿冷渗感。处桂枝加附子汤加味，不效。服五苓散 6～10 剂，其痛若失。"通阳不在温，在于利小便"。些许经验与同道共享！

黄煌 2006 - 03 - 10 07：23

你这个经验很有意思！希望您回答如何的问题：现代医学的诊断是什么？五苓散具体的剂量？有无加减？如何服用？什么样的人用五苓散没有效果？

小土豆 2007 - 02 - 01 22：28

曾在风湿科，见到一些身体胖壮的骨关节炎患者，膝关节的关节腔有渗出，肿胀疼痛，经过抽液后，再在关节腔内注射关节腔润滑药物，口服一些非甾体类抗炎药物。五苓散恐怕可以用在这类患者身上，大塚敬节有这方面的经验，但能否控制炎症的发展，难说。

一笑　2007 - 02 - 02　09：52

五苓散所用十分广泛。我曾用其治疗腰椎间盘突出症、下颌关节炎、糖尿病、尿路感染、盆腔炎等均获良效。

llb　1979　2007 - 02 - 05　15：27

我今年用五苓散治愈一例湿疹，疗效好得出奇。患者体壮，因在山中受湿而出湿疹，所有的西药（除激素）用尽，2 个月缠绵未愈。自用五苓散加荆芥、生地、苡仁，6 剂全干，再用了些对症的药，瘙痒亦愈。随访半年未发。

经方治疗胸腔积液（结核性胸膜炎）

颜怀奇　邓黔疆　hlgd1

2006 - 11 - 19　17：17

某男，30 岁，患胸腔积液 1 月余，经胸片（2006 年 10 月 20 日）证实，左侧胸腔大量积液，使纵隔向右侧移位，患者呼吸困难，心慌气喘，食欲不振，消瘦，无大热，面色㿠白，西医介绍他去疾控中心作抗结核治疗，并建议作胸腔穿刺，抽液减压，患者有顾虑，改用中医治疗。从黄煌老师的《经方 100 首》得到启发，开五苓散 3 剂，同时服利福平胶囊 0.15g×4、异烟肼 0.1g×4、维生素 B_6 0.01g×4，每日 1 次。服药后，病情迅速好转，患者呼吸变轻松，上楼脚步较轻快，食欲明显好转。继续原方治疗 1 周，病情更加好转，只是觉得该患者特别消瘦、衰弱，给真武汤 5 剂（因患者经济困难，自行将中药改作 2 日 1 剂服用）；病情继续好转，真武汤加黄芪 30g，5 剂，11 月 19 日摄片复查：胸水消失 70% 以上，心脏及纵隔归原位（未行穿刺抽液及使用西药利尿剂、激素），经方之疗效真不可思议！

黄煌　2006 - 11 - 19　17：40

非常欢迎在本沙龙上交流应用经方的验案心得！

经方临床运用举隅

zhaolibo

2005 −08 −04 19：43

此帖原发于伤寒论坛及中医药论坛，希望黄老师及各位同道批评指正。

为缅怀胡希恕先生这位被日本中医界赞为"中国有独特理论体系的、著名的《伤寒论》研究者、经方家"，以及许多弥留之际仍担忧中医前途和命运而难以瞑目的中医前辈们，让他们放心中医的根仍然生机勃勃；为实践我的恩师黄煌教授"让大家了解经方，运用经方，是振兴中医当务之急"的呼吁；为感谢中医药论坛罗本逊、古水流、秦越人诸先生为寻找、整理胡老伤寒论讲座录音及其他医学大家讲解经典的学习资料所付出的辛勤劳动，为使他们的劳动转化为学习经方、运用经方的动力，本人特此摘录部分临床应用经方的实例，旨在抛砖引玉。只是想让有志于学习经方者和自己共勉"念兹，务兹，用兹"（刘渡舟先生语）。我想说的是经方易学易用，"大道至简"啊。

注：案中所引体质请参阅黄煌教授《中医十大类方》一书，兹不赘述。处方中剂量按《金匮图解释要·附篇》（主编张家礼、陈仁旭，上海科学技术出版社出版）折算，煎服法按经文要求。

此外，本人在此所录经方案例，都是自己临床中印象深刻者，大致有以下几种情形：西医没有满意治疗方案或疗效不好而就诊者；自己陋见认为方证运用有新意者；治疗过程中有惊无险（着实捏把汗）者；有虽然治愈但回头细思，如起手辨证再精细准确些可能截断或明显缩短疗程者（有按语说明供同道借鉴）。诸如此类等等，套用尤在泾先贤的话说属经方应用的"变局"。至于其常者，即诸位经方同道和本人每天临诊都经常用到的则不再赘述，以免浪费大家的宝贵时间。只求词能达意，抛砖引玉，贻笑大方处望同道斧正、海涵。

案一 柴苓汤治疗视网膜中浆性病变

某女，34 岁，经北京同仁医院诊为右眼"视网膜中浆性病变"，左眼也有出血倾向，不愿激光及手术治疗，前来求诊。症状：右眼视物变形，双眼干涩，用眼超过 20 分钟则眼刺痛，易头痛，后脑尤甚，月经前乳房胀痛明显，自述易患尿路感染，余无明显不适，舌淡苔薄白，脉微弦。据脉证及柴胡体质处以柴苓汤：柴胡 40g，黄芩 15g，党参 15g，半夏 20g，炙甘草15g，生姜15g，大枣3枚，用煎好的汤药冲服五苓散，6剂后干涩及刺痛症状改善。20天后进京复查，右眼恢复较好，左眼正常，自觉除视物仍有变形外，余症均明显好转。为巩固计，以柴苓汤为基本方，据脉证先后间或服用益气聪明汤、驻景丸（汤剂）、六味地黄丸、补中益气丸等4月余。症状至今稳定。

案二　柴胡桂枝干姜汤治疗慢性胆囊炎

某女，56岁，患慢性胆囊炎30年。平素手足不温、右胁下痞闷不舒，隐痛时作，别无异常；发作时周身有触电感，后背尤甚，右胁下疼痛剧烈牵及腰背右侧，痛苦异常。多次到沈阳诊治，各种检查除慢性胆囊炎外，别无异常。此次发作来诊：症状同上，观其人乃大黄体质，诊其脉反沉细。一诊处大黄附子汤：大黄20g，附子15g，细辛5g，羚羊角（另）5g，3剂。回家后整理当日病历时，细思该患者如一诊效果良好，也可考虑用千金温脾汤。复诊效果非常好，触电感一天只有偶尔2～3次发作，但时间短、程度轻，右胁已不疼痛，大便日二次，未见频繁腹泻，脉仍沉细。故决定……（乱码，推测当为千金温脾汤）大黄20g，附子15g，干姜10g，党参10g，炙甘草10g，羚羊角（另）5g，3剂。三诊时，自述服药后感觉不如上回药舒服，除大便次数稍多外，症状无明显改善，且触电感发作次数见多。诊其脉沉细中微现躁动迹象。只好效不更方，用一诊原方去羚羊角。四诊：原有症状全部消失，但大便溏薄，日2～3次，头部多汗，胃纳较前稍差，脉略弦。处以柴胡桂枝干姜汤：柴胡40g，炙甘草10g，牡蛎10g，干姜10g，黄芩15g，桂枝15g，花粉20g，3剂。后电话告知已痊愈。

案三　百合地黄汤治疗百合病

某女，22岁，身体瘦弱，因过河看见蟾蜍而发病，其人见水则举止似蟾蜍，西医按癔病治疗无效，服中西药则吐而不受。诊之舌红、苔少、脉细数。据脉证投百合地黄汤：百合（另）75g（以水泡一夜去水，另用一斤煮取半斤，加生地汁合煮取半斤），生地100g（用半斤水泡一夜绞取汁）。3剂而愈。

案四　茵陈五苓散治疗黄疸

某男，52岁，出差后到家发热39℃，周身乏力，自服抗感冒药、输液治疗4天，高热不退，前来就诊。诊之：咳嗽阵作，夜轻日重，发热（体温39℃），无汗（予退烧药则汗出，平时不爱出汗），恶寒甚，口渴但不喜饮，纳尚可，腹部按之软，大便次数减少（正常时每天1次），舌苔黄腻，脉躁数。思考再三，想不出相符的经方方证，恰值当时研读先贤杨睿（杨氏善治瘟病，其尤精于伤寒，读其书自明）《寒温条辨》，书中强调只要脉躁数者升降散主之。故一诊处以升降散加味：大黄20g，白僵蚕10g，蝉蜕

10g，姜黄3g，石膏30g，苦参6g，3剂。二诊：自述药未尽3剂，身热已退，但巩膜、全身发黄，纳可，二便调，舌苔黄腻，脉数有力。据脉证处茵陈蒿汤：茵陈（另）90g，栀子15g，大黄30g，3剂。三诊：自述大便日2～3次，小便频而量多，呈深黄色，且有灼热感，舌脉无明显变化。仍处以茵陈蒿汤：茵陈（另）90g，栀子15g，大黄30g，3剂。四诊：巩膜黄染减轻，身黄依旧且周身出现频繁刺痒，小便仍呈深黄色，频而量多，且有灼热感，舌脉无明显变化。处以茵陈蒿汤：茵陈（另）90g，栀子15g，大黄30g，6剂。五诊：巩膜黄染明显减轻，身黄减轻，周身偶有刺痒，小便呈黄色，只晨尿灼热感明显，舌已无黄苔但仍腻，脉象渐趋和缓。仍处以茵陈蒿汤：茵陈（另）90g，栀子15g，大黄30g，3剂。六诊：巩膜已无黄染，身已不痒且身黄色明显不如以前鲜亮，小便只晨起后几次呈黄色（下午已不黄），舌苔微腻，脉细缓。据脉证处茵陈五苓散（汤剂）：茵陈（另）50g，泽泻25g，白术15g，茯苓15g，猪苓15g，桂枝10g，3剂。七诊：周身仍见黄色，乏力明显减轻，纳可，小便清，大便已恢复正常，舌脉变化不显。仍处茵陈五苓散（汤剂）：茵陈（另）50g，泽泻25g，白术15g，茯苓15g，猪苓15g，桂枝10g，6剂。八诊：身黄明显见淡，仍有乏力感，纳可，小便清，大便正常，舌脉同前。仍处茵陈五苓散（汤剂）：茵陈（另）50g，泽泻25g，白术15g，茯苓15g，猪苓15g，桂枝10g，3剂。九诊：身黄只隐约可见，仍有乏力感，余无异常，舌苔正常，脉细缓。仍处茵陈五苓散（汤剂）：茵陈（另）50g，泽泻25g，白术15g，茯苓15g，猪苓15g，桂枝10g，3剂。十诊：身黄全退，仍有乏力感，虽觉饮食尚可，但不如从前，脉微弦。处以香砂养胃丸调理而愈。

附：该病人诊治过程，从出现黄疸计服药30剂，读来可能显得冗长无味，但却是我临床以来最棘手最耗心血的，真正领教了什么叫"湿性缠绵"，至今回想整个治疗过程仍历历在目，仍有"如履薄冰，如临深渊"之感。黄疸发作前期大多出现外感症状，我还亲身经历了一例，在我刚学中医时，我的一位20多岁的朋友也是高烧不退，后来出现黄疸。输液近两个月才痊愈，痊愈后乏力感非常明显。从年龄、疗程、愈后恢复及费用支出对比看，对黄疸的治疗中医明显优于西医，但新传染病法似乎取消了中医这一优势，令人扼腕。我一直在想如一诊不用升降散而用大柴胡汤合五苓散，可能疗效会更好。希望能得到各位高明指点。

案五　葛根芩连汤治疗慢性结肠炎

某男，59岁，自来水公司干部。腹泻近30年，大便一日3～4次，西医诊断为慢性结肠炎，便前腹微痛，近3年来加重，大便一日6次以上。多次去北京诊治，中西药用过无数，自述如用药后大便次数减少，则腹部疼痛加重且增加胀满。患者本人已对治疗失去信心，近2年来已不再服用药物，在朋友多次劝说下前来就诊。症状如下：项背部时常不舒，较易出汗，周身沉重，大便黏滞，解而不畅，一日6~7次，舌苔微黄而厚腻，脉浮而有力。余无明显异常。处葛根黄芩黄连汤：葛根（另）80g，黄芩30g，黄连30g，炙甘草20g，3剂。第3剂未服完就来复诊，非常兴奋，自述腹已不痛，项背部非常舒服，大便3~4次解后畅快。诊之：舌苔变化不大，脉浮弱沉取有力。二诊处以白头翁加甘草阿胶汤：白头翁30g，黄连45g，黄柏45g，秦皮45g，炙甘草30g，阿胶（另）30g，3剂。1剂未服完前来复诊，愁容满面，自诉腹泻加重，自中午服药至次日早晨复诊大便12次以上，问药还能继续服否？诊之：别无明显不适，亦未觉明显乏力，舌苔明显消退，脉亦趋和缓。诊毕，我说这是病愈之兆，接着为其详细分析了脉证变化的缘由，患者一扫来时满脸阴霾，又信心十足地回去服药了。又是第三剂药未服尽前来复诊，自诉从回去后当天只大便4次，第二剂始每天2次，余无不适，非常高兴。诊之：舌苔薄白，脉略弦。三诊处以乌梅丸日2次。十日后电话告知一切正常，再三表示谢意，问是否还需继续服药。嘱其续服乌梅丸日1次，注意饮食。

案六　小承气汤治疗结肠癌术后合并肠梗阻

某女，35岁，结肠癌术后合并肠梗阻五天半，西医外科邀我会诊（准备行剖腹探查术）。诊之：腹部胀满明显高出胸部，体质尚可，舌红苔黄腻，脉浮，重按略弱但不绝。投小承气汤：大黄60g，厚朴30g，枳实30g，1剂。由于患者病情较重，又是西医专家邀请会诊，本人身为中医代表，深感对病人责任重大，故让患者家属取药后，我决定亲自煎药，药煎好后，我让病人首服六分之一，40分钟后无响动，又服另外六分之一，30分钟后病人开始第一次转气，我回家已近晚上八点钟，到晚上10点一直间断有矢气，我让患者停服余药。第2天早晨我去病房看患者，自述一夜矢气不断，感觉很舒服，早晨外科查房说腹围减少12cm，已正常排气。

案七　桂枝加芍药汤治疗湿疹

某男孩，5岁，手脚心出小水疱而痒，前来就诊。据其母讲，患儿起病之初，全身不规则出现小米粒样小疙瘩（手脚心不出），抓破后出水，先求治于西医皮肤科，因停西药就复发而求治于中医，诊为湿疹，经内服外洗，全身症状痊愈。但自此小孩每天早晨手脚心出小水疱，并且显得心烦发脾气、抓痒，到下午就逐渐消退也不见抓痒了，每日如此。两月来辗转于中西医治疗乏效。刻诊：患儿桂枝体质倾向，摸其手心觉温热，问其是否经常头痛、肚子痛（患儿点头，其母确认是），大便干，舌苔略厚，脉微弦。据脉证及桂枝体质，处桂枝加芍药汤：桂枝30g，白芍60g，炙甘草20g，生姜30g，大枣8枚，3剂。其母药房取完药后又返回门诊，显得很失望，言外之意对如此廉价的（生姜、大枣自备）方子疗效很是怀疑。为了让她认真按医嘱给患儿煎服药，我只好诈称说这是我的"家传效方"，这才让她满心欢喜地带孩子走了。回家整理当日病历至此张方时对自己的表现觉得既好笑又无奈。过后患儿家属也没按医嘱单上联系方式给我回电话（附带说明一下：我的所有病人都配送一张我自己设计的医嘱单，包括煎药的水量、煎药顺序、服药方法、出门诊时间、联系方式等），我已把这件事淡忘了。忽然有一天，患儿的母亲小心翼翼地来找我讨要"秘方"，说药只服2剂孩子就好了，我一愣，马上回想起那天可笑的一幕。我只好实话实说，患儿母亲非但没不高兴，反倒检讨自己一番。

案八　四逆散合桂枝茯苓丸治疗腰椎间盘滑脱

某男，53岁，腰腿剧痛，脚麻，头晕，西医诊为腰椎间盘滑脱，欲予手术疗法。患者不同意，到我处要求中药保守治疗。诊之：舌紫暗，苔薄白，脉微弦。据脉证及柴胡体质投四逆散合桂枝茯苓丸（汤剂）：柴胡20g，白芍20g，枳实20g，炙甘草20g，桂枝20g，丹皮20g，茯苓20g，桃仁20g，3剂明显减轻，6剂愈。

案九　桂枝麻黄各半汤治疗化妆品过敏

某女，35岁，化妆品过敏，整个面部肿起两月余，多方求治中西医皮肤科未愈，前来就诊。诊之：面部肿起皮肤触之硬而粗糙，双目勉强能睁开一条缝隙，嘴唇也高高肿起，面部皮肤色素明显沉着呈暗红色（和颈部白嫩肤色一比愈发显得面部像熏肉色），面部刺痒且下午定时出现阵发性虫咬感，每遇热则出现虫咬感且面痒加重，为此两个月来不敢进热的饮食，无汗，口干但不喜饮，纳可，寐欠安，二便正常，舌暗苔薄白而干，脉浮紧。问其吃过某医生的药吗？答曰昨日刚服完第六剂。据脉证处桂枝麻黄各半汤：桂枝30g，白芍30g，炙甘草20g，生姜30g，大枣8枚，1剂。麻黄（另）30g，桂枝20g，炙甘草10g，杏仁6g，1剂。分煎另兑。嘱其服药汗出后，停余药前来复诊。二诊：服药当晚汗出，第二日早来复诊：我和患者一样惊喜异常（我再次为经方的神奇疗效而惊叹），面部肿胀已消大半，眼部只有眼皮微肿，药后口干渴，舌暗苔薄黄，脉浮数。据脉证处麻黄连翘赤小豆汤：麻黄（另）30g，连翘30g，杏仁6g，桑白皮60g，生甘草30g，生姜30g，大枣12枚，赤小豆一大把，3剂。三诊：面部肿胀已消，面部皮肤仍粗糙，肤色仍暗，已无虫咬感，下午面部有轻微烘热感，着急、紧张明显，口已不渴，大便日2～3次，舌暗苔薄白，脉缓。据脉证处柴胡桂枝汤：柴胡20g，黄芩9g，党参9g，半夏10g，炙甘草9g，桂枝9g，白芍9g，生姜9g，大枣3枚，3剂。四诊：面色微有转变，皮肤手感差，余无明显变化。三诊小柴胡汤加鳖甲：柴胡40g，黄芩15g，党参15g，半夏20g，炙甘草15g，鳖甲15g，生姜15g，大枣4枚，3剂。五诊：面部皮肤颜色和质感都有所改善。四诊小柴胡汤加鳖甲上方续进6剂，嘱其每天吃2次药，6剂9天服完。六诊：面部皮肤质感正常，面部肤色已有明显改观，嘱其停药待色素退尽。

附：该患者首诊处方在桂枝麻黄各半汤与麻黄连翘赤小豆汤选择上确实费了一番斟酌，最后据证及我了解的本地中医皮肤科的用药习惯（病变皮肤红色一般使用辛凉解表祛风药），故决定趁其仍有凉药余力、内热不显之机处桂枝麻黄各半汤给邪以出路。但面对病人对热如此敏感，着实捏了一把汗，二诊的欣喜之情现在回想起来仍旧别有一番滋味在心头啊。侥幸成功也有前医一半的功劳。景岳先贤的十问歌乃我辈行道至宝之一也。

案十　柴胡桂枝龙骨牡蛎汤合当归芍药散治疗周身游走性疼痛

某女，30岁，周身游走性疼痛5年。形体较胖，平素易感冒，周身（包括面部）不定时发作性疼痛（关节无疼痛），头晕，浑身沉重，多汗，易烦躁，感觉双小腿发凉，带下多，寐纳正常，舌体胖大，苔白略腻，脉双弦。据脉证体质处防己黄芪汤：防己20g，炙甘草15g，白术15g，黄芪25g，细辛5g，5剂，另服当归芍药散。二诊：除烦躁、双小腿发凉无明显改善外，余症均明显改善，自诉从第三剂起周身游走性疼痛未再发作，舌淡苔白，脉弦。仍处上方5剂。三诊：自诉周身轻快有力，疼痛一直未发，小腿发凉时有时无（无发凉感觉时间多），仍烦躁，舌淡苔白，脉弦。处柴胡桂枝龙骨牡蛎救逆汤合当归芍药散：柴胡40g，黄芩15g，半夏20g，党参15g，桂枝15g，茯苓15g，龙骨15g，牡蛎15g，大黄5g，磁石10g，生姜15g，大枣4枚，5剂。冲服当归芍药散。四诊：自诉诸症愈。处当归芍药散5剂善后。

ydh　2005－08－04　21：32

请问赵兄，用磁石是否要打碎或者先煎？

zhaolibo　2005－08－04　22：00

我们这里的磁石都是粉剂，没先煎。

ydh　2005－08－08　19：50

谢谢赵兄！能介绍当归芍药散的配制细节和具体用法么？上案中的当归芍药散是用酒冲的么？另外，刘冠军编著的《中华脉诊》（修订版）读过么？有何评价？请兄台赐教。

zhaolibo　2005－08－08　21：45

　　主要是川芎要烘得很干，否则扔的多（怕破坏原方比例）。黄酒冲服一方寸匕日三。刘冠军编著的《中华脉诊》（修订版）没读过，有机会读读。

印我青鞋第一痕

煮杏斋

2005－08－11　20：42

　　我刚出道时，曾治疗一盗汗病人。其人肥胖，每夜两点准时出汗，因汗而醒。醒后发现自己如睡在水中。当时刚刚学习经方，用柴胡桂枝汤加黄芪、龙骨、牡蛎。病人说，开两剂吧！我知道，她是在投石问路，对我半信半疑。两天后，她来了，开口的第一句话是："你是神医啊！那药真有效！"遗憾的是，她没有继续服用。

　　其后，治疗一例风心病人。中年女性，心悸气喘，双下肢凹陷性水肿。当时我听她心律不整齐，像房颤，为了进一步确诊，让她做心电图检查。心电图室在二楼。我带着她上楼时，她走得很慢。我无意中回头，看到了让我一生都难忘的一幕：她气喘吁吁，双手捂着胸部。刹那时，我不由得想起"心下悸，欲得按，其人叉手自冒心"的经文。我顿时想到了桂枝甘草汤。但其人有水肿，又有用茯苓白术的必要。于是，选择了苓桂术甘汤5剂。5天后，她来复诊，说症状好多了。后来改用真武汤。

　　再后来，我调到了另一家单位。一天，一人来到办公室找我。他问："你是某某医生么？""是！""你是从某某单位调来的么？""是！"我开始纳闷。出了什么事了？我不断在脑海中搜索着。"这是你开的处方么？"他掏出了一张处方。我一看，的确是我的字！此时，我的心一下子提到了嗓子眼。"哎呀，终于让我找到你了！"我本能地后退了一步。"你还记得三年前有一个病人，呕吐不止，打针吃药都没有用，后来是你开了这张处方，吃3剂就好了，到如今一直都没犯！"我的心终于又放了下去。深深地出了一口气，我问："你找我有事？""我母亲要出远门，她有老胃病，想请你帮调理一下。我现在就去喊她！"说完，他出门走了，我的心还跳得很快。这老兄，干吗不先说最后一句话呢？依稀中，我还记得那张方，好像是半夏厚朴汤与茯苓饮的合方。

　　出道时的日子总是令我难忘，就像孩子学走路的第一步。它时时激发我对中医的信心和热情。让我找到了成就感，也让我看到了中医的希望。我感谢那些对我信任的病人，更感谢张仲景为我们留下的宝贵经验。

煮杏斋 2005－08－11　20：48

　　可今天，"小试牛刀，即见锋芒"的那种感觉，怎么也找不到。

小土豆　2005 - 08 - 14　17：25

　　可今天，"小试牛刀，即见锋芒"的那种感觉，怎么也找不到。为什么？

煮杏斋　2005 - 08 - 14　19：55

　　原因有三：

　　一是过去我所治疗的疾病其病情大多比较单一，而今天许多疾病相对复杂，一眼就看出方证的典型病例不多。

　　二是有些病想得太复杂了，面对 1 + 2 ＝?，不敢写 3 的时候也是有的。

　　三是随阅历增加，心理的刺激阈值提高了。"凡所难求皆绝好，一旦如愿又平常。"世间的事儿大都如此吧。

炙甘草汤治疗味觉消失案

chaichengzhi

2005 - 08 - 17　12：25

　　近治一八十四岁老妪，味觉消失一年余，食不甘味，形体日渐消瘦，近来有所加重，几不欲食，并时感心中悸动。西医相关检查无异常发现，不能明确诊断，且无药可用，遂就诊中医。余查其形体消瘦，舌质光红无苔，脉时有歇止。思虑再三，据"脉结代，心动悸"，处以炙甘草汤加味，组方如下：炙甘草 6g，党参 10g，桂枝 10g，麦冬 10g，天冬 10g，熟地 10g，阿胶 12g（另烊），红枣 20g，北沙参 10g。服 5 剂后胃口渐开，食量明显增加。守原方继服 5 剂。

　　此案让我再一次想起了很久以前看过的一则电视广告：画面上是一只响得变了形的闹钟，只见一根手指轻轻地一按闹铃开关，闹钟随即恢复了宁静……这则广告给我留下了非常深刻的印象，我常常会记起它，尤其是在处方用药的时候。我想，只要抓住关键的用药指征，一切症状都会随之缓解，并没有必要针对每一个症状用药——这应该才是中医处方用药的最高境界！！！

黄煌　2005 - 08 - 17　12：50

　　这个老妪当属"炙甘草汤体质"。经方非常重视"人"。这个案例很有启发性。昨晚有一病人来电话，说 5 月份给他开的药方服用后非常舒服，原来的心包积液也几乎没有了。那也是一个非常消瘦的老人。

温小文　2005 - 08 - 17　18：15

　　经方医学重摆事实，不讲玄理，连我等菜鸟也能从质朴的医案中看到中医的希望，想来"事实胜于雄辩"这话有些道理。

温小文　2005 - 08 - 18　13：30

　　我看中医书上讲，中医切脉时分得很细，同一手腕要分寸、关、尺三部，左右手要分别候心、肝胆、脾胃、肾等不同的脏。在仲景学术里，切脉时是怎样的情形？比如上案中的脉结代是左手还是右手，或是双手呢？

　　问题大约很初级，但我的确不懂，所以请教。

新苗 2005 – 08 – 18　15：24

　　瘦人很容易出现心悸，因为循环容量少，无论是汗出，还是激烈的情绪或运动，都会较胖人更容易引起血容量的相对或绝对不足，心脏供血突然减少，出现心悸。在胖人也会出现，不过要更多地汗出，更激烈地运动，机会较少些。

黄煌 2005 – 08 – 18　16：04

　　新苗的解释很有道理。胖与瘦，这是人体区别的重要标志。中医用药，尤其是使用经方，也是一个重要的参照物。古人说，望而知之。望，首先是望体型。但临床也不是瘦人都是一张方，还要结合肤色、营养状况、肌肉、年龄、疾病等因素综合分析。炙甘草汤所使用的，都是那些枯瘦之人，而且是舌淡脉细之人。

chaichengzhi 2005 – 08 – 21　13：54

　　温小文提的问题非常具有普遍性！我们在临床上也经常碰到这样的病人，一来二话不说就伸出胳膊让你搭，认为中医就是靠搭脉来看病的。其实这是人们对中医认识的一个误区：脉搏并不是中医诊病的一个金指标，将脉搏分得如此仔细也没有太大的临床意义，反正我到目前还没有体会到！另外，这个老妪是左右手脉搏都有歇止。

ydh 2005 – 08 – 23　19：17

　　脉诊的意义体现在两个方面：一是技术性的。脉是用方的重要参考，有时是眼目所在。张仲景也有许多条文直接以脉处方。而且"辨某某病脉证并治"，把辨脉放在证的前面，足见重视之深。脉在外感病中反映寒热，在内伤病中反映虚实，是机体代谢机能的有力佐证。我曾吃过亏，治疗小便不利脉沉者还用五苓散和四逆散，治疗的结果是可想而知了。二是艺术性。脉诊对于提示疾病的病位和所属的系统是大有帮助的，我也有过受益。曾经有一病人找我摸脉，其脉沉细弱。我对她说，你很疲劳，饮食不好，病得也非一日。其丈夫听后当时就说，可遇到明白人了，找了几个西医的老大夫都没有摸出个结论。后来，非常高兴地抓药，再后来，家人有病也常来找我。这对于初出茅庐的年轻中医来说既是挑战，更是机遇。只要你摸准了，就等于通过了病人的考试，以下的一切都好说了。这本身对病人来说就是一个良性暗示。真没有把握，你就一边聊天一边观察一边套问。当然，这里也需要推理判断，综合其他三诊，最后让病人以为你就是通过摸脉摸出来的。这样，他自然就在内心深处认可了你。在基层，在农村，许多老百姓都有这个考医生的习惯。行医要入乡随俗，要适应病人，而不是让他适应你。如果你的行医对象是文化层次高的知识分子，这自然是多余的了。

顾志君　2005－08－24　08：03

　　下面是引用 ydh 于 2005－08－23　19：17 发表的："治疗小便不利脉沉者还用五苓散和四逆散……"

　　这也不一定，在出现五苓散证中可以出现脉沉或沉紧的现象，四逆散就完全可以是脉沉的了，我临床试用四逆散的一个指征就是脉沉，效果也好，关键是不是那个病机，那个证，脉是辅助的。

gugu　2006－05－24　15：50

　　经过宣城继教班学习交流后确实感受到"只要抓住关键的用药指征，一切症状都会随之缓解，并没有必要针对每一个症状用药——这应该才是中医处方用药的最高境界！！！"

小柴胡汤加减治疗顽固性手癣案

chaichengzhi

2005 – 08 – 17　12：26

　　一个偶然的机会，用中药煎汤外洗治愈了一例顽固性手癣，处方如下：柴胡 10g，黄芩 10g，生甘草 10g，生地 10g，荆芥 10g，防风 10g，滑石 30g，丹皮 10g。上方 3 剂，煎汤泡手，每晚 1 次。三天后患者来复诊，自诉第一天用药水泡过后，瘙痒明显缓解，继续用药，渗液及脱屑也明显好转。按原方继处 3 剂，后随访已完全治愈，至今未发。

　　后又遇一脚癣患者，复染接触性皮炎，双足瘙痒难忍，抓挠不止，皮肤潮红，有沿双下肢向上蔓延的趋势。又处上方加生山栀 10g，黄柏 10g，共用 5 剂即病若失。

　　还有用该方治疗过一例外阴瘙痒的女性患者，也是煎汤后坐浴，每晚 1 次，有显效。

　　以上案例似乎说明该方有很好的止痒效果，但是毕竟样本太小，希望大家有机会试用该方，以验证其疗效能否经得起重复。

王海峰　2005 – 09 – 01　12：36

　　先生能否提供方解？

大同　2005 – 12 – 07　22：10

　　一首方子取得了效果可以有数十种解释法，而根据数百种解释得出的处方可能没有几首能够取得良效。千方易得，一效难求。

大同　2005 – 12 – 07　22：13

　　下面是引用 chaichengzhi 于 2005 – 08 – 17　12：26 发表的顽固性手癣案："一个偶然的机会，用中药煎汤外洗治愈了一例顽固性手癣，处方如下：……"

　　如何导致这个偶然的？不是正式提问，只是对此感兴趣。如果效果确实好，用于霉菌性肺炎不知是否有效。

主题之二一 ⊙ 经方实验录

吾本於脉　2006－03－24　00：18

　　偶然之中有必然之理。

妙手回春　2006－04－27　07：58

　　一个月前，一家三口在公共澡堂洗澡，全身痒。昨晚用此方第一次洗即基本痊愈。看来此方治痒确实有效。

古方的魅力（选）
黄　波

真武汤加桂枝甘草干姜治疗真寒假热证

2005 – 08 – 19　21：03

没有最深，只有更深！再述近日印象深刻之病例。

2005 年 8 月 7 日，治一俗家僧人之母，年七十有三，患有高血压、糖尿病等疾病多年，血压控制尚可，近来双目视物几近失明，头晕头昏、心悸等频作，因晕厥跌倒数次，经医院检查患肾脓肿，抗生素等治疗少效。老太太自述心中大热，口渴欲冷饮，需在空调下方感凉快，然视其神疲乏力，手足较冷，舌淡润苔白，脉虚细无力，大便滑脱不尽，下肢疼痛，毫无热象可言，为真寒假热、虚阳外越之证。《伤寒论》第 82 条曰：心下悸，头眩，身瞤动，振振欲僻地者，真武汤主之。故选方用真武汤加桂枝、甘草、干姜，处方如下：制附片 15g（先煎 30 分钟），白术 15g，茯苓 15g，桂枝 10g，肉桂 10g（后下），白芍 15g，生甘草 10g，干姜 15g，生姜 3 片，2 剂。医嘱：制附片一定要先煎 30 分钟，不可大意；服药时应有家人陪同左右；如感觉药后燥热难耐即停服，给予降温并送医院。因第一次遇此类病人，心中有种莫名的兴奋，又有种莫名的担心。兴奋的是如此的真武汤之方证自己所见不多，担心的是对真寒假热的判断，因为老人经不住药物的折腾。两天后，当老人舒展着面容对我说，小伙子，喝了你的药真舒服时，压在我心中的石头终于落了地。听其女儿说药后当天就出了汗，且汗色粘衣，知是好事。老太太说，现在大便滑脱好了很多，头晕头昏、心悸疼痛也好转了，自己感觉整个人轻松了不少，还能知道你今天穿了一件蓝色的衣服呢，这药真神啊！是啊，这就是经方的神效！因为药才服 2 剂，察其脉搏仍显软弱，手足偏凉，故效不更方，原方稍作调整续服。嘱后可用金匮肾气丸调理。老人在离开我家的时候握着我的手激动地说："能把我的症状把握得这么好，能告诉我这病到底为什么，且用药之后让我如此舒服的，你是第一个，孩子，好好学，学成以后回来，我们需要你！"这对于我这尚未出茅庐的杏林学子来说真是莫大鼓励和鞭策。选择中医终不悔！

黄煌　2005 – 08 – 19　22：03

为你高兴！

雍乾　2005 - 08 - 19　22：25

　　很有见地，受教！

说给自己听　2005 - 08 - 24　22：20

　　厉害！经方更厉害！

xpeng　2005 - 08 - 27　17：48

　　认证确切，用而不疑，很好啊！

cheche698　2006 - 07 - 29　08：12

　　佩服，另外我想提个小小的建议，是不是可以像伤寒论坛那样，可以把最新的跟帖列出来，这样找起来方便。这里分类太多，有些杂乱无章。

用经方提高脑中风后遗症患者的生活质量

　　2005 - 08 - 22　12：16

　　村民管某，小学同学之母，是年五十有五。三年前因得脑中风，半身不遂。她是用竹棒撑着，吃力地一步一步移到我家的。据她说前些日子是经常走路锻炼的，现因摔跤而髋关节疼痛、腿肿乏力已十多天没出去运动了。其实早想来我家了，可就是腿拖不动。她还说去年查出患有乳腺癌，可没钱一直也没治疗。看得出她的眼中噙着泪花。现左髋关节痛甚，身重乏力，睡眠不好，咽中如有物梗，口渴，胸闷，乳房时有疼痛，食欲尚可。观其汗出甚多，下肢Ⅰ°浮肿，眼睑也肿，舌暗红，苔薄滑，脉濡。处方：生黄芪40g，赤芍25g，白芍15g，桂枝6g，肉桂6g（后下），怀牛膝25g，丹参20g，白术20g，制半夏15g，茯苓15g，川朴10g，天门冬15g，夏枯草20g。每剂药自加生姜3片，红枣12枚。5剂。一周后说方子被儿子弄丢，又来要方。感觉好了很多，现髋关节疼痛已经消失，腿肿也减轻了不少，喉中的痰也没有了，乳房也不太痛了，走起路来轻松了许多，又开始锻炼了。经方之神验如斯！

　　后记：怜悯之情油然而生。进医院或许可以减轻她的一点痛苦，可对于家境并不宽裕的她来说，只能忍受着肉体的巨大痛苦熬一天算一天。这种现象在农村并不鲜见。用要不了多少钱的经方为她们减轻点痛苦，或许能为她们增强些生活的勇气……

苓姜术甘汤治验

ydh

2005 – 11 – 09　16：33

　　某女，35 岁，诉腿凉，腰酸，白带多而清稀，脉沉弱，舌淡胖大，服用消炎药疗效不显。处方：干姜 40g，茯苓 40g，白术 20g，苍术 20g，甘草 20g，7 剂。复诊诉白带几无，他症均减。只是药味特辣，平素乏力感也随之好转。

　　体会：适合本方者，下半身多弛缓，以分泌物和排泄物清稀量多为特征。舌脉也是重要佐证。

黄煌　2005 – 11 – 09　21：36

　　好案！干姜重用。

说给自己听　2005 – 11 – 12　21：25

　　请问楼主是不是因为患者寒特别重？谢谢！

zhaolibo　2005 – 11 – 12　22：00

　　楼主精神可嘉，但如能加强伤寒、金匮原文学习必会大有收获。恕我直言。

ydh　2005 – 11 – 14　18：40

　　下面是引用说给自己听于 2005 – 11 – 12　21：25 发表的："请问楼主是不是因为患者寒特别重？谢谢！"

　　此人倦怠感明显，另外，夜间小便也多。用方思路：①来源于名家经验；②排除其他方证；③个人的一种感觉。

　　也许，等阁下真正面对病人，才会有这种感觉。

朴姜夏草参汤治验

ydh

2005－11－12　20：51

妪，诉腹肿，起于感冒。挂水不效，伴纳差。超声检查排除腹水，腹皮无水肿。断为胀气所致。询问得之此前曾因发热用发汗西药，有大汗出。依经文处方：厚朴40g，生姜40g，半夏40g，甘草10g，红参10g，枳实40g。3剂。

复诊时诉：服药1剂即感到腹部松快，纳食有增，原方又3剂，恢复如常。

zhaolibo　2005－11－12　21：55

楼主深得仲圣三味，佩服、受教。

顾志君　2005－11－14　18：16

呵呵，既有古风，又有中西互参味道，好！！

ydh　2005－11－14　18：57

多谢zhaolibo兄鼓励，其实，看病就像下棋一样，愚弟只能看到三步棋，兄台却能看到五六步以上，与兄相比，其距宵壤啊！单一的、简单的、常见的方证尚能容易看出，复杂一些如兼夹或合方者，尚有难度。"自负已穷千里目，谁知才上一层楼"啊！

graydragon　2005－11－17　18：57

需要用这么大的量吗？

ydh　2005－11－20　08：31

我用如此量，基于以下因素：①按照张仲景1两＝5g；②农民的体质相对强壮些；③基层药材质量要次一些；④病人期望值很高，3剂无效就说再见了；⑤本人以前曾有过用此剂量的经验；⑥急功近利的心态也是有的，但现实本如此。当时这个病人是借钱来看病的，农民不像城里人有打持久战的条件。因此，宁可峻剂，也不再剂；⑦小剂量是否有速效，我不知道。

一孔之见，仅供参考，迟复见谅。

初识经方

黄　波

2005－12－28　14：38

　　与"经方"的相识是两年前的那个冬天，高烧 39.7℃，保健科急忙转诊。在江苏省人民医院挂水 3 天，同时服了退烧药后，烧暂退但复燃，汗出如洗，如此四五天后，全身疲乏，欲脱之状，此情此景，可想而知。最后是师兄大华把我的感冒高烧治好的，几块钱的桂枝加附子汤，稀粥入胃，覆被微微汗出而愈。还记得当时躺在宿舍的小床上，盖着被子，有同学的关爱伴着浓浓的药香味，虽乏力但很温暖，头似昏但很清醒，那是一种何等的快乐。迷迷糊糊地便睡着了，等第二天醒来，发现身上已不那么滚烫，衣服也不那么湿透，而且不那么怕冷了，测量体温发现已经正常了。我明白我的营卫调和了，体力恢复了，伤寒感冒治愈了，同时记住了第一张经方——桂枝加附子汤。每当回想起这件事，我心中都有一种莫名的感动，感动着经方的美妙，感动着学习经方的快乐……

主题之二 ⊙ 经方实验录

121

酸枣仁汤加味愈失眠

生命之花

2006 - 02 - 18 00：32

聂女士，41 岁。因严重失眠，长期靠服大量安眠药才能入睡，痛苦非常，后再服安眠药无效，吃几百元的安眠药都无效。现症失眠，心悸，腰酸痛。处方：女贞子 12g，百合 12g，半夏 60g，苡仁 60g，夜交藤 15g，寄生 15g，牛膝 12g，酸枣仁 15g，川芎 9g，茯苓 9g，知母 9g，丹参 15g，珍珠母 30g，柴胡 3g，2 剂。每天 1 剂，水泡 30 分钟后煎服。

大约半月后复诊：自诉服 1 剂当晚安睡，2 剂服完，一星期内夜夜甜睡，处原方 2 剂。

黄煌 2006 - 02 - 18 18：37

大量半夏可治疗失眠。请具体说说您的体会。

生命之花 2006 - 02 - 18 21：40

体会：半夏能和胃气而通阴阳，不得瞑饮以半夏汤，阴阳既通其卧立至。李时珍《本草纲目》载半夏除"目不得瞑"；吴鞠通谓：半夏逐痰饮而和胃；现代药理研究证实：法半夏对中枢神经有良好的镇静和安定作用。

我在临床，有失眠者都用大量半夏，根据患者症状选《伤寒论》或《金匮要略》方剂，如桂枝汤、桂枝附子汤等加减。

黄煌 2006 - 02 - 18 21：52

请问您是否所有失眠都用半夏？在什么情况下你必定使用半夏？什么情况下不用半夏或慎用半夏？什么时候要大剂量使用半夏？什么时候要用小剂量半夏？半夏的不良反应是什么？有无这方面的体会？大剂量半夏使用中有无注意的问题，比如配伍，比如煎药法，比如服用的次数和时间。还有，你所用的半夏是生的还是制的，是法半夏，还是姜半夏？使用半夏以后，一般起效的时间是多少？

生命之花 2006－02－19 03：18

　　所有失眠都用半夏。脾湿，湿痰，眉棱骨痛，胁痛，瘿病失眠情况下必定使用半夏。无湿情况下不用半夏；孕妇不用，若用必与参术并行，但有开胃之功亦不损胎。古人半夏有三禁，即血家、渴家、汗家，口燥咽干，肾水亏者慎用半夏。长期失眠，长期服药才能入睡者或曾经服大剂量安眠药者，要大剂量使用半夏。临床未见不良反应，大剂量半夏使用必与苡仁同用，水泡30～60分钟后煎，一日3次或睡前1小时煎服。生半夏、制半夏、法半夏、姜半夏均可用，但法半夏为好（法半夏对中枢神经有良好的镇静和安定作用）。使用半夏以后，一般起效的时间不清楚，待查（但只要服药当晚未有不睡者）；长期使用半夏要加生姜同煎或姜汁拌炒（性畏生姜，用之以制其毒），柴胡（我上方加柴胡3g可谓四两拨千斤）、射干为使。服半夏忌羊肉与鳖。

黄煌 2006－02－19 08：55

　　谢谢！如此经验交流就能深入了！以后我也在临床用用看。

顾志君 2006－02－19 11：48

　　糯米、半夏同用重用治疗失眠，是江西万友生老师的经验。薏米、半夏同用重用治疗失眠，据我所知四川重庆长寿县的熊永厚医师擅长使用。

graydragon 2006－02－19 11：56

　　黄煌老师，柴胡加龙骨牡蛎汤中半夏是两合半，用现在剂量是多少？

顾志君 2006－02－19 16：34

　　引用生命之花于2006－02－19 03：18发表的"所有失眠都用半夏。脾湿、湿痰、眉棱骨痛、胁痛、失眠情况下必定使用半夏，无湿情况下不用半夏"。

　　请生命之花老师解释一下。

黄煌 2006－02－19 17：52

　　柯雪帆先生等根据东汉一升合今之200ml的数据测定，半夏半升42g。柴胡加龙骨牡蛎汤中半夏为二合半，是半升之半，则为20g左右。从本人临床经验来看，柴胡加龙骨牡蛎汤中半夏的用量在6～12g区间是可以的。

生命之花 2006 - 02 - 19 18：42

半夏为治湿痰之主药，最多主治脾湿之证，其性燥烈，无湿情况下用半夏反能燥血而加重病情。书云："若非脾湿，有肺燥的误服半夏悔不可追"的记载。但临床中有无湿我均用半夏，因其燥可用其他药物去制约，如生地、熟地、元参、百合、酸枣仁、大剂麦冬、天花粉等养阴、养血药，方有增液汤、金水六君煎等。我在临床上半夏最大量为120g，即两剂同煎，只用过1次。

顾志君 2006 - 03 - 03 20：45

其实楼主的方子已经不是酸枣仁汤加味了。第一，加味太多不能确定主方；第二，方中半夏、薏苡仁加起来120g，远远超过所谓的酸枣仁汤42g。何主何副一目了然。

闲人 2006 - 05 - 22 23：20

我有一个疑问，就是半夏和苡仁的量那么大，加水多少，才不会使药熬成糊状，也就是说，能煎出多少药汁来？我曾经也给一患者用过大剂量的半夏（约60g），后来病人反馈，说药都煎成糊状了。所以以后再也不敢用大剂量的半夏了，还有像苡仁、怀山药等含淀粉较多的中药，我觉得都应该考虑这点。

苓桂术甘汤寒假治验

andy

2006 -02 -19 13：44

　　首先给黄老师和各位前辈拜个晚年，祝大家狗年大旺！我寒假回家，几位乡亲前来求治，现记述其中一例如下。

　　某男，75 岁，厨师，鳏居 5 年，营养状况极好，身材高大，体质壮实，患耳鸣 6 年，口干近 3 年，虽已古稀之年，因大儿家庭贫困，小儿媳妇不孝，无奈仍坚持厨师工作以谋自立。去年农历七月突发脑梗死，导致右半身不遂，经西医抢救治愈，现主诉眩晕半年。

　　患者自述：躺在床上不动则不晕，一动就头晕，起身走路时自觉全身前后左右晃动（别人看不到身体任何晃动），如坐舟船，自感踏虚蹈空，不敢迈大步，仅能拄着拐杖小步慢走。另外，两耳鸣 6 年，初起状如蝉鸣，近两年逐渐加重，左耳尤其严重，状如蛙噪，左耳鸣特别严重时，极为痛苦，烦躁不堪，必须以手抓挠左耳及其周围皮肤才能稍舒；右脚趾痉挛，屈伸不利；右手微有屈伸不利；大便干结难解；查舌体胖大，苔白腻而疏松，状如豆腐渣，口水甚多，谈话时几欲夺唇而出；舌底静脉粗大迂曲紫黑，脉浮数，重按滑数有力，左寸尤其明显；口干 3 年，但不思饮。问其血压多少，答曰"在村卫生室测过血压，大夫说不高"。我观其面红且有"红丝"，怀疑其有高血压，嘱咐其抽时间去再测一次，把结果告诉我。由于没有任何西医诊断结果为参考，我推测他可能长期患有高脂血症、高血压病、脑动脉硬化。

　　疏方之前，问其吃过中药吗？答曰：二三十年前因患十二指肠溃疡，导致大出血，抢救后，打听到一单方——泡服白及，服用了一段时间，效不佳。现一直是在服用西药，总之很少吃中药。处方：茯苓 60g，桂枝 45g，白术 30g，甘草 30g，制半夏 100g，生姜如拇指大的两块，切丝。前五药皆布包锤碎，诸药共置砂锅中，多加水，先泡一小时，煎取三次，得药汁约六斤（3000ml），为五日量，一日分温三服，每服约四两（200ml）。并嘱其少荤多素，经常散步，戒烟戒酒。

　　患者持方后即遣大儿入市取药，当日下午三点服一次，晚上九点服一次，翌日晨我路过其家，顺便"查房"。首先问其药苦否，答曰不苦，药味酸溜溜的，很好喝。患者自述昨天半夜起床小便时，觉得头晕身晃减轻，往常起床即感眩晕，必需两手扶床而走，而当时自觉头晕身晃有所减轻，不扶床即可慢走。又说口干已愈，耳鸣也减轻了，尤其是左耳，好转特别明显，再也不用抓挠左耳及其周围皮肤；今晨大便一次，但初头硬，后软易出。患者感激涕零，叙述时声音哽噎，泪流满面。

谁料第二天早饭后患者前来找我，说头晕出现反跳，自觉有一股气从胸上冲到头，我立即要求查看他的舌苔，见服药前之白腻疏松、状如豆腐渣样的舌苔已开始化退，但是舌正中间有一角硬币大的黄苔一块，我就问他中药已经喝了多少，还剩多少，答曰还剩一小半。我想：可能是因为他过去很少吃中药，这次初服即见效果卓著，"恨病吃药"，短时间内服用过多，原本五次应该共服 1000ml，他却服了近 2000ml，不到两天时间，叠进夏术所致，也可能是他不太适合兼用小半夏汤。嘱咐其余下的药分 6 次在 2 天内服完。

又过 2 天（服药 4 天后），患者前来请求调方，自述头晕身晃明显减轻，原来是如坐舟船，现在仅感到额头内有一块晕，另外还感到右脚大拇趾和食趾屈伸比服用前灵活利索，其他症状也有好转。查舌体正常，舌苔薄白微腻，舌底静脉比服药前较细较浅；口水大大减少；脉中取数，已无滑象。另外，他告诉我，年轻时，曾受惊吓，致使每见打架事件，则浑身发抖，现已无此症，唯偶发多梦；患者谈话时又一次声音哽噎，泪流满面，我这一次有所怀疑，问其为何如此悲伤，答曰二子皆不孝，患病之后，常常思念远方的一母同胞的老姐姐，每念至此，皆悲伤痛哭。

处方：茯苓48g，桂枝36g，白术24g，甘草24g，大枣40 枚，切碎。前四药皆布包锤碎，诸药共置砂锅中，多加水，另加浮小麦 90g，先泡 1 小时，煎取三汁，得药汁约 2500ml，为四日量，一日分温三服，每服约 200ml。并嘱其勿急勿气，安心静养。

两天后我遇到患者左手横持拐杖（持而不用）散步，他告诉我：服用上方后口干复萌（我不知道是不是因为不兼用小半夏汤的缘故）。除口干外，其他症状皆有好转，行走已不需借助拐杖，为安全计，仍"掂着棍走"。他告诉我又在村卫生室测了血压，我问血压多少，答曰"高压165，医生告诉我血压正常，不高"。我告诉他"你血压高，135 以上即为高血压"。又问其低压多少，答曰不知道，测血压的医生也没告诉他。

又二日，我欲动身返校，他来我家请求调方，自述脚步比服药前有力，但每当下蹲时则双腿嘎嘎响。仍书第二次处方兼小半夏汤与之，4 剂。我后来看黄老师的《张仲景50 味药证》知道，该病人还应该用上泽泻。

处方思路：起则头眩，苓桂术甘汤证；口水多而夺唇而出，舌滑苔腻，半夏体质见症；悲伤欲哭，甘麦大枣汤证；寸浮头痛眩生风，应之于头晕。第二次处方之后，我根据他的体质，想到他可能适合柴胡加龙骨牡蛎汤，心颇悔，但是看到苓桂术甘汤效果卓著，也就效不更方了。

　　该患者仍在服药中，近期效果很满意，远期效果有待观察。

黄煌　2006 – 02 – 19　17：41

　　利用假期为乡亲治病，积累经验，如此以往，必有大进！

andy　2006 – 02 – 20　22：19

　　因为现在很多患者，嫌煎中药麻烦而不愿服用，而北方的农村冬天比较冷，我就建议病人一次煎三五天的药，冷放，不变质的。这样就争取了一部分患者。

　　请各位回答我文中的疑惑，到底他适合兼用小半夏汤吗？他适合柴胡加龙骨牡蛎汤吗？

黄煌　2006 – 02 – 22　14：14

　　柴胡加龙骨牡蛎汤中有半夏，有桂，有苓。可根据情况调整这些药物的剂量。全方的效果就会发生变化。

黄煌　2006 – 02 – 23　20：28

　　重用夏，可止呕、安眠、除异样感觉等；重用桂，能定悸；重用苓，则可治眩悸。

graydragon　2006 – 02 – 23　21：21

　　茯苓重用，也可达到镇静、镇吐的效果，方如茯苓泽泻散和茯苓桂枝大枣甘草汤中茯苓用半斤。

andy　2006 – 05 – 05　21：53

　　左臂冷痛案：大二年假，大年初七，一远房姑姑（奶奶的一个内侄女）来我奶奶家走亲戚，诉左臂冷痛多年，问其原因，答曰：小女一岁那年的中秋节前后，正处于秋收时节，抢收抢种，庭院中剥玉米至深夜，疲惫困极，不知不觉间左臂在地上侧身睡着，醒来后，觉左臂冰凉，左手腕冷痛，自那时始，觉左臂温度低于右臂，当年冬天，觉得左腕骨冷痛，被窝中暖一夜仍不解（暖不过来），后来，自腕及桡尺，自桡尺及肘，骨节冷痛，皮肤也凉，一年比一年近心，现已发展到肱骨冷痛了，问治于余。谈话间面见凄然之色，苦笑曰：小女一岁时得此病，如今小女已外出打工了，自得此病，求医服药，没有效果，现冷痛仍有近心之势，难道要带着此病进棺材吗？

我答曰，也许中药会有些效果。问其冷痛之左臂出汗否，答曰不出汗。遂处以麻黄附子细辛汤加桑枝：麻黄10g，制附片10g，细辛10g，桑枝三寸（自加，劈开），3剂，早晚分温服。

正月十四上午来我家，手提一袋糖果，面带喜色，进我家大门即高声说：怕你开学返校了找不着你，请你再给我调一下方。我问其上方效果如何，她曰：服药后，身出透汗，特别是冷痛之左臂，汗出尤甚，但是汗出后，自觉冷痛减退，而且"可以暖过来了"，愿意继续服药。处以原方：麻黄5g，制附片10g，细辛5g，桑枝三寸（自加，劈开），3剂，早晚分温服。

暑假时，她领来一位低热一月之同村妇女，问治于余。问她臂痛好没有，她说：我原以为会把这病带进棺材里，没想到三块钱的中药就治好了。原来，六剂药共花三元钱，即治愈16年之痼疾，经方之神效如此！

她领来之低热妇女，为患流感后，低热月余，经乱。自诉患流感时，高热，头痛，汗大出；流感愈后，低热，经乱，投以加减葳蕤汤，5剂亦痊。

那年流感后患低热者很多，我爷爷也患上了低热，下午低热，乏力，怕冷，暑假之时仍着棉衣，处以四君子汤加地骨皮，3剂即愈。爷爷高兴地说："草根树皮也能治病"。

小柴胡汤加减治疗带状疱疹（蛇窜疮）一例

顾志君

2006 - 03 - 28   18：14

浦女，本院食堂职工，右前臂疱疹 4 天，已找本院西医用利巴韦林、炉甘石洗剂等，效果不佳，白天不能工作，入夜疼痛钻心，视其疱疹成簇，口苦干，舌红苔黄腻。处方：柴胡 10g，黄芩 12g，半夏 10g，党参 10g，生甘草 6g，龙胆草 6g，川乌 9g，连翘 30g，马齿苋 30g。

当夜痛减能睡，3 剂后疼痛显减，原方去马齿苋续服 3 剂痊愈。

本方为山西田隽老师的经验方（马齿苋自加），本人已经运用多例，全部是只用一剂，疼痛就明显减轻，数剂之内可以痊愈，谢田师、黄师不吝而传我等，特为大家介绍。

zillion   2006 - 04 - 02   18：31

观此方有龙胆泻肝汤之意，但不知为何要加川乌？请问有何用意？

hlgd1   2006 - 06 - 16   12：57

近日按所介绍方试治一例，服用次日疼痛明显减轻，因无马齿苋，用板蓝根代之，不过药量有所变化，一剂煎 3 次，一煎服用 3 次。处方：柴胡 60g，黄芩 20g，党参 20g，半夏 30g，甘草 20g，川乌 15g（先煎），连翘 60g，板蓝根 30g，龙胆草 20g。

桂枝汤加味   2006 - 07 - 06   13：43

此小柴胡汤之意，用川乌为散毒之意。在大量苦寒药中温热之性被压制，用其走窜之意。

Jipints   2006 - 07 - 11   15：01

本人曾患此疾，经一民间医生用家传偏方治疗，非常效验。先用梅花针刺破患处，用火罐拔出毒血后，用板蓝根针剂涂抹患处，3 天治愈。

柴胡加龙骨牡蛎汤治疗围绝经期综合征

ydh

2006－03－31　19：33

　　李女，49岁。诉夜间失眠，五更时分准时出汗，汗出湿衣，口苦，下肢在下蹲起立时常痉挛。肩酸，舌淡，舌苔白腻罩黄，脉象沉弦有力。其人体质好，小腿按之有力，为一般之农家妇女，家中种菜园，近来忙于大棚内种菜，颇劳累，胃口好，无明显便秘，左耳曾被人打伤，现戴助听器。

　　此证东邦汉医每归类于"血道症"，以加味逍遥散为常用方。余初欲循此经验，然思逍遥散偏于理血，而镇静之力不足，遂考虑使用柴胡加龙骨牡蛎汤。方中有龙骨、牡蛎，既能止汗，更能镇静，遂予此方去铅丹，加磁石、石决明、夏枯草。柴胡用软柴胡，夏枯草用其穗。后者是学习网友们半夏配夏枯草治疗失眠的经验。3剂后复诊，诉出汗消失，一夜睡到天明，舌苔黄腻大部分消失，进食也更觉有味，脉象仍弦，主诉以腿疼为主，改逍遥散加枳壳3剂。

　　欢迎大家谈各自看法。

　　诚如某经方高手所说，每用好一张经方，就像打开一扇门，思路会越来越宽，经验正是这样点滴积累的，信心就是如此慢慢培养的。"众人拾柴火焰高"，我们期待大家多谈谈各自的"开门"经验，多一些借鉴就会少走一些弯路。

顾志君　2006－03－31　19：53

　　汗出、肩酸乃上冲之征，用柴胡加龙牡汤正对方证，不知杨兄大黄用生用熟？多少量？另外，复诊逍遥散有无用丹、栀？枳壳的含义不明，还请指教。

ydh　2006－03－31　19：58

　　生大黄6g，没有用丹皮、栀子，加枳壳含有四逆散的意思。

顾志君　2006－03－31　20：00

　　请教生大黄后下否，患者得泄否？

ydh 2006 – 03 – 31 20：06

没有后下，大便次数多时 3 次，无不适。复诊时还特意先问其大便，其体质还比较壮实。

ydh 2006 – 03 – 31 20：08

顾兄真是好学不倦啊！精神令人佩服！他日定成大医！

医方中 2006 – 05 – 31 15：24

读以上问对，受益匪浅。

沙丘沙 2006 – 12 – 26 16：18

初治用柴胡龙牡汤，方证相对；次诊时脉弦腿疼，若我初治，会用四逆散合张锡纯的活络效灵丹。

我的几个病例

硕志君

2006 - 07 - 31   18：30

案一　陈男，病左乳胀痒，连及左胸不适 1 周，入夜尤甚，影响眠卧，西医不识其病无从下手。询之：病前外感否？曰：是。宗仲景法用：生栀子 10g，连翘 45g，1 剂止。

案二　朱女，病时面潮红发烫 2 年余，每发十数秒，发过一如常人，日十余次，先以郁热处栀子连翘汤无效，细观其人，体丰面色暗红，脐左压痛，处桂枝茯苓丸 5 剂，明显减轻，前方续服。

案三　王男，背痛酸沉两月余，本市级医院未有任何发现居然开了四百多元药，思用葛根汤加苍术，但见其面黄虚浮，肌腠松软。处防己黄芪汤，今日来诊曰：良方也，价不到 3 元，竟然 1 剂痛除，5 剂病失。改拟黄芪桂枝五物汤巩固。

案四　俞女，盗汗 3 周，服过糯稻根等不效。见其舌苔黄腻，按其心下抵抗，询之胃脘痞胀泛酸，矢气甚多，大便溏烂，心烦夜眠不实，处半夏泻心汤原方，5 剂后痞减汗收，苔腻变薄，夜眠仍差，心烦甚，予除烦汤加枣仁。

案五　程女，49 岁，患历节证年余，曾于本地光华医院等诊断为早期关节炎，病似轻浅，然治疗半年余居然毫无效验，闻人言余善治痹证因来诊治。症见：四肢大小关节并浑身疼痛，恶风汗出，胃脘不舒，体形中等，皮肤略黄，因拟桂枝芍药知母汤（附子 20g）连服数剂不效，又增玉屏风散连服无效。因无效细考：患者疼痛较剧，复无肿胀，舌质颇淡而根白腻，脉象沉细。非乌头不可效，遂拟金匮乌头汤，乌头量用 10g，7 剂。

今日来诊，疼痛大减，现感觉轻微，手指略麻，增乌头至 15g，加鸡血藤 20g 续服。

此证原来应属轻浅之疾（患者血沉、类风湿因子均为阴性），不知西医为何屡治不效，首诊误以太少合病忽略了患者疼痛的程度与乌头的常见舌象，黄煌老师《张仲景 50 味药证》中说乌头主治与附子相似但更适合于痛证，又说舌苔多白滑，舌质淡红。可见老师的书要细读再细读，结合临床品味方能臻于得心应手，切勿草草而过。

桂枝汤治验（选）

沙丘沙

2006 −08 −01　06：59

案一　患者，女，30 岁。1994 年 8 月 14 日就诊，发热数天不退，体温 38.5℃，恶寒恶风，自汗出，脉浮数而无力。自言吸气时凉气冲脑，甚苦恼。桂枝汤：肉桂 20g，白芍 20g，甘草 15g，生姜 20g，大枣 12 枚（掰），加水 1500ml，煎取 500ml，分 3 次温服，每次服药后，过半小时喝稀粥半碗。一剂知，两剂愈。

讨论：关于桂枝汤、麻黄汤，注家有"只宜冬月北人正伤寒"之说，此乃无稽之谈。南怀谨先生、刘力红博士均认为南人夏月多伤寒。从临床实际来看，后说为胜。次患者三伏天用桂枝汤速效，更证明前说之非。况经方应用原则，有是证则用是方，岂拘南北冬夏！

案二　患者，女，28 岁。产后三日，发热，体温 40.5℃，经他医输液治疗一天，热不减，到乡卫生院陈述病情，建议继续输液，酒精洗浴，加服中药，热仍不退。2003 年 3 月 17 日凌晨，延我诊治，体温 40℃，面黄稍浮虚，查其所服药渣，有大量金银花、石膏，问："渴不？"答："嘴干不想喝"。头痛，多汗，不烦不躁，唯觉心悸，舌淡，苔白，脉浮数无力。将手久按其胸腹不觉太热，脐上腹主动脉跳动明显。桂枝汤加味：肉桂 20g，白芍 20g，甘草 15g，生姜 20g，大枣 12 枚（掰），黄芪 30g，煅龙骨 15g，煅牡蛎 15g，山药 20g，加水 1800ml，煎取 600ml，于 12 小时内分数次温服。次日，体温 38.2℃，汗出减少，再服 1 剂，体温正常，心悸减，微有汗。减上方剂量，续服 3 剂，可下床做饭。

讨论：乡卫生院之所以将桂枝证误认为实热证，除未见病人，四诊不全外，是把体温计上的 40.5℃，当作了白虎汤的"大热"。仲景当时绝对没有体温计，其所谓大热，与恶风、恶寒同例，应理解为恶热。临床实际，恶热的程度并不完全与体温成正比，因此，不能把西医的高热、特高热与仲景的大热简单地画等号。发热汗出为桂枝汤白虎汤共有之症，只要不先入为主，四诊合参，是不难辨别的。从前，自以为桂枝汤证的"翕翕发热"体温不会太高，不过"体虚感冒"之小病。经过此案，改变了我对桂枝汤的认识。宜信"纸上来者终觉浅，须知此事要躬行"。至于所加三味药，加黄芪是受《辅行诀脏腑用药法要》的启发，陶弘景言："阳旦者，升阳之方，以黄芪为主……"。加龙骨、牡蛎因腹中动悸，《药征》："龙骨主治脐下动，牡蛎主治胸腹动"，况二药能加强桂枝汤的敛汗作用。加山药，取其味甘滋补，代饴糖，师小建中汤意。今将当时的思考如实供出，正确与否，交读者评判。

大陷胸汤一验一误

沙丘沙

2006 – 10 – 03   07：40

验案：患者，女，35岁，本村人，1990年春就诊。素有胃痛病史多年，由于农忙，饮食不调，旧病复发，疼痛难忍，波及整个上腹部，拒按，摇动有振水声，哗哗地响，形亏体弱，舌淡苔薄白，脉细。予大陷胸汤：大黄30g，加水600ml，煎取400ml，将芒硝20g溶化，入甘遂末4.5g，温服200ml，大泻数次，病若失，余药未服。5年后随访，胃痛未再发，多年宿疾，一泻尽除。

讨论：我虽有大陷胸汤证为急性腹膜炎的说法，但并不是说大陷胸汤只能用于腹膜炎。曾与一兽医交谈，他说："牛马多结槽，但分食结、水结，食结又分前结、后结，前结将消导药用大注射器直接注入胃中，后结将胳膊由肛门伸入肠中去掏"只是对水结未说治法。心想：前结，保和丸、四磨汤证；后结，大承气汤证；水结轻者，五苓散；重者，大陷胸汤。不料，当初的想法，在这位患者身上得到了验证。

误案：患者，女，30岁，本村人。1998年10月11日，满腹疼痛，以脐周为甚，拒按，时有隆起如拳，上下移动，舌质正常，苔白，脉沉紧。曾经他医口服、肌注止痛药，数日不能缓解，延我诊治。辨为大陷胸汤证，方药同上。分两次温服，于一日内服完。次日再诊，不吐不泻，疼痛加剧，建议转诊检查，在县医院住院1周，未能确诊，腹痛缓解而出院。

讨论：事后思考，本是大建中汤证，《金匮要略》："心胸中大寒痛，呕不能食，腹中寒，上冲皮起，出见有头足，上下痛而不可触近，大建中汤主之。"此患者除无呕吐，乃典型的大建中汤证，以脉紧、拒按误认为是实证，幸而迷途知返，未造成严重后果。可知，临床实际，不似初学八纲辨证时，寒、热、虚、实清晰易辨。孙真人说"医者应胆大心细"，诚经验之谈。

黄煌   2006 – 10 – 07   21：10

入细求实，好案！中医的方证其实是辨病与辨体的结合体。如果仅仅将方证的证作为症状看，方证相应变成对症状用方，那就大错了！有些方证就是一种病，比如大陷胸汤证就是"水结"，有时不管其体质如何，不管其脉舌如何，只要是这个病，这个方证，就可以用大陷胸汤。案一虽体弱舌淡，可照用甘遂、大黄、芒硝；而案二舌苔正常，脉象沉紧，却不可用下剂，反而该用大建中汤，就是这个道理。近来，有些网友总认为方证相应层次低，是不讲辨证论治，其实都是没有看出其中的奥秘。见沙丘沙佳案，特发感想如上。

犬子治案实录

黄　力

2006 - 10 - 14　00：46

犬子，6 岁，平时住外公家，三周前某日的凌晨两点，我突然被一阵急促的电话铃声吵醒，接起电话传出他外公焦急的声音："×××两个眼睛瞪得很大，浑身发抖，快过来！""他的体温马上会升得很高，我马上过来"。我一边说着，一边披上衣服奔下楼。其实，这也不是第一次了，犬子从小多病，出生时的体重只有 4 斤 8 两多，患有严重哮喘以致心衰（差一点上呼吸机）、心脏卵圆孔未闭、斜疝和脐疝反复嵌顿、倒睫毛，是新华医院和长海医院儿科的常客。长海医院的几个儿科大夫是很和蔼的，但看到这个麻烦的小家伙也要摇摇头叹几口气。因为他的住院，有几个晚上他们还把科主任从家里请来医院处理他严重的哮喘，何况哮喘发作的时候因为腹压增高更容易导致疝气嵌顿，有一次不得不叫了救护车到新华医院小儿外科回纳了嵌顿的疝气后再回去住院。因为哮喘严重，外科医生也不敢为他做疝气修补术。随着年龄的增长，也因为持续服用了半年的"顺尔宁"片（新一类抗炎药，白三烯抑制剂），他的哮喘现在已经极少发作了，斜疝已经修补，脐疝也已经治愈，倒睫毛已经好了，心脏卵圆孔大概也已经闭合了（未经心超证实）。但是他至今还是比较容易咳嗽发热，一旦咳嗽起来要比一般的小孩重许多。此次发热前 1 周余，他又有些咳嗽，面色略显青白，无明显寒热，感觉口苦，纳稍减，舌尖偏红，服用了几天小柴胡冲剂和顺尔宁片，但病情还是逐渐加重，2 天前轻度发热，咳嗽经常连声不断，痰多，偶尔能够咳出，黏稠，大便秘结，右下腹压痛，并能够摸到条索状硬便，予服礞石滚痰丸，每次约 9g，研碎后加少许水冲调后服，每日 2 次，并加用了增效磺胺每次半片，每日两次（后来发现小家伙的外婆还偷偷给他服了克感敏片）。昨天曾解出少许硬便，余证未减。今天傍晚，他胃口稍好，我要他少吃东西，但外公还是怕他没有营养，鼓励他吃下不少晚饭。凌晨，是小孩最容易发高热的时间。等我赶到他外公家里的时候，犬子寒战已止，满脸通红，表情略显呆滞，抚摸了一下他的小脸，滚烫！外公已经给他测过体温，肛温 40.7℃，我轻轻抱起他，只听"哇"的一声，小家伙吐了一地，吐过后额角微微出汗，但整个人还是烫得灼手。发热呕吐，这还是小柴胡汤的适应症，幸好家里还有几包，我马上冲了一包（10g 装含糖）并尽快冷却，随即让小孩服下，外婆建议马上送新华医院急诊，我不赞成，尽管注射一支鲁米那会使我更加放心一些，但路上的颠簸，急诊室长长的候诊队伍，都会耗去小孩很多精力，权衡下来感觉未必有益。作出类似的决定的时候我总是感到压力很大，心头也很沉重。岳母是西药师，妻子是中药师，两人主意都比较大，小孩一有咳嗽都提出用抗生素，发热都喜欢用解热药，但我很少赞成用解热药，没有比较确切的细菌感染依据更不赞成投抗生素，但我给小孩治疗的效果也不好（下文还会说到），加之不是专业的儿科医生，所以岳母和妻子也都并不服气。小孩一得病，一般马上就会出现两种解热药，两种抗生素和一种中药的治疗方案。我一般比较固执，并愿意承担可能的不良后果，所以犬子得病中医治疗率还是比较高。但我既要担心小家伙的病情，又有一些别的压力，饮食起居、护理方面又难以保证自己的意图能够实施，所以心情还是很沉重的。闲话打住，几分钟后，小家伙感觉怕热，蹬掉了被子，并感觉口渴，我很希望这时能够有些生石膏可以用，但半夜三更是买不到的，只好喂些凉开水，并且拿了一脸盆冷水放在床边，用两块毛巾轮流冷敷额头。小家伙一直在咳嗽，很少有停的时候，并且喉间有少许哮鸣音，不过还是能够迷迷糊糊地小睡，约 2 个小时后，他的体温开始下降，并大汗，早上 6：30 左右，他的体温约 37.5℃，咳嗽仍剧，看了一下喉咙，双侧扁桃体 II° 肿大，表面有许多脓苔，左颈部触及多枚肿大淋巴结，但在整个病程中，他从来没有说过喉咙疼，看过后问他疼不疼，他还是说不疼。第二天以后的用药：生石膏 20g（用了 1 天）煎水冲小柴胡冲剂，每日 2 次；生大黄 9g 泡水服；连翘 15g 煎水（小家伙拒服，未服用）。阿奇霉素首日0.2g，服 1 次；第二至五日 0.1g，每日 1 次。氨茶碱片 0.05g，每日 3 次或 2 次（去上学中午吃不上，共计服了约 5 天），约 1 周后完全康复。

总结几点经验教训：

1. 小儿外感看喉咙很重要。犬子扁桃体肿大化脓，但丝毫没有感觉喉咙疼痛不适，可能有些儿童对咽喉疼痛不敏感，《伤寒论》云："诸脉浮数，当发热，而洒淅恶寒，若有痛处，饮食如常者，蓄积有脓也。"扁桃体化脓就是蓄积有脓，不宜用热药，成人一般都能明显感觉疼痛，但小儿如果只出现洒淅恶寒而不感觉咽喉疼痛，就有可能会出现药误。犬子以前咳嗽畏寒，我喜欢用通宣理肺丸等药，但效果不好，很快化热，大概与不注意看喉咙有关，小儿病与成人还是有区别的。

2. 发热呕吐用小柴胡汤效果较好，不仅退热，而且和胃，含糖的小柴胡冲剂口味好，小儿很容易接受。约一年前犬子曾呕吐发热、胃脘痛、恶心，喂小柴胡冲剂的时候他说："我感觉吃一口，好一点，"咽喉部炎症不宜用生姜，我认为如果用连翘易生姜更好一些。

3. 腹诊很重要，咳嗽痰多患者如果便秘，腹部压痛，有必要考虑应用大柴胡、小承气等方剂，有些医案强调习惯性便秘者不必急于通便，但犬子便秘，大便常常干结粗硬，数日一行，我看不能因为习惯性便秘而不注意通便，大肠是肺中痰热很好的出路。

4. 我给小儿服的礞石滚痰丸市价约2元，重60g，成本价应该不到1元，里面却有沉香等贵重药品，质量未必能保证。

5. 小儿服中药是个大问题，如果大柴胡汤、小柴胡加石膏汤等能够开发成可口的成药该有多好。

6. 服中药应该注意饮食起居的调摄，否则对效果影响很大。对西药的影响较小。

7. 犬子的体质属于补中益气加大黄类。我看可以用大黄泡水送服补中益气丸调理一段时间，如果只是针对习惯性便秘，用决明子大概也很好。

顾志君　2006 – 10 – 14　09：02

多聪慧的小侄子！完全继承了其父亲的天赋，只是身体看来的确不太好，最好多练练六字诀的呬字功和嘘字功。

小孩子的确多石膏证。小女上次感冒发烧是一年前，当时从家里大人的药中挑了石膏、连翘、蝉衣一服烧退，两服而痊，临床上也很多见，所以我赞同多做点柴胡加石膏的成药。

小孩子滥用抗生素已经是通病了，我的很多邻居都是一发热就想着退烧针、输液，和他们工作紧张希望简单速愈有关，他们总是很惊奇："你的孩子怎么这么少生病？（今年一个酷暑没有发烧、咳嗽，而他们是隔三岔五地上儿童医院）"或者"你的孩子生了病怎么这么快好（即使发烧也是不用药或者略服中药可速愈）？"其实就是养生的问题，总结一句中医的老话：要想小儿安，常带三分饥和寒！！可是即使这样也很无奈，那就是他们还是不放心让我用中药来给他们的孩子调治，药苦也是很重要的原因，所以我赞同药剂改良。还有小孩吃不了苦药个人认为还是家长的决断力不够，我的孩子今年5岁不要说中药，大蒜、洋葱、老干妈辣豆豉、臭豆腐样样来噻（上海话意思很行），都是我小时候逼着她吃的，现在很喜欢。

还有就是尽量不用西药。当年在北京学医的时候，恩师朱先生常告诫我小孩子的肺炎不要接手，因为六经传变较快，容易出危险，并以给师弟治疗的两次亲身体验说明。可是后来跟随薛老学习后发现，其治疗肺炎随治随愈比比皆是，所以中医治疗此病仿佛并非难事，关键是六经辨准。这里面有一点需注意，不要认为肺炎就是麻杏甘石汤证，更多的是柴胡证，

主题之二　◎　经方实验录

特别要注意大柴胡证，而且小柴胡和麻杏甘石汤证合用的机会也多，不可因报道麻杏甘石汤多而引起误会。

黄兄多次以自身体验和深刻思考贡献大家，弥足珍贵，非常感谢！

黄煌　2006 - 10 - 14　16：31

连翘、山栀，是小儿发热常用药物。加入小柴胡汤或半夏厚朴汤常有效。

沙丘沙　2006 - 10 - 14　21：10

我配礞石滚痰丸，遵吉益东洞的经验，以甘遂代沉香，制成散装入0号胶囊，成人服4～5粒，小儿酌减，既经济，又有显效。

andy　2006 - 10 - 14　22：14

养儿方知父母恩。读此文，深受教益，谢谢。

llb1979　2006 - 10 - 15　20：14

小儿最易入腑，故成药中往往有巴豆，取其速效。如王氏保赤丸中之成分就有巴豆。顾兄的方子应该是张锡纯先生的凉解系列吧？这样的方子气味俱轻，最适合小儿服用。

大黄牡丹汤治疗急性阑尾炎有特效

沙丘沙

2006 – 11 – 03　09：12

患者，男，60岁。1991年10月5日，因右下腹疼痛，并连及腹股沟压痛，在乡卫生院诊为阑尾炎，静点青霉素一周，不愈。到县医院复查，仍诊为阑尾炎，改用氨苄青霉素、甲硝唑治疗3天，症状仍无进退。于1991年10月15日，请我诊治。见右下腹及腹股沟压痛，淋巴结无肿大，无腹膜刺激征，大便数日未行，苔白，脉紧。

处理：用白面兑水和成硬泥，以压痛点为中心，作直径10～20cm面圈，先以大蒜三枚捣为泥，填敷面圈内。约30分钟，患者自觉火热刺痛，难以忍受时，除去蒜泥，再以大黄、芒硝各等分为末（30～50g），米醋调成糊状，填入圈内，直到疼痛消失。内服大黄牡丹汤：大黄30g，牡丹皮20g，桃仁15g，芒硝10g（溶化），甜瓜子20g（炒焦，打碎），加水1200ml，煎取400ml，将芒硝溶化，分三次温服。

次日复诊，解下大便盈盆，自觉腹痛消失，稍有压痛。单用内服剂，药味同上，减芒硝用量，嘱多加水，延长煎煮时间，服法同上。3天痊愈。

讨论：我曾用上述方法治疗急性阑尾炎数十例，疗效确切。因为患者就诊时，曾应用抗生素10天，所以单用中药治疗。若是初诊的患者，往往同时应用抗生素，多于当天自觉症状消失，5～7天痊愈。大黄牡丹汤原方，大黄四两，顿服，当是仲景用大黄量最多的方剂。大黄四两，我临床多按20～30g计算，将顿服改为分三次服，既安全又有效。据临床体会，大黄的泻下作用，不完全取决于用量，在于煎煮的时间长短。大承气汤证大便不通，故大黄后下。此方取其清热活血之力，意不在通便，所以大黄与诸药同煮。此患者初诊时，数日未大便，故急煎。便通之后，仍用原量，适当延长煮药时间，则不致大泻下。

方中瓜子，《金匮要略讲义》五版教材说："瓜蒌子或冬瓜子亦可"。我临床一直用甜瓜子，原因是小时候曾见祖母养鸡，因为没有圈养，常有被人打断腿的时候，她用布条将小鸡的断腿绑定，并经常咀甜瓜子喂鸡，用不了几天，断腿就恢复正常。因知甜瓜子有很好的活血化瘀作用。

大黄牡丹汤方后注："如无脓，当下血"。没有说明是大便下血，还是小便下血。据我所见，服大黄牡丹汤后，患者小便深黄或红色，仲圣误以为是小便下血。

andy　　2006 - 11 - 06　　21：15

又见沙兄美文，拜读之后，受益良多，在此遥谢。沙兄勤于思考，敏于观察，文中可见沙兄多年之用心，实乃厚积薄发，良医美文。

楼主所见"服大黄牡丹汤后，患者小便深黄或红色"，我也见过服用桃核承气汤、抵挡汤后当天小便呈棕红色，续服则小便颜色慢慢变浅，是不是活血化瘀类汤药导致此种情形？

冷眼　　2006 - 11 - 08　　20：35

"肠痈者，少腹肿痞，按之即痛如淋，小便自调，时时发热，自汗出，复恶寒。其脉迟紧者，脓未成，可下之，当有血。脉洪数者，脓已成，不可下也。大黄牡丹汤主之。"

以上为仲景原文。

拙见：①以仲景观察之细、描写之准，仲圣岂能"误以为是小便下血"？②上文明言"小便自调"，泌尿系无伤也；病名"肠痈"，本或可下脓或血。③楼主观察小便细致，可以进一步研究，此小便之红是否含有红细胞，可查尿隐血或镜检。

麻黄汤应用实录

沙丘沙

2006－11－17　13：17

案一　患儿，11 个月，家住城关镇东街。鼻塞 2 个月，于 1989 年 12 月 30 日加重，无咳喘、寒热等症。这时天气寒冷，考虑为外寒袭肺，肺气郁闭所致。劝其家长试服中药。其父面有难色，说："草药那么苦，小孩子怎能喝下去？"我说："这剂药只有四味，且有甘草，味道不苦，小孩子服药不同于大人，一次大半碗，煎成放炉火旁，使其温凉适中，每次一二勺，频频喂服，不会有多大的困难。"家长表示愿意试服，于是开麻黄汤 1 剂：麻黄 10g，肉桂 6g，杏仁 6g，甘草 5g，加水 500ml，煎取 150ml，如上喂服。

一天半的时间，服完 1 剂，患儿鼻息豁然畅通，家长异常兴奋，要求多服几剂，以巩固疗效。我说："经方中病即止，不需多服。"1 周后相遇，言鼻塞未复发。此是我首次用麻黄汤，虽事隔多年，仍记忆犹新。

案二　患儿，4 岁，家住李怀乡陈家庄，1999 年 4 月 15 日就诊，此时本地正流行小儿支气管肺炎，多在医院输液一周才能缓解。此患儿咳嗽、发热 2 天，曾在本村口服、肌注消炎退热药不愈而转我室，体温 38.5℃，气喘无汗，不渴，脉紧而数。单用麻黄汤：麻黄 15g，肉桂 10g，杏仁 10g，甘草 10g，加水 800ml，煎取 300ml，分温三服，每日 1 剂。共服 2 剂，诸症悉愈。

案三　患者，男，32 岁，本村人，1999 年冬在邢台打工时患感冒，回家在我室就诊。体温 38℃，头痛，鼻塞，无汗，全身酸痛。给麻黄汤：麻黄 30g，肉桂 20g，杏仁 20g，甘草 15g，加水 1200ml，煎取 500ml，分温三服。1 剂，汗出，热退，诸症消失。未再用药，嘱其避风，多休息。

案四　患儿，2 周岁，本村人。去年曾患肺炎，经肌注、静点青霉素 10 天。今（1993 年 3 月 7 日）又发热，体温 38.5℃，微喘无汗，听诊左肺可闻及湿啰音兼哮鸣音。给麻黄汤：麻黄 10g，肉桂 6g，杏仁 6g，甘草 5g，加水 500ml，煎取 150ml，一日服完，不拘次数。

3 月 8 日复诊，进门时见他将头俯于其父肩上昏昏似睡，体温 39℃，面垢无光，咳喘加重。改麻黄附子细辛汤：麻黄 10g，附子 6g，川乌 6g，细辛 5g，加水 500ml，煎取 150ml，一日服完。

3 月 9 日三诊，精神焕发，咳喘大减，体温正常，肺部啰音几乎消失，继服上方 1 剂，痊愈。

案五　我的三弟，现年 33 岁。2003 年春发热，体温 38.5℃，无汗，恶寒，周身酸疼，不渴，脉紧而数。给麻黄汤 1 剂：麻黄 30g，肉桂 20g，杏仁 15g，甘草 15g，加水 1500ml，煎取 500ml，分温三服。早晨开始服，至下午 7 点服完，汗不出，热不退，反升至 39.2℃，夫妻双双肯求尽快退热，肌注安痛定 4ml、柴胡注射液 2ml，不久汗出热退，观察数日，一切正常。

讨论：在我所接触的中医里，不知道张仲景《伤寒论》的几乎没有；而用过麻黄汤的也几乎没有。可见经方理论与实践的差距，是多么遥远。

案二为小儿肺炎，临床习惯，一见发热、咳喘，不是输液，就是麻杏石甘汤。当知，发热、咳喘为麻黄汤和麻杏石甘汤共有之症，麻黄汤证兼无汗、恶寒、身痛、脉紧；麻杏石甘汤证兼汗出、烦渴、脉洪。怎能一见小儿肺炎就麻杏石甘汤？小儿肺炎见麻黄汤证时，用麻黄汤往往可一剂知二剂已，误用麻杏石甘汤或打针输液，多需 1 周或更长的时间才能痊愈。虽说条条道路通罗马，但最近的只有一条。现代医学，对于某一病症，尚有首选药、次选药之说，即便是麻黄汤与麻杏石甘汤一时难以分别，也应首选麻黄汤。服麻黄汤不外两种转归，一种如案一、案二、案三，汗出而愈，自然是皆大欢喜；也有汗出之后，变为麻杏石甘汤、白虎汤、承气汤、真武汤等证者，"观其脉证，知犯何逆，随证治之"就是了。

案四因"但欲寐"，认定为少阴证。我临床上，遇少阴重证，往往附子与川乌同用，以补当前附子因炮制太过而力量不足。案五我认为并不是药不对症，实际上是药不胜病，我三弟形丰体壮，体重 180 斤。本应击鼓再进，为了"不失人情"，只好恭敬不如从命。临床体会，像这样的发热，首选麻黄汤（或其他方剂），热不退时再用西药，往往比一开始就用西药退热的预后要好，无并发症和后遗症。我这样说，不会有人以为是在偏袒中药吧。

黄煌　2006 - 11 - 17　21：08
　　好帖！好帖！如果曹颖甫先生在世，也定当拍案叫绝！

黄力　2006 - 11 - 18　13：15
　　沙丘沙先生文风朴实，处方历练，学有根底，术得所长，令人钦佩！
　　外感初起证见寒邪束表时用辛温解表法的，确实是中医所长，罗止园先生、赵洪均先生均有过中西医合参之论述。观先生医案，亦可证实。

排脓散治验一则

沙丘沙

2006 - 11 - 13   13：37

患者，女，45 岁，本村人。1997 年春就诊。两个月前，其夫患腹痛，县医院诊为阑尾炎，输液一周不愈，开始脐中流脓，黄白相兼如米汤，迁延两个月始愈。没有让我治疗。其夫愈后不久，她也开始脐中出脓，与其夫不同的是，没有腹痛的症状，甚害羞，恐人笑为接触传染。舌脉无异常，肯请我保密治疗。此症既无经验，也无把握，决定试用排脓散，枳实（炒）、白芍、桔梗各等分为细末，每服 3g，熟鸡子黄一枚混合均匀，米汤送下，每日 2 次。服药二日，脓水减少，五日痊愈，至今未复发。

虽是试验性治疗，竟收意外之效，益信仲景不欺我。从此，对经方崇信有加。

讨论：《金匮要略》排脓散原方：枳实十六枚，芍药六分，桔梗二分。据《千金要方》"枳实若干枚者，去穰毕以一分准二枚"，枳实当为八分。而在枳实芍药散和四逆散中，枳实芍药均等分应用。桔梗为排脓要药，用二分，我觉得太少，所以三药等分应用。虽此方枳实未注明炒，为了容易粉碎，也炒焦应用。鸡子黄也没有说生熟，若用生者，黏腻不易服，所以，我采用熟的。

据我所见的资料，未见临床单用此方者，以上用法，难免有师心自用之处，不妥之处，希望高明指正。

ydh   2006 - 12 - 05   19：35

请教楼主：

1．张仲景的"枳实"是今天的"枳实"还是"枳壳"？如果是枳实，那么应该用较大的枳实还是那种小的"鹅眼小枳实"？如果去瓤，是否为今枳壳？

2．"一分"大约今天米制多少克？

3．窃以为鸡子黄应该是煮熟的，如果是生品是无法糅和，而且取和鸡子黄相当量的散剂，固体之间才便于进行体积比较。张仲景为什么要配伍鸡子黄？请指教！

4．冒昧问一句，您吃过排脓散吗？味道如何？我是吃过的，大约吃了10 余天。味道闻起来很鲜美，也并不难吃，但如果没有鸡子黄，是难以下咽的。个人体验，即使没有米汤，也能吃下去。请楼主多指教！谢谢！

补充一下，我用的是那种小的枳实，传统制作，制作的过程很辛苦，枳实很坚硬，非常难碾。

沙丘沙 2006－12－06 20：53

《神农本草经》无枳壳、青皮等名，可见当时的药物，不像现在分辨得这么细致。如上文引《千金》"枳实若干枚者，去穰毕一分准二枚"，应是现在的枳壳。沈括也说："六朝以前，医方唯有枳实无枳壳，后人用枳之小嫩者为枳实，大者为枳壳。"不过，我所用者也是现在的小枳实。

分有十分为一钱之分，也有四分为一两之分。仲景、思邈所言之分，当是四分为一两之分。据考证，汉一两15g有余，那么，一分约为4g。陆渊雷《伤寒论今释》，桂枝汤后引苏恭说："古称皆复今南称是也，后汉以来，分一斤为二斤，一两为二两。古方惟张仲景已涉今称"。接着陆氏说："据此，则药称当以折半计算"。太老师张大昌先生，曾撰《汉权衡考》，也说："汉金银丝珠医药，减半用之"，实际应用，一分约为2g。

鸡子黄的作用，首先是《内经》"五畜为益"理论的具体应用。鸡子黄居中，外包以蛋清，正是盖天派天地的缩影，蛋清色白，在外，应天；鸡子黄色黄（赤），居中，应地。天为阳，地为阴。火为阳，水为阴。心为阳，肾为阴。心火配离，外阳而内阴，鸡子黄实为补心中真阴的佳品，故黄连阿胶汤以此为君。具体说排脓散中鸡子黄的作用，可归纳为三点：①滋补；②调味；③敛疮生肌。

岳美中评仲景书，言症状而不谈病理，出治方而不谈药性。我素依此，只关心此方有何适应证，而不善剖析方中药性。今逢版主发难，略述管见，不当之处，敬请指正。

黄煌 2006－12－12 11：27

楼上就经方的临床应用探讨如此细致，很是钦佩！

话说栀子豉汤

沙丘沙

2006－11－30　22：20

患者，男，13岁，学生。2004年秋，外感发热，经输液治疗1周，体温正常，心烦头晕，周身不适，时发呕吐，不能上学，舌薄尖齐如刀切，色红无苔，脉数。给百合地黄汤合栀子豉汤：百合10g，生地30g，栀子10g，豆豉10g，煎煮2次，混合后分2次温服，每日1剂，并作心理开导。2剂，心烦、头晕大减，已不呕吐。再服2剂，心情舒畅，继续上学去了。至今未复发。

讨论：栀子，色赤形圆似心，豆豉色黑形似肾，两味联用，有交通心肾之功。《中药学》言栀子清心除烦。吉益东洞言豆豉"主治懊恼"，可见，此方为主治烦躁的方剂。

读《伤寒论》76条："发汗吐下后，虚烦不得眠，若剧者，必反复颠倒，心中懊恼……"想起我1984年读高二时，患神经衰弱的情况，失眠，身如在牢笼，坐卧不安，心中痛苦，难以形容。暗自敬佩仲景对疾病症状的描述，文辞简洁，颇得神韵。除上述症状外，尚有后部头痛、项强、心率加快等症。化验、心电图等正常，内科医生束手无策，精神病院的医生，因职业习惯而把上述症状当作精神分裂症并言不能上学。从此，我就与学校无缘了。当时，若有善用经方者，以栀子豉汤，或合百合地黄汤，或合葛根汤治疗，或许也会像这位小朋友一样，数日之后，照常上学。孙真人言"人命至重，贵有千金，一方济之，德逾于此。"每念及此，不胜感慨。太老师曾给我讲过这么一个故事，丹波元简乃是日本名医，诊费也相当可观。一天诊治一女子，诊为栀子豉汤证。丹波怜其家贫，特不收诊费。不料其母见药只2味，又不收诊费，以为病重，医生敷衍，大哭不肯取药。丹波闻之，只好照收诊费，并许此病可治，母女才离去。患者、家属皆以价贵者为良药，古今中外皆然。

我的一位患者告诉我，他的母亲十几年前患发热，数月不愈。后一老中医想了个偏方，栀子三钱，萝卜酱豆一撮，水煎服。萝卜酱豆，家家皆有，只需到卫生院买一味栀子，抄方的院长也是位中医，连声说："几分钱的药，怎能治好病？"不料，只服3剂，便体温正常，永未复发。

萝卜酱豆，我们家乡，家家皆有。三伏天，将黄大豆煮熟凉至干湿适中，上覆麻叶，待黄衣上遍，晒干，待秋后萝卜成熟时，做萝卜酱用，也就是《本草纲目》豆黄的治法。只不过，时珍用黑大豆，我们家乡常用黄大豆。豆豉，多数药房不备，故用此品代替。患者以为药简而贱者无效，不足为怪。而作为一名中医，竟然对仲景方不屑一顾，嗤之以鼻，这是一种多么可怕的现象。

黄煌　2006－11－30　22：40

说的好！实在、实用，是实践经验的总结！栀子除烦，本人常常配合连翘，或用栀子厚朴汤。

初学者用桂枝汤治好母亲病的一个经验

松 松

2006 - 12 - 28   19：24

我母亲，50岁，住在江苏海门，今年夏天开始，断断续续出现不明原因的不适感。具体表现如下：夜间突然觉得心中烦闷，辗转反侧不能正常睡觉，少时，情况变重，心烦更甚，欲上厕所，腹泻不止。当时，母亲极为痛苦，气上冲感严重，想呕吐但又呕不出，不想讲话，四肢冰冷但自觉热，额头有细密汗珠，但背上四肢均无汗出。我们见之十分不安，嘱之服用止泻药以止住腹泻，但没有效果。一小时左右，症状减轻，腹泻停止，烦闷感也逐渐消失，半小时后得以安睡。次日去医院检查，无病症，所以只配了消炎止泻药。隔数日，妈妈又在半夜发病，症状与上一次完全相同。发病时默默无语，只见呻吟，偶尔伴有嗳气、干呕。因为我妈妈是体力劳动者而又需每日早起，这种不明原因的病症直接导致她两天的工作无力，精神不集中。以后每隔半个月左右就有一次症状，问医生都给不出明确答复，甚为苦恼。当时我未接触中医更不知道经方，身为中医药大学生的我深感自责。

开学的时候，得黄老师的教授，从零开始认识中医和经方医学。以桂枝汤的方证对照我妈妈的症状极为合适，遂叫妈妈按桂枝汤原方原量配药（桂枝10g，芍药10g，甘草6g，生姜10g，大枣12枚），储于家中，以备适时煎服，并嘱之服后喝热粥，盖着被子睡觉。数日之后，当妈妈又一次出现症状的时候，爸爸帮她煎了药，喝下之后一会儿就没有了周身燥热感，心中烦闷和强烈的气上冲感也随之减轻并逐渐消失，喝过热粥后浑身出汗，四肢有潮湿感，自觉一身轻松，不一会就睡着了。第二天起早，干活时感到前所未有的轻松和有劲，精神极佳，日后不曾再次发病。

经方之魅力由此显现，使人不得不心悦诚服！我是初学者，希望大家多多关照。

gugu   2006 - 12 - 28   20：44

中医学习有了好的思路就不一样了。从经方入手学习是捷径。

andy   2006 - 12 - 29   00：22

好，越用越有体会，越有体会就越学着有劲。

沙丘沙　2006 - 12 - 29　08：59

《伤寒论》原文："病人脏无他病，时发热自汗出者……，桂枝汤主之。"楼主应用桂枝汤，实最佳方案。是否能将当时的用量贴出，以便大家更好地学习。

sundog　2006 - 12 - 30　10：26

不懂，怎么看起来像小柴胡证？新手，请各位指点。

沙丘沙　2006 - 12 - 30　12：33

对不起，楼主此案本有用量，是我阅读时粗心。此患者发热（自觉发热也属发热的范畴）、欲呕为桂枝汤和小柴胡汤共有之证，其中上冲明显，为桂枝汤所特有。以腹证分，桂枝汤多腹直肌拘挛，小柴胡汤多两胁痞硬；以脉象分，桂枝汤证脉浮大软，小柴胡汤证弦细小；以病机分，桂枝汤证偏寒，小柴胡汤证偏热。虽说如此，若临床两方不宜分辨时，应先桂枝汤，后柴胡汤。此虽举腹痛一例，但仲景曾说："腹痛，阳脉涩阴脉弦，先予小建中汤，不愈者，后用小柴胡汤。"实示之以法，任何病证，虚实寒热难辨时，都应先从虚寒论治。仲景重视阳气、注重扶正的精神，于此可见一斑。

主题之三

方药纵横

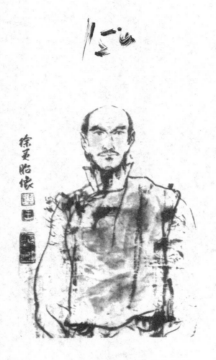

　　能识病情与古方合者，则全用之；有别症，则据古法加减之；如不尽合，则根据古方之法，将古方所用之药，而去取损益之。必使无一药之不对症，自然不倍于古人之法，而所投必有神效矣！

——徐灵胎（1693～1771 年）

三家村药话

ydh

2005 – 03 – 12 09 ：52

如何使用中药，一直是临床中医最为关心的话题。为了活跃版块，更为了初学者尽快地提高临床疗效，由中医老人、zhaolibo、ydh 三位版主联合发起关于中药应用规律讨论的系列帖子。姑且命名为"三家村药话"，旨在抛砖引玉，欢迎大家一起来讨论。

一、白术

ydh

白术是治疗"眩"的一味重要药物。真武汤、茯苓桂枝白术甘草汤、桂枝芍药知母汤、泽泻汤、《近效》术附汤等主治中都有眩，都含有白术。因此，可以认为眩是白术主治的一个重要方向。

ydh

白术是治疗腰痛的良药。

黄煌

白术是天然的白蛋白，可用于低蛋白血症。

ydh

顾丕荣治疗肝硬化腹水用白术80g。

quzhizhong

生白术治疗气虚便秘。

古求知

白术加强肌张力，有利于中气下陷性疾病如胃下垂的康复。

雍乾

对于白术可加强肌张力，是得于实验，还是经验，愿闻教益。

绿江野客

白术我最大用过120g。

二、黄连

ydh

黄连可能是一味免疫抑制剂，比如治疗红斑狼疮、肺结核等方子中多有出现。如果说狐惑病类似今天的白塞病的话，那么，半夏泻心汤用黄连也可作上述理解。

中医老人

对于不少需要使用免疫抑制剂的患者，单用黄连似乎效果欠佳，应配合黄芩、黄柏、山栀等。

新苗

根据对古代黄连单方的统计，黄连主要用于治疗痢疾、出血性疾病、口干渴，以及各种疮疡。对于痢疾的治疗似乎可以不受证的限制，适当配合，寒热证皆可应用。出血性疾病的治疗应用也较多，黄连治目疾如神，外用多治疗眼睛充血红肿，从另一方面说明黄连对于出血有较好的疗效。黄连治疗口干渴，古人用得最多的可能就是黄连合地黄治疗消渴。各种疮疡，应用黄连也有很好的效果。黄连解毒汤医案中，皮肤病和外科疾病占很大的比例。

ydh

"外用多治疗眼睛充血红肿"，内服也一定能治疗胃黏膜的充血红肿，治疗胃炎。另外，可能对幽门螺杆菌也有抑制作用。左金丸治疗反酸多，十二指肠溃疡的特点也有反酸多，是否提示黄连有抗溃疡作用？大家有相关资料不妨赐教。

xpeng

我想黄连的作用与剂量关系也相当密切。我有一次用甘草泻心汤治疗一个身强力壮中年男子的口腔溃疡，反复发作，发时舌上疮大如黄豆，当时我对黄连未有过体会，只知道味苦败胃，一般人用至3g，小儿用1g或不用，斗胆用黄连5g，又恐苦寒太过，干姜用至5g。药店人说干姜宜去掉，我以用干姜取其"辛"，用黄连取其"苦"为由，坚持要加干姜。不料服后口腔溃疡发作更重。后由黄老师用黄连解毒汤而愈。

一日我去药店请教黄连的使用剂量。药店的先生说："我们这里用黄连一般为10g，有的医生用15g。"

本人是江苏江阴人，对家乡的医生下药如此猛烈，心中颇有疑虑，待到暑假正来烦热口苦，小便赤，失眠，目赤肿痛，服黄连10g，黄芩30g，大黄12g，并不觉苦得如何厉害（可能是个人的感受不同，也可能是受了药店先生的暗示），服完2剂，浑身舒服，唯有拉稀一日，不敢继服。

黄煌

现代人热性体质很多，黄连、大黄、黄芩应用的机会相应增多。至于用量最难说清楚。受许多因素制约，不过黄连用到10g，也是可以的，尤其是在用小方时。

唯中

黄连用到10g以上，多数人脾胃还是受不了，食欲会很快下降。

ydh

治疗胃病，叶天士有用黄连与枳实的配伍经验。

绿江野客

黄连和枳实相配好像是李东垣的吧？

思玥

以往读黄连文献，见黄连在《神农本草经》中列为上品，并提出黄连"久服令人不忘"，陶隐君以后也有"黄连久服长生、得仙"之说。对于这两点，后世文献争论颇多，多倾向于反对意见。我也以为不忘、长生、得仙之说为道家思想之糟粕，不足为信。

后见日本人多用黄连解毒汤，治疗老年痴呆及脑血管后遗症，方恍然大悟，这不正是黄连"久服令人不忘"的注脚。而临床所见一些患高血压、高血脂、面红，属黄连体质的患者，适量服用黄连剂，未尝不能起到

"长生、延年"之效。

故心中常叹，"纸上得来终觉浅，绝知此事要躬行"。倘全民以黄连为仙家圣药，服之以求长生，故为虚妄，可不遗余力，批而驳之；然倘能细心体察，取之文献，验之临床，探求究竟何种体质状态的人，身患何病之人，方与此说合拍，与单纯地批驳相比，当是"山重水复疑无路，柳暗花明又一村"的境界与天地了……

苗治国

今天开一药方治疗一患者的失眠、烦躁、胸脘部不适，用黄连阿胶汤加生地30g，酸枣仁30g，丹参30g，栀子15g，其中黄连用了20g，疗效待定。因为以前治疗一个黄连阿胶汤证的严重失眠患者，没有敢用大剂量的黄连，效果不好，后来听到赵立波师兄的点拨，说只要方证对应，可以用大剂量的黄连无碍，所以这次就放胆一用。

三、地黄

ydh

地黄也是一味体质药，适合于虚劳者，消耗性体质。"贫下中农"之类的劳力之人似乎有更多的使用机会。

xpeng

我的已故外公去世前一年，83岁，冬季因为感冒发热而打针挂水一个半月不能痊愈，身体拖得虚弱不堪，脸发浮肿，喘不得卧，拉稀，不想进食物，我用大剂熟地60g，山萸肉45g，人参15g，山药30g，麦冬30g，加肉桂10g，附子8g，龙骨30g，牡蛎30g，服了4剂而大见起色。病人浮肿消失，食欲大增，体力亦见复。

ydh

熟地是使用频率极高的一味中药，薛己、赵献可、张景岳这些大家都是善用熟地的高手，他们的经验值得学习。熟地不但广泛用于杂病，也可以治疗外感，恋邪之说不足信。

xpeng

前不久我看了裘沛然的《壶天散墨》中关于他运用熟地的医案，更确信是一味起沉疴的好药！

ydh

四维之一，不可小窥。

windwin1211

前几天看张宗祥的医药浅说。他认为生地黄、熟地黄和干地黄各有妙用，讲的颇为精彩。

gugu

生地作用是凉血滋阴止血。

新苗

熟地也是张锡纯先生善用的一味中药，xpeng 医案中之方有锡纯先生之神，余虽多读先生书，但尚不常用熟地，此案又开眼界，谢谢！

graydragon

熟地益精填髓，补肾阴肾阳。

四、牡蛎

ydh

牡蛎对心动过速、心脏神经官能症、甲亢等出现的心率加快可用。

xpeng

牡蛎于易出虚汗者，以有悸动、烦躁、失眠者尤切！代表性类方证有：牡蛎散证、牡蛎瓜蒌散证、桂甘龙牡汤证。

黄煌

牡蛎可用于脾肿大、甲状腺肿大。

唯中

牡蛎合玄参、连翘、夏枯草有化痰散结，消减包块之效。欲取以上疗效，以生品入煎（须先煎）为宜，煅品效差。

五、桂枝

ydh

桂枝具有平冲降逆作用，冲气上逆类似于交感神经过度兴奋的表现。因此，平冲降逆可否理解为抑制交感神经的兴奋呢？

顾志君

我认为不能这么解释！桂枝也或有兴奋交感神经的双向作用呢！

ydh

不排除双向作用，但在平冲降逆这一点上似乎以抑制为主导作用。包括引火归原方面也如此，一过性的脸红、出汗、心慌多为交感神经过度兴奋的表现。

xpeng

桂枝有多种作用，平冲降逆作用，多属"气水血学说"中的气水剂作用，代表配伍为桂枝茯苓甘草。桂枝能利小便，如五苓散作汤剂之用桂枝；一过性的面部出火，脸红，出汗，心慌有用桂枝甘草龙骨牡蛎汤、柴胡加龙骨牡蛎汤及桂枝茯苓丸者。总之，是以强壮机体为主，实则机体亢奋者慎用！

黄煌

伤寒论时代桂枝肉桂不分，经方中所用桂枝，也包括今天的肉桂在内。去药房，看桂枝都是没有香气的枝梗。所以，平冲定悸，我必用肉桂，且剂量较大。

绿江野客

对于面红汗出的这种情况，是很复杂的，不是几味药就搞得定的！好好读读《金匮要略》和后世的一些医籍。简言之，大致有五味子、白薇、大黄、黄柏、李根白皮、珍珠粉、牡蛎、黄芪、人参、升麻、葛根等数种情况。

wzaky

《伤寒论》中"其气上冲"。这气到底是什么东西。平时不上冲时，它藏在什么地方。

黄煌

正常时没有上冲感，病态时才有。这气不是胃中的气体！气上冲也不是嗳气。

六、苍术

ydh

苍术是治疗胃下垂的良药。

黄煌

许叔微曾用苍术治疗吐水宿疾，胃疾得愈，目力也好于以前，是苍术有明目作用也。

ydh

苍术含有维生素 A，可治疗夜盲症。经方中含有"术"的方剂在治疗胃肠病时似乎应当用苍术。

唯中

需配伍大剂枳壳（30g 以上），并引以小剂量升麻、柴胡（各 3g），治疗胃下垂效特佳。余有一案，县中学徐姓女教师，4 剂即痊愈，已 3 年未发。

七、黄柏

ydh

黄柏是治疗口疮的要药，《古今录验》等方书俱载。

黄煌

凡体内分泌物发黄如柏汁者，均可使用黄柏。如黄疸、黄汗、黄带、黄涕、黄痰、黄尿、黄水疮等。

绿江野客

口疮？一般配伍细辛才有用吧，取火郁发之之理。还有的要配伍砂仁、甘草才行。山茵陈也是口疮要药。

xlxn3

口疮如果是口腔白点说明是真菌感染，用制霉菌素研粉外用，也可以快速治愈。

八、白芍

ydh

白芍是肌肉松弛剂，适用于肌肉紧张状态。

唯中

白芍缓解肌肉紧张状态需配伍甘草，且需重用白芍30g以上，与甘草比为3:1。

crane

近期我用大剂量白芍、甘草治过一经常性便秘病人（女，37岁），其人之前常靠大黄、麻子仁丸来通便，但是停用当天即无便意，后用白芍30g，甘草20g，5剂。现已不服药，但仍能保证每日一次大便，已半月余。

ydh

祝贺您！

黄煌

芍药动大便，许多女孩子的便秘大多使用芍药方。我曾用当归芍药散治疗女生便秘，很灵！

graydragon

长见识！小儿便秘用生白术，女孩子便秘用白芍，老年人便秘用麻仁，年轻力壮者可用大黄，这也是和体质相关。

九、干姜

ydh

干姜可对抗迷走神经。

黄煌

干姜去肠中之水，水样便，或吐水，均可使用干姜。其苔多白滑。

唯中

干姜配黄芩乃辛开苦降之重要药对。干姜合炙甘草温肺胃之阳。

新苗

干姜和生姜有什么区别，前者可以治疗"下利"，生姜可以治疗"呕吐"，为什么会有这种差别？它们的相同点是什么？敬请指教。

古求知

没多大区别，"干"姜无水故治有水之利，生姜有水故治"干"呕。此戏言尔！

gugu

干姜常和黄连同用，辛开苦降。

feng

干姜可对抗迷走神经。你是中医吗？

方药南

中医进步了，已知干姜可对抗迷走神经了，真正是干到老学到老也。临床遇到迷走神经兴奋的可用干姜对抗（抑制）？试试看。

十、牛膝

ydh

牛膝扩张下肢血管。

黄煌

凡腰腿痛、下肢浮肿者，可以使用牛膝。

唯中

但《王氏医存》却认为：水湿滞于下焦所致之脚肿不宜用牛膝、木瓜。

思邈然

葛根和川芎也可以扩张血管。

十一、附子

ydh

附子是强心剂。

xpeng

附子也是抗炎药。

黄煌

附子的镇痛作用也不能忘了！

ydh

上世纪上海使用附子的大家治疗热性病用附子配伍石膏、羚羊角等寒凉药，其思路更是别开生面。热病中更容易出现心衰，附子则是必用药，可见热病不忌讳热药。所谓的回阳，主要的内涵还是强心。久用附子，代谢增强，体内产热增多，此时病人可能反而会感到寒冷，非为剂量不够，要注意。

kmdkj

附子确可强心，它含有强心作用的生物碱，你去查一下，其中一种叫dl－去甲基乌药碱。还有不少用附子或四逆汤、参附汤抢救心衰或心源性休克的报道。楼主说强心并无不可。认证不明误用附子或煎煮不当而至附子中毒，重者确可致心衰。但可用煮透无毒的附子汤或四逆汤、参附汤喂服，对抢救附子中毒有效（吴佩衡先生经验）。

andy

久用附子，代谢增强，体内产热增多，此时病人可能反而会感到寒冷。想不通啊！

sdlczhao

曾见某民间中医秘方，生附子用乙醇浸泡后取滤液用于脚气治疗。大家能分析其道理吗？

十二、厚朴

ydh

厚朴是胃肠动力剂。所谓行气，也包含促进胃肠蠕动的内容。我喜欢厚朴，翻译成英文是 hope，多么美的名字。

graydragon

用降气的观点来认识厚朴。

蒲亭逸仙

"喘家作，桂枝加厚朴杏子佳。"

方药南

中药西解？不喜欢。

小土豆

有人不喜欢"中药西解"？其实，中药西解也好，中药西用也好，只要临床上安全、有效，就行！我们学校有位老中医，都八十多岁了，发现他十几年前发表的论文题目是这样写的："核桃肉是肾结石的克星"、"黄芪为治慢性肾炎蛋白尿的良药"、"蝼蛄消肝硬化腹水"。中药西解、中药西用是时代的要求！

十三、当归

ydh

当归为外周血液循环改善药，有扩张动脉作用。

十四、山栀

ydh

山栀是镇静剂，也是消炎药。

gugu

栀子凉心肾，鼻衄最宜。

xpeng

栀子用于胃脘难受、烦躁、失眠。可有泛酸，饱胀感，但切按不实。患者舌多见暗红。

古求知

吉益东洞曰：山栀主治心烦兼治发黄。

十五、半夏

ydh

半夏抑制呕吐中枢，为镇吐剂。

xpeng

半夏之呕吐，多与人的心理因素相关，而没有明显的器质性病变。可见呕吐稀水、感觉异常。

ypy

所谓的燥湿化痰，和胃止呕原来就是这样的。

古求知

半夏也治咽痛，如半夏厚朴汤。

绿江野客

论半夏最详者数张锡纯，用半夏最精妙者数张仲景。

十六、茯苓

ydh

茯苓利尿，驱除体内多余水分。

xpeng

茯苓可用于与水饮相伴的心悸、心神不宁（如苓桂术甘汤证）；肢体的肌肉跳动，或伴浮肿（如防己茯苓汤证）；头皮油腻的脱发（柴胡加龙骨牡蛎汤证）等。

gugu

我猜测四君子汤是来源于苓桂术甘汤的，不知是否正确？请高手指正。

xpeng

我觉得有道理，不过四君子汤也像理中汤，即人参汤。苓桂术甘汤分在苓桂剂中比较合适。

十七、乌梅

黄煌

乌梅主治干呕舌红者。

xiyang

乌梅是长寿食品。日本有句谚语："语乌梅干划拳者。"意指满脸皱纹、身材矮小，拿着乌梅划拳饮酒的长寿老翁。

颐生堂堂主

乌梅不可用于牛皮癣进行期，不利于皮损的消退。

寒江雪

乌梅有敛肝之用，用治肝气犯胃之胃痛，有一歌云：三个乌梅两个枣，七个杏仁一处捣，加上一杯黄酒饮，不害心痛只到老。按：乌梅、大枣合用，有芍甘汤意。

十八、大黄

ydh

大黄治疗出血，多用于充血性出血，以上趋性为主。因为充血，故多有面色红，眼结膜发红，脉象满而有力。止血机理可能与所含有之鞣质有关，当然，其扩张人体下部血管，造成盆腔充血，形成"内放血"，使血液得以重新分布，也有助于缓解上部的充血状态，从而帮助机体自然良能之止血。

绿江野客

大黄还可以用于尿血，多配桃仁、荆芥、豆豉。大便下血者也可用，将大黄放入鸡蛋中煮熟食用可疗痔疮。

大塚敬节先生的十三条经验

许 可

2005 – 04 – 12　18：20

1. 麻杏甘石汤治疗小儿咳喘、哮喘有效。

2. 当归四逆加吴茱萸生姜汤治疗手足寒冷、冻疮。

3. 五苓散治疗小儿的无故呕吐泄泻。

4. 炙甘草汤治疗脉结代如心肌亢进、甲亢引起的心律失常。

5. 钩藤散治疗青光眼、美尼尔综合征、脑动脉硬化。

6. 八味地黄丸治疗各种排尿异常疾病，但必见小腹部不仁，即腹诊时关元穴附近按之软而无力。

7. 大柴胡汤治疗胆囊炎、胆结石、高血压、肥胖等疾病，但腹诊时必两胁胀满。

8. 桂枝茯苓丸治疗痛经、痤疮、青春痘、荨麻疹，但腹诊时少腹部必有压痛。

9. 麦门冬汤治疗妇女妊娠咳嗽。

10. 温经汤治疗进行性指掌皮肤角化症。

11. 葛根汤治疗副鼻窦炎、过敏性结膜炎。

12. 防己黄芪汤治疗变形性关节炎，特别是关节水肿。

13. 温清饮治疗一般性白斑（白癜风）。

周一日本汉方家讲座

许可

2005－04－13　21：51

　　本周一友好的日本学者平马直树先生、矢数芳英先生、加藤久幸先生来到南京中医药大学仙林校区，给我们带来了题为"中医学在日本"的精彩讲座。

　　讲座中先由加藤久幸先生讲述了日本汉方的起源与发展，后由平马直树先生给我们讲述了大塚敬节先生的生平，并且给我们讲授了大塚敬节先生的十三条经验。用大塚敬节先生的话讲就是要让年轻的中医能应用前人的有效经验，增加对中医的兴趣。

　　最后由矢数芳英先生讲述：①其祖父矢数道明先生为什么能成为汉方医家；②矢数道明先生给他的教导；③矢数道明先生教给他的学习态度。其中矢数芳英先生曾问自己的祖父："您这么大年纪，为什么每年要访问中国一次？"矢数道明先生回答："中国有句谚语：喝水不忘打井人，要感谢为你打开道路的先人，还有创造了中国传统医学文化并传授给我们的中国人。"

　　我们希望这种友好的学术交流能越办越多，越办越好。

谈谈半夏体质

7224162

2005－06－04   10：31

一、半夏体质证的判定方法说明如下

1. 望诊

半夏体质的判定较之于其他体质有比较明显的特异性，因为此类体质的形体特征差别很大，既可以有胖者，也可见于瘦者。形体的胖瘦并不是判定的要素之一。同理，此类体质的脸部特征也有很大悬殊，头的大与小，脸形的阔与窄均可见。半夏体质的判定重点在于眼睛，包括眼神的望诊。半夏体质的眼裂较大，眼神较专注而多情。所谓眼睛是心灵的窗户，在半夏体质身上体现得最为明显。半夏体质的心理活动和情绪的变化不仅很容易且及时地写在脸上，而且首先通过眼睛而表露无遗。眼明心亮、眼明手快都是用来形容半夏体质的。半夏体质的眼神是灵活多动而有神气的，半夏体质的眼睛是敏感、多情，而且是会传情的。能够做到眉来眼去、眉目传情、暗送秋波多半是需要具备半夏体质的。浓眉大眼、明察秋毫也多半适合用来形容半夏体质的，半夏体质的心理是敏感的，是最容易害羞的体质类型之一。如果是半夏体质与阳热体质的复合体，那无疑在其脸上是最有可能见到羞色和红晕的。在临证时我经常与半夏体质开些无伤大雅的玩笑，通过这个方式时常会从患者的眼中捕捉到害羞或不好意思的神情。但这不是绝对的，仅是在临证时发现这种情形的出现判为半夏体质或出现半夏证的概率较高。如是年纪较大已兼见有其他转变后的体质类型者，其眼神特征就没有统一的规范。

京剧是中国的国粹，京剧的脸谱艺术是国粹中的精华。从颜色来分别，红色代表着忠义之士；白色，是指大奸之人；黑色，表现性格鲁莽的正派角色等，具有鲜明的特征。同样，不同的体质也有其各具特色的脸谱。根据临床经验所得，对于先天性的原始体质类型中比较有典型特征的脸谱试归纳如下：

柴胡体质的脸谱特征是：脸形上大下稍窄，呈倒梯形，头部大小均可见，颧骨较高，眼裂较小，脸部的线条特征有如普通型桑塔纳那般棱角分明，肤色泛青，缺乏光泽，纹理较粗。刘翔因为获得了第二十八届雅典奥运会的男子110米栏的冠军后其在临近决赛时脸部严峻专注的表情屡屡在电视重放，那张刚毅的志在必得的脸部特写镜头就是柴胡体质最为典型的脸谱，也是中国人最为常见的脸谱。

典型的半夏体质的脸谱特征是：脸形上下同距，脸呈圆形或国字形，头部较大，眼裂较大，脸部的五官是比较生动且悦目的，脸部的线条曲线好比是奥迪 A6 豪华型高级轿车，线条呈流线型，曲线柔和而丰满，大方且美观。《五朵金花》和《阿诗玛》的主演杨丽坤、央视娱乐节目主持人文清、电影演员刘晓庆、小品演员范伟及宋丹丹等都具有比较典型的半夏脸谱特征。

桂枝体质的脸谱特征是：脸形上下等距，呈细长条形，头部较小，脸部较窄，皮肤纹理细腻，肤色白皙，细皮嫩肉，唇色较暗或淡，男性的桂枝体质患者有女性化面容的倾向。大家比较熟悉的是小品演员巩汉林、央视娱乐节目主持人管彤。

脸谱特征也有交错的现象，如林忆莲和杨澜是柴胡眼与半夏脸的复合体，日本电影明星高仓健和日本作家川端康成是柴胡脸与半夏眼的复合体。

2. 问诊

易出现咽部的症状或呕或吐症。这需要通过问诊来加以确定。主诉症状出现呕或吐的症状并不能认定是半夏体质，有的可能仅是出现了半夏证，或是半夏体质兼见有其他体质类型，但非半夏证或半夏类方下的呕证。有时临证时遇到的半夏体质并没有明显的外观特征，是通过问诊后才得以确定的。在临证时我经常问患者平时是否有咽堵痰多的症状？是否有经常不由自主地咳痰清嗓的现象？是否常常在刷牙时欲呕？这是判定半夏体质问诊的第一层次的内容。这三个问诊内容对体质判定的准确性是最高的，是最具普遍性，也最常见，患者最容易作出回答的。其次是询问患者是否有夜寐咽中有明显痰鸣或痰堵至呼吸不畅，张口呼吸或不得平卧，如呈平卧睡眠则咽堵更明显、侧卧则缓的症状，这方面的问诊内容一般见于成年人，或形体较肥者，且男性多见，在发生的概率上较第一问诊内容为少，需要患者的家人来作出回答，所以将之列为第二层次的问诊内容。第三是询问患者是否会经常声音嘶哑或失音或每每感冒以咽喉部的疼痛作为首发症状。这方面的内容多见于女性患者，在判定半夏体质的重要性居于比较次要的地位，是作为病理状态下的症状，唯有在经常发作的前提下对半夏体质的判定才有意义。最后在以上诸项内容得到否定的回答后才询问患者既往是否曾经出现坐车晕车呕吐，或针对婴幼儿向其父母询问是否经常吐奶。毕竟晕车呕吐的发生通过个体的经常性的锻炼可以得到改善，而且非半夏体质在某些主客观因素的影响下也会有偶尔一两次晕车呕吐的发生。再者在发生晕车呕吐前先有咽部不适或咽堵痰多爱咯等的前躯症状出现者判为半夏体质才有更高的准确性，而吐奶的发生与客观因素也有很大的关系，所以将之列在问诊内容的最后一个层次，对于半夏体质的判定也是支持性最为弱者。对以上诸项内容，患者不能作出明确答复时，有时我会问患者平时是否容易受到惊吓，且是否有心悸的症状，或是否有恐高症。对于婴幼儿会问及与其母或其父长相的趋向性、是否爱哭、是否易被惊醒等。这个层面上的问诊内容是因为有的半夏体质平素身体健康，少有不适，且是处于半夏体质隐性状态，第一至第三层次的问诊内容表现得不明显或者是根本不具备，为了体质的预见和预防并进行健康教育或对婴幼儿及青少年采取有针对性的教育策略所做的问诊设计，特别是对于婴幼儿体质的判定更具有意义。

需要特别说明的是：①以上诸项问诊内容不得一一与西医的某些病名，如慢性咽炎、睡眠呼吸暂停综合征、声带小结相对应。我不否认半夏体质在这些疾病的发生概率上较其他体质类型为高，但有不少半夏体质有类似以上所列西医诊断病名相似的症状，但却没有相应的客观体征来支持这类疾病的诊断。②作为体质判定的要素之一的问诊内容所涉及的每一个具体症状的出现不排除有的是某种因素的刺激下产生的，如经常抽烟的烟民大多有咽堵痰多或受咳痰清嗓子或刷牙欲呕的现象；又如睡眠时咽中有痰堵或痰鸣而影响睡眠等，这类情况的出现更多的是判为半夏证。相反，有的个体并没有抽烟，形体也不胖，甚则年龄还小就有以上所言第一层次和第二层次的问诊内容的症状出现，这种情形对体质的判定更有意义。

这些问诊内容只不过是为了寻找支持半夏体质判定的证据。如果不是有体质辨证的思维，面对这样的提问，即使是一名老中医可能也会不知所以然。在柴胡体质、桂枝体质、半夏体质、阳热体质与当归体质这五大先天原始的中国人的基本体质类型中，唯有半夏体质最具有不可更改性。即使已兼见有其他的体质类型，即使是年已花甲，但半夏体质的特征仍然存在，仅有特征隐与显、具体某一判定的症状轻与重的差异而已。

3. 闻诊

半夏体质在就诊的过程中，医者通过与其的交流和沟通，可以发现该类体质遣词用语很是谨慎小心，或是对自己的病情过于关注，或是向医生刨根问底，或是夸大病情的严重性。事实上，这种所谓病情的严重性夸大是作为旁观者的认识，在患者本人看来其对病情严重性的认识是一点都不含糊的，这是由其半夏体质的特征所决定的。积累了足够的半夏体质的经验认识后，在与患者面对面短短的诊治时间内，医者通过充分调动自己的五官，可以捕捉到这类患者敏感的特性。或是对医者所做出的病情解释理解的敏锐，或是对医者言外之意的及时反应，或是语速很快、词汇量丰富，或是发表自己的意见时眉飞色舞、表情生动，甚则是容易接受一些不良的暗示等等。半夏体质诉说起病情来唠叨个没完，痛苦的症状很多，但总没个头绪，而且描述症状细致入微，会向医生很具体地描述什么时间、什么地点、在什么情况下出现什么样的症状，而且症状的描述都以患者自己的感觉为主，多形容词词汇。

还有患者的病例详细而整齐，资料完备而全面，对其他医生给自己疾病诊断的了解全面而专业，甚至会拿出一些自己认为有效的方药给医生做参考。

4. 切诊

怕痒。半夏体质的怕痒更多是心理层面的因素在作怪，所以医者在为这类患者进行体格检查时往往是医者还未触及患者的肌肤，患者已忍俊不禁或是肌肉不自觉地紧张了。

二、半夏体质在常态和病态时可能出现的症状表现

在具体阐述半夏体质可能出现的症状之前，先请各位读者回想一下，在自己曾有过的经历中，我们在情绪紧张或痛苦时，是否经常会出现头脑中一片空白、两眼一阵发黑、双耳嗡嗡作响、食不知味、夜难安寝、胸中发闷、心中悸动、咽中作堵、词难达意，甚则说不出话来呢？这些症状出现在不良情绪消失后也自然而然得到缓解。这些都是心理变化的躯体化症状，大多数人都曾经经历过，是属于正常的生理心理反应，大家都容易理解和接受。

半夏体质的特征，我的老师黄煌教授根据半夏厚朴汤方证"妇人咽中如有炙脔"，意即咽中本无炙脔，但患者却有炙脔之感觉，悟出半夏体质重要的一个特点是感觉的异样症状，并对之加以引申和拓展出了许多的症状。我要补充的是，异常样的感觉是在半夏体质处于病理状态时出现的症状，作为一种体质，在常态时是以敏感的特征来表现的。这种敏感的表现为多方面，表现的形式也是丰富多彩的。下面结合半夏体质在常态与病态时可能出现的症状具体归纳为几个方面：

1. 视觉敏感

善于观察周围的人、事、物，洞察力强，有洁癖，爱整理，眼里容不得杂乱或脏乱、认路能力强——猫头鹰样的眼睛。所谓的触目惊心、目瞪口呆都是指视觉受到外界刺激后出现的躯体反应。

在病理状态时，半夏体质的视觉敏感则表现为视觉的异常，要么幻视，要么视力下降。或畏光羞明，或视物旋转、犹坐舟车，或不知秽洁，

或频频洗手的强迫症，后二者可视为幻视的另一种表现形式。一为太过，一为不及。幻视意即无中视有，是一种视觉的心里感觉异常，绝不全是器质性原因所致。而视力下降不论是器质性疾病或是非器质性疾病都可见到。

幻视是患者的一种主观感受，具有这类症状的患者有的并不能明确地陈述病情，但医者通过望诊也可发现异常：或是目有惊色，左右躲闪；或是目光呆滞，对医者的问话毫无反应；或是两目直视，目中无人；或是怒目视人，眼露凶光。在表情方面，或是表情生动夸张（太过），或是面无表情，见人无语（不及）。之前在半夏体质证提及的眼睛的望诊所见是指在常态下或是有病症但病情尚不太重时的前提下。

具体地分析半夏体质在视觉的敏感或感觉的异常症状时，我们会发现，从常态下的视觉敏感、外界刺激时的躯体化反应，再到病理状态时的视物旋转、强迫症或视力下降等，只是程度上不同而已，但实质都是心理敏感这一最根本的原因在作祟。下面所列其他方面的反应同理可推。

2. 听觉敏感

睡觉时要求周围的环境安静，稍有响声即被吵醒，对突然的较大声响敏感，会被惊吓。所谓的闻风丧胆是指听觉受到刺激后的心理变化而出现的躯体症状。

在病理状态下，半夏体质的听觉敏感则表现为听觉的异常，要么幻听（太过），要么听力下降或耳鸣，甚则失聪（不及）。

3. 嗅觉敏感

对异味较常人反应敏锐，如汽油味、鱼腥味、炒菜味、污浊的空气味、烟雾味等。进入一个陌生的环境中，最先嗅出异味的往往是半夏体质——猎犬样的鼻子。

在病理状态下，半夏体质的嗅觉敏感则表现为嗅觉的异常，要么幻嗅（太过），要么嗅觉减退或消失（不及）。

4. 味觉敏感

指舌头上的味蕾对甜酸苦辣的感受能力。常态下表现为对某一种味觉有特殊嗜好，而对另一种味觉的食物则不能接受，即所谓的味同嚼蜡。

在病理状态下，半夏体质的味觉敏感则表现为味觉的异常，要么幻味或嗜食某味（太过），要么是味觉减退或消失（不及），如不辨五味。

5. 体表皮肤感觉功能的敏感

感觉功能包括浅感觉（痛觉、触觉和温度觉）、深感觉（运动觉、位置觉和震动觉）、复合感觉（皮肤定位觉、两点辨别觉、形体觉和体表图形觉）。半夏体质常会有浑身不适的症状，疼痛或不适的剧烈程度与患者器质病变的程度不成正比，甚则在根本没有什么器质性病变的前提下常有剧烈痛苦的不适或疼痛的主诉。但这些症状都有一个共同的特点，即与情绪的波动、心理的变化有关，或者说受其左右，来得快去得也快。在常态时最为常见的是有的人平时很怕人挠痒痒，有的人在他人的手指触及腋窝时才会有痒的感觉（一般为柴胡体质所特有），半夏体质则是在对方作出要挠痒的姿势时就已自感瘙痒难忍了，有的人如果出差在外，第一个晚上因为换了个陌生的环境而浑身不自在，难以安睡。有的人会晕车是因为车的颠簸而诱发晕车的，这是位置觉的敏感。所谓毛骨悚然、鸡皮疙瘩、惊出一身冷汗、手足冰凉、不寒而栗、怒发冲冠、如坐针毡、焦头烂额均要在不良情绪的影响下或是在外界的刺激下才有可能表现出体表皮肤感觉功能的一系列具体的症状。

在病理状态下，半夏体质的体表皮肤感觉功能敏感则表现为触觉的异常，要么幻触，要么是触觉感觉功能减退。对于指迷茯苓丸所治之两臂疼痛之症，黄师一针见血地指出：此所谓两臂疼痛是患者的一种自我感觉的异常，有疼痛的异常感觉，但找不出引起疼痛的器质性原因。传统中医将此归于"痰停中脘，流引四肢"，让初涉中医学子有如坠云雾之中，关于此方的功用、主治、方解虽然背得滚瓜烂熟，但仍然不知其所以然。识得其中之要旨的读者，自能由此触类旁通，引申出许多症状。

6. 咽反射敏感

仲师对半夏体质敏感的特性，可以寻找得到的具体症状的描述，以半夏厚朴汤证的"咽中如有炙脔"最为明显，也最具代表性。目前看来，敏感不仅仅只是体现在"咽中如有炙脔"这一症状上，但仲师为什么单是列出这一症状呢？其中必有深意。六七十年代生人都比较保守，那个时代的中国也比较封闭，社交活动少，还记得在高中时每当老师向同学提问时，每个同学都在心中暗中祈祷老师口中说出的那个名字千万不要是我，万一"不幸"（对于那个时代而言确实是"不幸"！）真的落在某一同学的身上，站起来回答时要么是声音变调，要么是发不出音，要么是结结巴巴等，这都和心理紧张致咽喉部痉挛有明显关系。或者我们在听领导讲话，常常会听到领导在开始讲话前不由自主地先清清嗓子，时不时从咽喉部咯出一点痰来后才开始正式讲话。再联想宋代词人柳永的名作《雨霖铃》中有这么一句："执手相看泪眼，竟无语凝噎"，在原词中，柳永还不忘自作解释为："只因自古多情伤离别"所致。作者无心的一句词正好印证了仲师的"咽中如有炙脔"大多发生在"多情之人"或是别离之时（包括各种情绪的影响或持续存在）。因噎废食也是半夏体质的最好注解，是黄师对可能使用半夏所提出食欲异常的其中一个表现形式。

张仲景在《金匮要略》中有呕家这样的提法，这是指某种经常出现恶心、呕吐等症状的体质。黄师认为呕家即是半夏体质的另一种称呼。半夏作为一味止吐（呕）药人所共知，半夏体质易出现呕或吐症也没有疑义。但细加区分，恶心与呕吐的发生有属于心理性的，有属于躯体的自我保护性，有属于病理性的，有属于神经性的。一过性的或者在病理状态下出现恶心或吐应用半夏是属于半夏证，而不能一概判定为半夏体质，而且有时非用半夏或半夏类方也可以解决问题，在《伤寒杂病论》中不少有呕或吐症的条文中是不用半夏这味药的，如吴茱萸汤、干姜黄连黄芩人参汤、四逆汤、猪苓汤、五苓散、茯苓泽泻汤、桂枝汤、橘皮汤、大黄甘草汤等。从具体症状的不同来区别各味药的应用更能说明问题：如是腹中疼痛且有明显拘急紧缩感后出现的呕吐为白芍证；如吐涎沫兼是见有寒象者为干姜证；干呕或吐涎沫兼见有巅顶痛的为吴茱萸证；如是水入则吐且有小便不利者则为茯苓泽泻白术证；如是吐而兼见有胸闷或腹胀者为陈皮证；如是自觉有气上冲后才作吐者为桂枝证；如吐是在具有"脉微细、但欲寐"的前提下发作的则为附子类方证，而且按照仲师原文的加减法，在少阴篇时的呕症是加用生姜的；如是心下按之痛甚或拒按，兼见有舌红苔黄腻、口臭的"食已即吐"者为大黄甘草证。作为判定半夏体质要素的呕或吐症当是指心理性的因素更多一些，也更重要。而且这种类型的呕吐在发生之前大多（非全部）先有咽喉部不适或发紧或痒的先兆，例如半夏体质在发生晕车呕吐前，都是先有咽喉部不适痰多或咽堵或咽痒或咽部有"肥肥"感觉（此为患者的原话表述语言，而且是不少半夏体质不约而同在陈述咽喉部不适时所选择的相同的形容词）的前驱症状，然后是恶心，继则有的出现呕，剧者才发生吐。呕或吐症也非必然发生，视其诱发因素的强弱、持续时间及患者的敏感程度而定。以是否经常有呕或吐的症状出现固然是判定是否可能属于半夏体质的要素之一，但要确切地区别出现呕或吐症是否是属于半夏体质或半夏证，还应细分此种呕或吐在发生之前是否有咽部不适的前兆。由此也就不难理解，仲师为什么独以"咽中如有炙脔"作为半夏厚朴汤证唯一的证据，为什么仲师对于出现了呕或吐症也有不用半夏的时候。这也是我要将平时是否咽堵痰多等症状列为半夏问诊第一层次内容和半夏证第一主证的原因所在。由于半夏止呕止吐作用显著，任何类型的呕或吐加用半夏应该说没有原则性的错误，但如果方中没有据证而用相吻合的药，疗效绝对会打折扣，非半夏体质或者其呕或吐不具有咽喉部不适的前驱症状，不用半夏而用了与其证相合的方药也会有显效。而只要是半夏体质，即使就诊的当下没有呕也没有吐症，但有咽喉部的症状，就必须用半夏，而且有时是非用半夏不能解决问题。

客观地说，以"咽中如有炙脔"为主诉者也不是一概用半夏厚朴汤治疗，有的是要用桂枝类方或麻黄类方或甘草类方且方中不必用半夏这味药等进行治疗。而"咽中如有炙脔"这一症状需要用到半夏时也可以加以引申为：咽堵痰多，平时爱咳痰清嗓，晨起刷牙爱呕，夜寐咽中有明显痰鸣或痰堵至呼吸不畅，张口呼吸或不得平卧，如呈平卧则咽堵更明显、声音嘶哑、失音、咽喉部的疼痛等等。什么时候咽中如有炙脔时不用半夏或半夏类方呢？什么时候无咽中如有炙脔之症而是咽喉部的其他引申症状却要用半夏厚朴汤或其他半夏类方进行治疗呢？这还是离不开体质的识别和半夏证是否存在的判定。从咽部敏感程度的强弱来认识仲师对半夏厚朴汤方证的界定，咽中如有炙脔已是患者处于感觉异常的病理状态下才会出现的症状，而作为判定体质证的要素，我们要的是具有一定普遍性在常态下就会出现的证据：即是否咽堵痰多、是否平时爱咳痰清嗓、是否晨起刷牙会呕、是否夜寐时咽中有明显痰鸣或痰堵而影响呼吸等等。这些都是咽部敏感程度还未达到感觉异常之前所出现的症状，对于体质的判定仅有量的差别，没有质的不同。

或许有的读者要说半夏性温燥，用于痰湿之证则可，用于阴虚或热毒似乎欠妥。我要说的是半夏之专能是作用于咽喉部，取其专能不得拘于学院派长期遵循的药物的性味而受其约束。试观仲师的麦门冬汤、大半夏汤，绝对是用于阴虚之体，为何方中还要用半夏？再观小陷胸汤、小柴胡汤、大柴胡汤和后世方清气化痰汤都有热象可寻，为何却不弃半夏？最根本还在于药物是极其专能，药证是寻找出其他药所不备独具之能，至于性味方面的偏性完全可以通过其他药物来弥补，而需要纠正的在某一个体身上的某一证或几证又可能恰恰是他药药证的内容。

由于半夏体质常有各种各样的感觉异常的听、视、味、嗅、触及心理的异常，所以在未判定为半夏体质之前，医者对于一个主诉症状繁多且复杂的半夏体质，往往会有不知从何下手的迷惑，而且极易受患者主诉的左右而陷入"头痛医头、脚痛医脚"的怪圈中，不能抓住最根本的问题而在一些枝节上反复考虑不得要领。作为患者在面对医者，有时是将之当作一个倾诉的机会而唠叨个不停，医者如果服务态度好并能够当一名认真耐心的听众，即使医者不具备心理疾病诊治的经验或常识，甚至根本没有这个概念，这样的一个过程对于患者来说还可勉强当作一次心理宣泄。但如果医者对于这样的唠叨不厌其烦，在脸部流露出一定的情绪反应，这对本已属于心理敏感的患者或心理已有疾患的病人来说更是一种打击。或者医者对于多种主诉症状而在决定处方用药迟疑不决时，患者会对医者的信任打了折扣。半夏体质往往在一些想当然认为主要的痛苦的症状上唠叨不休，而疏忽了对医者最具有决定体质证或方证的症状诉说。医者如果在头脑中已有了半夏体质的概念，遇到这类患者在怀疑有可能是半夏体质时，通过问诊加以确定为半夏体质后对患者诸多复杂症状也都可以找到合理的解释了，而且可以有针对性地进行健康教育。半夏体质所出现的咽部的症状对于患者来说是司空见惯和习以为常的，是很少当作病症来加以陈述和关注，但这对于医者体质的判定却是最为关键的。这就要求医者独具慧眼，抓住咽喉部的相关症状，包括引申症进行问诊确定，不因其他所迷惑。由此来理解仲师独以"咽中如有炙脔"作为半夏厚朴汤唯一方证的意义所在，对于体质的判定和半夏证的确定更具有前瞻性和预见性。

以上诸项敏感的特性都要在咽反射敏感的前提下对半夏体质的判定才有意义。在判为半夏体质后一般情况下也要有咽反射敏感的症状出现才可以使用半夏或半夏类方。如果面对的是一个无具体症状可以寻找出其他体质或方证，但又具有比较典型半夏体质的患者，在当下无半夏证时选用半夏类方进行治疗也时见显效，这正是体质辨证意义之所在。

7. 心理敏感

以上五官敏感的产生都离不开心理敏感这一最基本的因素。半夏体质如果有过环境异味的嗅觉刺激或某种食品的特殊、过强味觉刺激或听觉或视觉的不良刺激，给其留下了很深的印象，在心灵深处的某个角落里留下一个烙印，那么在今后的某个场合遇到类似的刺激因素时，往往是在刺激还未发生时，患者已有恶心欲呕的躯体反应出现，这是心理敏感的躯体化症状。最具典型的是平时坐车频繁晕车呕吐者，可能某一次坐长途车晕车过甚，呕吐甚剧，给他造成了很大的痛苦，留下了很深的印象。待下次又要坐车远行，启程的时间还未来临，患者听说要坐车，或者启程的当天，还未到达车站，已有恶心欲吐的症状出现了。有的半夏体质在要坐车之前看到车立即就咽部不适，随后诱发恶心呕吐，但坐在车上后又平安无事。又如半夏体质对食物甚为挑剔，有的食物是因为味道特别而不能接受，有的食物是因为食用部位或食品来源特殊心理不能接受而不吃。如果某一位半夏体质不敢吃蛇肉，但同一桌一起吃饭时，在未获知是蛇肉的情况下，患者吃了无明显异常反应，但一旦得知刚刚咽入的食物是自己素来不能接受的蛇肉时，可能才咽下蛇肉不久，还来不及消化，患者已有恶心呕吐，甚则腹痛欲便的症状。还有的半夏体质在人多的地方或是卫生条件很差的厕所或是七、八十年代常见的排式未分隔的公共厕所中排不出大小便。诸如此类，不一而足，但往往都有恶心欲呕或吐的伴随症状。所谓的惊心动魄、心惊肉跳、心有余悸、扣人心弦都是要在先有心理敏感的先天性因素存在时才比较容易诱发躯体化症状。

多思多虑、多愁善感、多情多心都是用来形容半夏体质，落叶悲秋、落花心伤最容易在半夏体质身上出现。半夏体质喜欢文学名著或古典音乐，较之其他体质类型更容易溶入作品所创造的意境中，情绪随之而起伏跌落，甚则一段时间内深陷其中不能自拔。在观看电影的过程中落泪哭泣，心伤心痛者半夏体质多见，也最容易出现。正因为他们对周围的环境、人和事的变化观察仔细，体会深刻，所以他们才有可能创造出情深意切、感人肺腑的各种文学作品。

在病理状态时，此种心理的敏感则表现为心理调适能力太差，心理脆弱，自控力差，有自杀倾向，或自卑或自负，或抑郁或狂躁，或自闭或豪放。

又如有的男性患者出现心理的勃起功能障碍，其中一种是境遇性的，表现为妻子或女朋友（更多是处于谈恋爱阶段）在月经期时阴茎能充分勃起，但一旦女朋友的月经干净后可以进行性活动，患者又不能勃起；或是曾经在性活动过程中遭受惊吓后呈持续性心理性勃起功能障碍的；或是在开着灯可以，关着灯不行；或是在室内可以，在室外不行等等。女性的半夏体质同理可推。

8. 记忆力好

这是指半夏体质善于调动视觉、听觉、味觉、嗅觉和躯体感觉的器官在头脑中形成具体的绘声绘色的图像来加强对人、事、物的记忆。所谓一目十行、过目不忘在半夏体质最有可能出现。

在病理状态时则表现为要么太过，即对既往的事情，甚至是儿时的鸡毛蒜皮的事情都有深刻的记忆。或是不及，即表现为记忆力锐减，思维迟钝，甚则提笔忘字，或是自己的名字和身边的父母都忘记。

9. 能言善辩，伶牙俐齿

此项能力的具备是有一定天赋的。除了记忆力因素是能言善辩、伶牙俐齿的必备条件之外，半夏体质还具有某一方面的敏感特性和某一领域过人的才智，这也是口才好的原因之一。他们并不需要特别有意识地训练，表达的条理性、逻辑性和语言的修饰自能面面顾及，而且往往是在其所兴趣的话题，更是妙语连珠、滔滔不绝。

在病理状态时则表现出要么太过，言不避亲疏，哭笑无常，语无伦次，嬉笑怒骂；要么不及，沉默寡言、口闭不开、舌尖不能转动或口吃。

10. 完美主义者、理想主义者

半夏体质的性格特征：胆怯、害羞、敏感、多疑、富于幻想、以自我为中心、完美主义和理想主义等。心高气傲、怀才不遇、孤芳自赏是很适合形容半夏体质的心理状态的。完美主义是一种半夏体质心理投射到世界观、价值观后反映在视、听、味、嗅、触、情感、人际关系、艺术才能等的综合体现。如洁癖是心理上对清洁度、完整性或整齐完备率的过度追求，是心理和视觉上的完美主义，这类患者就诊必见其皮鞋铮亮，服装挺括，一尘不染，在这一方面既严于律己，同时绝不会宽以待人，对他人的衣着和环境的整洁也是十分苛求的。又如对爱情的完美主义，由于对理想化的爱情的向往或过分追求，往往是爱之愈深，伤之愈切，因为不管对方如何努力，与另一方的完美境界总有一段距离，所以他或她要么选择逃避，要么总是在不停地追求着更加完美的另一半，所以他或她既多情又很专情。对艺术的完美主义态度和不懈追求是最高艺术产生的源泉，心有余而力不足又是这类体质痛苦的原因。因某一方面的病痛而多方就诊的半夏体质对身体上的稍许不适也是保持着完美主义的态度，不能接受也不能忍受哪怕在常人看来不应成为病痛理由的一丁点儿的症状，加之医者对这类患者不能从心理层面上去理解和解释存在的症状，所以难免对其诊治态度上敷衍了事，对病症的解释上不当回事，治疗上轻描淡写，或是对一些心理疾病的躯体化症状夸大其词、危言耸听，如此更是加重病人的精神负担，同时也在强化着他们的完美主义的态度，物极必反，完美主义持续性地得到强化，就有可能走向极端。作为一种精神上寄托来说，自杀也是一种精神上完美追求的方式。相对而言，逃避的态度，孤僻、抑郁、焦虑等负性性格的形成又未尝不是如此呢？完美主义和理想化的心态与现实之间的巨大反差和可望而不可及的梦想，是造成半夏体质心理性疾病的主要原因。

在病理状态时，则表现为忧郁寡欢，多疑善虑，负疚追悔，孤僻独处（不及）；或是固执倔强，急躁易怒，狂乱纵欲，甚则自杀或犯罪（太过）。或是在两极之间徘徊不定。

完美主义的性格体现在为人处事上，半夏体质多是忍辱负重，宁愿委屈自己，也不愿累及他人，且处处为他人着想，往往是通过牺牲自己的感情、健康、既得利益等以求改变现状，希望以此来达到完美的境界。如此半夏体质的心情是沉闷的，感情是压抑的，久而久之就会出现抑郁证。在某些症状表现方面与柴胡体质相类似，如口苦、咽干、目眩、胸闷等。

11. 智商高

在某一领域有天赋或易于入迷而取得成就。有的能力是以上诸项敏感的综合能力体现，如有的半夏体质认路能力强，是方向感、视觉和记忆力多种能力的体现。

视觉敏感的半夏体质，对于色彩的搭配、颜色的应用、线条的处置和美丽一瞬的捕捉是有天赋的，再加上心理的敏感，或者应该说敏锐更恰当些，天生爱幻想，在他们眼中闪现出的是自然的美景与其本人心灵的幻想合二为一的画面，所以在其笔下的画是有灵性的，变幻莫测的，是最容易打动人，也是最不为常人所理解的，再加之自身的努力，如此成为画家也是水到渠成了。从体质去理解音乐家、作家、诗人、艺术家等都离不开其敏感而脆弱的心灵和敏锐的五官感知这层因素。

在病理状态时，则表现为或是痴呆，智若幼儿（不及）；或是突发灵感，思如泉涌，才智过人，灵光突现（太过）。

12. 药效反应的敏感

半夏体质对药效的好坏体会最为深刻，也最先出现药效反应。有的半夏体质会告诉医者，中药在煎熬时飘散出来的药味，在未服药之前凭此就可以感觉得到这剂药是否有效果，这不能单纯认为是心理作用。因为半夏体质的嗅觉很敏锐，稍有不适于自己嗅觉的味，患者就能有感觉，所以这种现象并非患者的心理暗示或其他原因所致。还有半夏体质没有中医知识，但他会告诉医生，半夏量太大，咽喉部会干痛不适，而且这种不适的症状，如在方中加用麦冬可以得到明显缓解；桂枝较温燥，服用含有桂枝的配方后咳嗽会好转，但有烦躁之象，如在方中加用石膏，烦躁会消失；有咽喉部不适症状时，要有痰且痰是从咽部咯出而不是从胸部咳出时用了半夏最有显效，否则会顾此失彼；酸枣仁的安神作用较龙骨、牡蛎好，龙骨、牡蛎的止心悸的作用比酸枣仁强等等。而这些又恰恰是经典配方里的药物组成，即麦门冬汤、小青龙加石膏汤等。如果在临证时遇见半夏体质告诉医者每每服完中药后他都坐等药物出现疗效，这并不是什么神经质或夸大其词。对于半夏体质来说，身体上有不适的症状，是他生活中的头等大事情，他会放下任何事情，先去找医生诊治，而且会很细心、很耐心地亲自煎药，把煎药、服药的过程当作一个工程来认真对待。

正因为半夏体质对药效反应的敏感，所以对于此类体质我首选制半夏，尽量不用生半夏。在历代名家验案中所记录的中药"效如桴鼓"、"一剂知，二剂已"、立竿见影等在半夏体质身上最有可能出现。

半夏体质是一个矛盾的统一体，既多情而又专情；既固执而又善变；既可能是天才，又可能同时是一个疯子；既是思想的巨人，又是行动的矮子；既是专业领域内的佼佼者，又是生活的低能力者；既可能是一个高智商，又可能是一个精神分裂病人或罪人。

临证时接诊半夏质患者，在开口陈述病情前，患者的一些肢体语言，穿着打扮，候诊过程的态度、无聊时打发时间的方式等都可以流露出半夏体质敏感的特性，如仪表整洁得体，站姿坐态的端庄稳重，在一旁候诊时见有恶病质者的畏惧表情，见有不修边幅者的不屑神态，对待医者礼貌谦让的态度等，或是久站一旁欲找个座位坐下时对座位整洁与否的认真态度和仔细检查；或是在一旁听到其他病人在陈述痛苦病情时，因为形容词的形象逼真或是病人的痛苦表情，在听到或看到后让其不由自主地心感厌恶后有恶心欲呕或吐或咽堵，当场有咯痰的表现；或是就诊时在正式开口陈述病情前习惯性地有个吞咽动作并有咯痰；或是陈述病情时字斟句酌地陈述病情，如有环境的嘈杂会让其心生反感，面有愠色，甚则在医者还未做出表示时患者已先向一旁的其他患者表示不满了；或是病人集中于一间狭小的诊室内，拥挤不堪让其胸闷不适，自觉地手扪胸口站在临近窗户的位置等等。

五官，有指是鼻耳口舌目，有指是鼻耳目口心，有指是鼻耳目口身。不论何者为正确，归纳诸项提法，不外是耳鼻口目心身舌这七项。而这七项中，耳是与听觉有关，鼻是与嗅觉有关，口是与味觉和语言有关，目是与视觉有关，心是与心理有关，身是与痛、痒等体表皮肤感觉功能有关。

需要说明的一点是，在判定为半夏体质的前提下，以上诸项敏感的特征才有临床意义。半夏体质并非都具备全部的特点，但判定为半夏体质后总能发现在其身上存在的某一项或一项以上的敏感特性，有的是强于此而弱于彼。所谓的"三月不知肉味"，当某位半夏体质沉湎于某项自己痴迷的工作或沉醉于某个艺术境界时，那么他的另一或几方面的功能必然会暂时性退化。这种现象在非半夏体质也常出现，但都是一时性的，或容易复原。而对于半夏体质来说，陷入极易，抽身很难。这也是其发病的原因之一。

要说五官的异常感觉样症状，在其他体质身上也会出现，如桂枝体质"易于惊狂、失眠、多梦、烦躁不安，易于出汗，自觉发热而又恶风，对寒冷敏感，对疼痛敏感，常表现为关节痛、头痛、腹痛或少腹拘急，并易脱发、昏眩、失血、咳喘等"（《张仲景50味药证》）。这其中对疼痛的敏感，对寒冷敏感，易于惊狂、失眠、多梦、烦躁不安、昏眩、咳喘等症也都是半夏体质常见且易出现的症状，但最大的区别在于体质的不同。在症状的诱发因素方面，半夏体质因为心理所致的因素更大些，且在决定是用桂枝类方或是半夏类方时，桂枝之气上冲药证必见，半夏之药证必有。

以上诸项敏感因素在外界因素的刺激下极易出现病情的发作与加重。而诱发的因素不外乎亦是以上所言七项内容，即声、光、图、影、味、痛、痒、情绪的波动、气候的变化、季节的更替、工作强度的大小、持续处于某种情绪状态中（不一定是不良的情绪）或长时间专注某项工作等。以上所列诸项诱发因素有时是两种或两种以上同时作用于某一个体，如雷电击是声光的双重刺激，恐怖电影是图、声、光、影的四种刺激同时存在。这些诱发因素的强度不一定是超过常人所能接受的阈值，有的仅是持续的时间较长，或在出现的时间上和地点上出乎患者的意料之外，或者说诱发因素对于患者本人而言是恐怖的、令人恶心的、不堪入目的、不能忍受的，但对于常人来说则是很平常，甚则是赏心悦目的或悦耳动听的。非半夏体质在相同的诱发因素作用下也会出现相应的反应，但相对于非半夏体质而言，少有后遗症，且出现的症状消失较快。

半夏体质所具有的以上敏感特性，在日常的诊疗工作中或者是日常的生活中，医者所能观察了解到和患者所能反馈表现出来的症状仅是局限在敏感状态的这一层面上，或者说在生病时受外界因素的影响而有超过敏感这一层次有轻微的神经质的症状。如果病情持续时间较长或者刺激患者的诱因持续存在，陆续会有一些异常的感觉症状表现出来，这是其一。其二，半夏体质随着年龄的增长，有体质兼见和转变的因素存在，在患者就诊的当下并不具备半夏证或不表现出半夏类方证的情形也是多见的。但这并不影响到对其半夏体质的判定。

除了五官的症状外，半夏体质在病理状态下的二便、睡眠、精神状态和饮食异常在不同的个体身上存在着两极分化的现象。既可以有失眠，又可以有多寐；既可以有便溏次多，又可以有便秘；既可以有尿频或尿不禁，又可以有尿闭；既可以有贪食纳旺，又可以有畏食、不食、厌食；既可以有阳强，又可以有阳痿……在不同时相上同一患者也会出现截然不同的症状。但症状的相反并不影响到对其体质的判定，且都有一个共同的特点，即病情的发作、加剧和缓解，甚则痊愈与七情、心理有明显关系。

黄师在《张仲景50味药证》第二版中对半夏所主治感觉异常样症状，是作如下引申和描述的："麻木感、冷感、热感、堵塞感、重压感、痛感、痒感、悸动感、失去平衡感、恐怖感、音响感。由感觉异常导致的异常反射和行为，如恶心、呕吐、食欲异常、性欲异常、语言异常、睡眠异常、情感异常等，都有使用半夏的可能。"结合前面我对半夏体质敏感特性的阐述，黄师所归纳的麻木感等十一项感觉的异常样症状，均可以用体表皮肤感觉功能和心理的敏感或异常来涵盖：麻木感、痒感、堵塞感、重压感、痛感——触觉；冷感、热感——温度觉；失去平衡感——位置觉；恐怖感——可以是多种因素作用于耳鼻口目心身舌其中某一个或一个以上器官所引起的心理的异常感受；音响感，是幻听的其中一种表现形式。食欲异常、语言异常、性欲异常、睡眠异常和情感异常也是在心理异常的前提下出现了其中的五种表现形式。为了更好地识别这些异常表现，在具体的症状方面举例如下：

（1）食欲异常：除了之前所说的因噎废食外，还包括不食、畏食、厌食和过食、食欲亢进、嗜食某味、不辨五味等。

（2）语言异常：口吃、喋喋不休、胡言乱语、说话腔调突变、失音、声音嘶哑等，还包括之前在"伶牙俐齿，能言善辩"项中提及病理状态下所表现出的症状。

（3）性欲异常：主要是心理性勃起功能障碍，包括境遇性勃起功能障碍或是阳强等。

（4）睡眠异常：失眠、多寐、梦游、对环境的苛刻要求或特殊要求等。

（5）情感异常：主要是指之前提到的性格的改变。

半夏体质属于先天性的体质类型之一，绝对是与生俱有的，非由体质转变可以形成的，而且都兼见有其他的体质类型。在青少年时期或三十岁之前所兼见的体质也以先天性体质类型为主，但随着年龄增长，体质处在动态的变化过程中，半夏体质所兼见的其他体质类型必是在向其他体质类型转化，或是柴胡体质向参芪体质或黄芪体质转化，或是桂枝体质向当归体质转化，或是阳热体质向大黄体质转化等等，不论如何转化，半夏体质所具有的敏感特性并不会发生质的更替，仅有量的增减，受刺激发生病症阈值的降低，和半夏证的显与隐的差别。所以半夏体质在不同时段来诊治时所用方药不必都是半夏类方或是要用到半夏，也不是都会出现半夏证，但其敏感或异常感觉样症状则是始终如一的。关于半夏体质的健康教育处方和诊治技巧都是适合的。

请教大家半夏泻心汤为何要去滓再煎？

古求知

2005－06－03　18：25

说给自己听　2005－06－03　22：39

　　去滓再煎的经方有不少呢！会不会是蒸出水分？

顾志君　2005－06－04　10：05

　　浓缩有道理。

新苗　2005－06－04　20：52

　　可能是为了保证药物有效成分的溶出度，需要再煎时，一般初煎的水比较多，药物的溶出度高，但是药液的量较大，需要浓缩一下。

温小文　2005－06－15　17：11

　　大多数无机物的化学反应较简单，迅速而彻底。而大多数有机物的化学反应则较复杂，过程相对缓慢，有的有机反应需在恒温下不间断地进行几昼夜，甚至更长时间，才能生成足够量的合成物。中药中有机物成分众多，极其复杂，去滓再煎，估计是去掉其他多余物质的影响，让前期煎出的有用物质成分继续反应。此时，药汤中可能是进行中间物的再反应，浓缩药汤后，单位体积内药物分子浓度加大，相互接触机会增加，也有利于反应的进行和合成物的生成。

　　仅仅是浓缩药汤，蒸出水分，没有物质成分的变化，实际对药物的疗效提高意义不大，也许不值得前人如此着重强调。

古求知　2005－06－15　18：56

　　有道理，很细致。谢谢大家赐教！

超月　2005－08－14　15：33

　　"去滓再煎"，目的是使温药不燥，利于宣通；寒药不凝，功在祛邪；补药不腻，主在复正。总体上说，去滓再煎，可使药性醇和，不偏不烈。若是为了"浓缩"，其他的方药为什么不再煎一次呢？

煮杏斋　2005 – 08 – 14　19：44

　　林伯良著的《小柴胡汤证研究》，有相关答案，可参考。

蒲亭逸仙　2006 – 01 – 02　14：25

　　"和剂"，一般都用这种煎法。

医方中　2006 – 05 – 21　09：47

　　再煎仅见柴胡汤及三泻心汤，柴胡剂为和解剂，三泻心为寒热调和剂，重煎取药性和合之意。

andy　2006 – 05 – 21　20：51

　　可以参看"日本汉方医学"关于小柴胡汤去滓再煎的药理研究。

老调重弹，十问"去滓再煎"

杨大华

2006－01－01 08：23

作者按：值新年来临之际，仅以此文献给"黄煌经方沙龙"的2006年，以作斑竹贺岁之礼。祝网站在新的一年更有新气象！也请高明网友对本文给予斧正。

张仲景不仅留给我们宝贵的临床经验，同时也留给我们许多学术上的难题。比如"去滓再煎"就是一个令研究者十分费解的课题。以前医家的相关论述很多，但仍有许多言之未尽或不能令人满意的地方，值得深入探讨！

让我们先看看五版教材《伤寒论讲义》是怎么说的。第138页说小柴胡汤"且方用去滓再煎之法，是取其气味醇和……"伤寒家王晋三说："去渣再煎，恐刚柔不相济，有碍于和也。"（陈亦人．伤寒论译释．上海：上海科学技术出版社，1997，532）很明显，"去渣再煎"是为了取其气味醇和，更好地发挥小柴胡汤的和剂作用。这些都是比较权威的说法，但我们还是要有以下的质疑。

一问：既然"去渣再煎"是为了调和药性，有助于和解，那么，桂枝汤调和营卫，也应该属于广义上的和解剂，为什么不"去滓再煎"。而且作为小柴胡汤和桂枝汤合方的柴胡桂枝汤，更应该是和解剂，为什么也不"去滓再煎"？可见，把"去滓再煎"理解为有助于和解是片面的。

二问：那么，"去滓再煎"是不是柴胡剂的使用惯例呢？这种观点带有普遍性。这也同样是认识上的误区。柴胡剂都要"去滓再煎"么？不尽然！翻翻《伤寒论》就知道了。半夏泻心汤和旋覆代赭汤都不是柴胡剂，为什么也要"去滓再煎"？可见，"去滓再煎"不能作为柴胡剂的使用惯例。

三问："去滓再煎"是否与其主治病症有呕吐有关呢？观"去滓再煎"的方剂大多都有呕及胃气上逆。但柴胡桂枝干姜汤不呕却也"去滓再煎"，而治呕的方子也并非都"去滓再煎"。这既不能说明与治疗呕吐有关，但也同样不能说明就与治疗呕吐毫无关系。

四问："去滓再煎"的方剂大多使用半夏，那么，再煎是否为了杀半夏毒呢？也不尽然！如果为了杀毒，那么，用2升的大半夏汤为什么不

"去滓再煎"而只用半升的方剂却要如此？再者，配伍了生姜即可杀毒，也没必要多此一举。又，柴胡桂枝干姜汤没有半夏，为何却也要"去滓再煎"？可见，"去滓再煎"与使用半夏无关！

五问：有人说"去滓再煎"的目的是为了产生新成分。"去滓再煎"和之前的药物成分是否有变化？答案无疑是肯定的。国外有人研究认为，小柴胡汤"这种煎煮很有科学性。此时，柴胡内所含的柴胡皂苷 a，b 几乎消失而成 b1，b2"（张文钊．腹诊证治．北京：科学技术出版社，1998，113）。对于所产生的新成分，我们不禁要问：人参皂苷有何变化？黄芩苷有何变化？甘草酸又有何变化？……毕竟，小柴胡汤的作用不能由一味柴胡起作用！再说，1700 年前的张仲景，是不会考虑到这个层面的。这不是张仲景"去滓再煎"的本意。

六问："去滓再煎"的真正目的是什么？作者赞成林伯良先生的观点——浓缩！让我们来复习一下他的相关思想吧。归纳为：一是大剂量的柴胡剂才采用"去滓再煎"，而中小剂量却使用普通方法。二是从药物煎煮的角度来看，用水量和所煎煮的药物量成比例，即药量多用水也多。但按照张仲景的煎煮时间规定，常常是将水量煎煮掉一半，煎煮时间不能太长。自然，煎煮所得到的药汁也相应要多。三是从病人角度考虑，张仲景给病人服药的量每次不会超过 1L。按照柯氏换算，每升相当于 200ml。这个计量比较合适，病人的胃也能接受。而且，药喝多了，也影响饮食。张仲景考虑很周到，不但考虑病人需要什么，还考虑到病人能耐受多少。所以，欲作日三服，则一定要煮取 3L，才能保证用药量。

七问：去滓的目的是为了再煎，再煎的目的是为了浓缩，那么，不去滓就不能浓缩？或为什么非要去滓才能浓缩？不去滓也同样可以浓缩！之所以要去滓浓缩，推测张仲景可能是基于以下考虑：一是方剂中含有比较多的干性药，而且用量比较多，担心在浓缩的过程中"再吸水"，把有效成分重新吸入药物中。我们不知道当年张仲景使用的柴胡是什么品种，是根还是草。如果是草，那么，半斤柴胡的吸水量也是很多的。而且，浓缩的都是精品，如果不去滓，吸进去的都是高浓度药汁，造成药物有效成分的无端丢失。二是张仲景一定认为没有必要煎煮那么长时间，所以在煮取一半就将渣滓去掉。换言之，这个时间有效成分基本上就都能煮出来了。而炙甘草汤用水和酒达 15L，却没有去滓，而是直接浓缩到 3L。这可能考虑到大剂量地黄需要长时间煎煮才能把有效成分煎出。可见，去不去渣滓与所煎煮的具体药物也有关系。三是"去滓再煎"的同时，挥发的不仅仅是水分，也同样有药物的可挥发成分。通过这种方法，可以减少药气（即挥发性成分）。当病人有"呕吐"及呕吐倾向时，既不允许多服药，也不该服用气味浓厚的药物。张仲景是否也基于这种考虑呢？

八问：不"去滓再煎"是否就一定影响疗效？后世对于张仲景经验的使用，并非都是完完整整重复的。非常少的医家才会按照张仲景的规定来用经方。我们从后世的验案来看，小柴胡汤不"去滓再煎"也一样有效。因为我们今天很少使用张仲景原量，因此，也自然少了一条"去滓再煎"的必要理由。

九问："去滓再煎"在今天的可行性如何？"去滓再煎"在今天已经被淡化，这是不争的事实。特别是煎药机等器械的出现，传统的方法无疑受到冲击。但对于张仲景的坚定实践者来说，这种方法会得到认真继承而不会失传。

十问："去滓再煎"留给我们什么启示？"去滓再煎"来源于张仲景的医疗实践，是大剂量药物煎煮时的权宜之计。既要用大量的水来煎煮大量的药，又不想煎煮时间太长，因此，不得不采用这种折中方法。如何从临床实际出发，从医家和病家、从具体药物等角度来研究张仲景学说，而不是主观臆测，这应该是"去滓再煎"留给我们的启示。

左金丸治泛酸之我见

思邈然

2005 – 07 – 07   17：18

左金丸治泛酸在于黄连中含大量生物碱，中和胃酸。其作用类似于胃舒平或乌贼骨。

顾志君   2005 – 07 – 07   19：01

没有说全，吴茱萸干什么的？

思邈然   2005 – 07 – 08   09：39

反佐，大概是抑制黄连的毒性。

黄煌   2005 – 07 – 08   11：12

吴茱萸是止痛剂。反佐？是一个十分模糊的概念。

古求知   2005 – 07 – 11   09：08

吴茱萸温里祛寒，寒者痛也。

悟鉴真人   2005 – 12 – 16   20：08

我以前经常因喝酒而胃酸，吃了很多种西药都无效，后来一个偶然的机会，我吃了黄连上清片很管用，后来我又试过几次都能有效，我想黄连对胃酸是有一定作用的！

黄煌   2005 – 12 – 16   20：34

这个心得很重要。我提倡大家用自己实践后的结果来说话。

以身试药经验——罂粟壳、茄秆、川芎

andy

2005 - 10 - 11   20：41

本文要点：大前年暑假，我食物中毒，腹痛腹泻三天后，全身症状好转，仅余腹泻，泡服罂粟壳一个，腹泻止，腹痛又作。最后结论：罂粟壳止泻确实有效，但必须正虚无邪者方可使用，否则容易恋邪伤正。

2002 年 7 月，我当时大三刚结束，在家度暑假，爸爸买了豆角调菜吃，家里其他人吃了都没事，我吃后却腹痛腹泻、头昏头痛、浑身乏力，立刻意识到可能食物中毒了。

首先怀疑是有机磷中毒，因为买的豆角鲜亮，毫无"虫眼"，就是没有虫子咬过的痕迹——可能采摘前不久喷过农药！有农药残留。因为家里其他人整天在田里劳动，接触农药机会很多，有一定耐受性；而我一直住校，从未接触农药，毫无耐受力，故反应剧烈。其次怀疑是豆角中毒，豆角没完全蒸熟，所含的皂苷和红细胞凝集素，导致中毒。

记得当时头一天泻七八次，当时觉着自己年轻，不用治疗，拉两天肚子，"逐邪外出"，吸收的农药或毒素都拉出去了就会好。当时就自我按压"第二掌骨侧腹穴"（我大二时，看了山东大学生命科学学院张颖清教授关于很多生物全息诊疗法和全息生物学方面的著作），觉得腹痛有些减轻。第二天，继续按压腹穴，腹痛头痛又减轻，但全身乏力，"好汉架不住三泡稀"呀，每次觉得腹痛欲泻，去厕所都虚坐努责，即使拉出来一些，额头和背部都有微汗出。

在这里插播一下我当时的体质：身高 174cm，体重 62kg，锻炼不足，用脑过度，易于感冒和失眠。自认为心肝火旺（肝阴偏虚，心火偏旺），湿热内蕴。

第三天，除了拉了两三次肚子，全身症状好转，几乎不再腹痛了，当时我认为，邪已全部排出，只要止住腹泻就全好了。于是我想到过去同学送我的两个罂粟壳，中药书上讲：可以止泻，但易恋邪。我当时抱着侥幸心理，觉得自己可能邪完全排出了，残存的一点点腹痛可能属于里虚未复，就试着拿了半个罂粟壳。请注意，是半个罂粟壳，我当时不敢用多，一怕上瘾，二怕恋邪，三是此药珍贵，是一个同窗好友送我的。记得他送我的罂粟壳都是外壳完好，里面带籽的，一摇沙沙响。罂粟壳比较大，淡淡的土黄色，有常见的核桃那么大。我小心地把它瓣碎，倒出黑色的罂粟籽，把半个壳切成碎末，"易于煎出有效成分"嘛！拿开水冲泡，频服，四五个小时后，就不再腹泻了，心中不禁窃喜，觉得自己辨证准确，药简效宏，遂加量。我那时用药有个习惯，只要用药有效，未发现毒副作用，从三剂后就加大剂量。而用在自己身上，就等不了三剂那么久了！于是，我把剩下的那半个罂粟壳也加上，如上法泡服。请注意，泡服头半个罂粟壳半天后，加量至核桃大的罂粟壳整一个。谁料，喝了我自制的这个"罂粟壳茶"第二天，也就是食物中毒的第四天，腹痛又作，持续不断，痛得我抬不起头，直不起腰，连走路都只能低着头佝偻着腰，浑身乏力。恋邪了，关门打狗，狗乱咬起来啦。痛了两三天，我实在受不了，就去输了液。输液后腹痛减轻大半，但仍然绵绵微痛，半月余方安。

其实当时我还不愿放弃中药治疗，可是当时我急着去见习，不得不选择西医输液。要是那时我不用去见习，还能在家待，只要有一周的时间，至少三天，我就会泡服一些大黄，再次逐邪外出。因为我家院子里就种有大黄，生长两三年了，大大小小十来棵，挖掘出来的大个的有红萝卜那么大。这下多好：又有药，又碰到自己病了，也对证，也有时间，千载难逢的好机会，我肯定会"以身试大黄"的。可惜错过了这个自我治疗以增加经验的好机会。

总结如下：①罂粟壳止泻确实有效，但必须正虚无邪者方可使用，否则恋邪伤正。②自我感觉，按压第二掌骨侧穴位，效果不理想。

黄煌　2005－10－11　22：16

andy这种自身试药的精神十分可贵！我一直主张学习中医的年轻人要敢于自身试药，还要敢于在亲人身上试药，只有这样，才能较快地了解中医中药。试想，欲培养紫砂茶壶工艺师，不让其做茶壶烧茶壶，而光听课，而且一听就是数年，那结果将如何？

graydragon　2005－10－25　22：12

是否应该是以证试药。

试想，一个有类风湿的病人和一个身体健康的人，同时服用马钱子来试验，其结果是不一样的。前者，得出的是治疗上的意义。而后者，得出的只是药物中毒剂量。

我曾经也想过学习一下神农尝百草，但后来有人对我说，这样不行，有病则病受之，无病则人受之。我后来想是有些不科学。因为药物的疗效是建立在病理模型之上得出的，所以就没有实现这一壮举了，呵呵。

一晃，从学校出来几年，把中医也丢了几年，现在重新来学习中医，想从方证出发，结合临床，一步一步了解药物的作用，掌握药证。

说到这里有些扯远了，倒是想起中药的"双向调节"这种说法。

像人参、黄芪，一般认为有"双向调节"功效，既可以升，又可以降，看起来是很有道理。但细想，真是这样吗？

中药的功效都是依附临床，从疾病的治疗中得出的，是人为划定的。中药作用的是人体，而人体是一个系统，是一个可以内部调节（升降）的大系统，中药干预这个系统的某个机制，使其或升、或降。所以，真正具有"调节作用"的应该是人体这个系统，而非药物。药物，只是一个单纯的干预机制。

所以，我对药物的功效归纳，试图找到最简单的概括，而不用繁杂的临床表现来言之。这样做，也许不便于临床，但也许有助于发现中药治疗的实质。

毕竟，最简单的，也最接近真理。

黄煌 2005 – 10 – 26　07：19

说的真切，好帖！

大黄 2005 – 11 – 26　10：57

罂粟壳内含有阿片，属于异喹啉生物碱，具有松弛平滑肌，舒张血管作用。我舅爷在以前腹痛时抽食鸦片来止痛……

溪流 2006 – 01 – 20　21：01

这种试药的精神是难能可贵的！虽然有一定的危险。

其实中医几千年哪里去先做试验后临床，都是病人身上或者自己身上试出来的。仲景方书中的不可汗、不可吐、不可下等等也都是实践得出的真知。

我单味口服过上百种中药，得出了许多书中不载的经验，于临床非常有益。譬如三七这种药，药书载其温，有的医家说不温。我服了以后断定性温，而且伤阴。

黄煌 2006 – 01 – 20　21：34

非常钦佩这种以身试药的精神！能否具体谈谈服用三七以后的反应？所谓的性温伤阴，临床有何表现？

andy　　2006 – 02 – 25　　13：31

　　经验二：茄秆。

　　年前的冬天，由于缺乏保护，我不慎冻伤了脚，起了十来个绿豆大的冻疮，冻疮处皮肤紫黑，十分僵硬，每当睡觉或天气暖和时，冻疮处就会又痒又痛，令我十分烦躁。年假回家后，妈妈找来茄秆，让我熬水泡脚，洗了一次，当夜痒痛就减了十之八九，痒痛变得十分轻微。隔一天后又泡了一次，冻疮处渐渐变软，就痊愈了。

　　茄秆，在我的家乡叫茄棵，就是茄子的地上部分，主治冻疮。用时采摘秋后干燥的茄秆，去叶，剪断熬水泡手脚、洗脸或耳朵等生冻疮的部位，治疗冻疮造成的肿胀痒痛，效果很好。这个民间单方草药在北方代代相传，我问过河南、山西的同学，他们也知道此方，也反映此方效果很好。

　　治疗冻疮，江西常用辣椒秆，年前放寒假之前，我就因地制宜，用辣椒秆熬水洗了两次，可是没有效果，不知为何。记得大二时我自己处方，服过一周的当归四逆汤，效果也很好，服后看到手掌慢慢变得比过去红润了，大三、大四、大五这三年都没再发冻疮。我想，既然茄秆外用效果如此好，那么，如果在当归四逆汤内加上茄秆这味草药，效果会不会更好呢？

andy　　2006 – 02 – 25　　13：52

　　经验三：川芎。

　　我患右肩痛，已三年余。而且只右肩痛，左肩不痛；白天不发作，只有在夜间睡醒翻身时，才感觉右肩疼痛不可转侧，右肩也不能受压。大家猜猜这是什么病？因治疗比较麻烦，故一直未治。这次年假回家，看到家中有川芎，就每次用 20g 左右，拿开水泡服，频服，凑合着用，姑且治标。喝着自制的"川芎茶"，入口觉得味腥，不是辛辣，而且有轻微的冲鼻感，当天夜里效果不明显。第二日，又喝了一天川芎茶，当天夜里翻身时感到疼痛减轻许多，往常都是疼痛不敢转侧，而当夜翻身却无多大不适，我甚为高兴。第三日，我感到头昏头痛，而且头痛有一种空虚感（不是我过去服用 36g 柴胡时，感到的那种轻飘飘的头昏头痛），想到可能是川芎扩血管的药效在起作用了，就不敢再服川芎茶了。三四天后，右肩夜间痛复发，至今仍偶发，一发半月余。

请教大家关于阿胶的经验

andy

2006 – 03 – 05   20：28

请教用过阿胶的前辈，真假阿胶如何鉴别？如果服用的是假阿胶，会有什么反应？

顾志君   2006 – 03 – 06   11：28

阿胶是以驴皮为原料，经煎煮浓缩而成的中药材。正品的阿胶是长方形或方形整块状，块形平整，大小一致，边角齐整，表面为棕黑色或乌黑色，脆性大，有光泽，敲碎后断面光亮，对光照视边缘呈半透明，不易吸潮（马皮或牛皮制作的胶容易吸潮，脆性也差），味淡微甘，无腥臭。

假阿胶则是用马皮、牛皮、旧杂皮、烂皮、动物碎骨等熬制而成，色泽暗淡，外形不光滑平整，易软化，有腥臭味。

胶块用力拍打，易断成碎块，无规则，断面光亮，气味纯正，无异物异味者为真品。若拍打不易断成碎块，有异物，气味有焦味，表面暗淡无光泽等，可能是假，服用后，对人体有害无益。

海威   2006 – 03 – 07   04：15

阿胶的名字来源于产地——山东东阿，最初是否驴皮所制，有不同看法。由于驴子太少了，很难保证现在的阿胶都是驴皮熬的。多年前，我见过用猪皮等熬的。仲景书中有猪肤汤，故其他动物的皮熬制的也不是完全不可用。有个电视剧叫《大宅门》，其中的主人公就是"阿胶专家"。

它是一味好药，但不是要药，即不是危重大证必需的。按现代理解，它的主要成分应该是蛋白水解产物和黏多糖水解产物。《药典》上似乎没有严格的质量标准，目前上市的也各种各样。大体说来，颜色不宜很黑，块不易很大，容易打碎，容易烊化才比较好。按中医理解，它是补血之阴，故主血虚。按西医理解意思略同，类似过去用的水解蛋白和现在用的氨基酸。因为是口服，量又不大，即便质量不好，也不会出现严重后果，只是疗效不好而已。

它不宜和其他药物同煎，但烊化不好时，也可以在药液里再煎一下以便溶化。

广东人有以它进补的习惯，产妇服用尤其多。这时是单服阿胶，一般加上糖等调味。总之是用于补养的，而且以补充蛋白水解产物为主。明白这一点，就容易理解什么样的阿胶才算好。

顾志君 2006－03－07 16：55

引用海威于2006－03－07 04：15发表的："它是一味好药，但不是要药，即不是危重大证必须的。"

不敢认同。

海威 2006－03－08 03：21

所谓危重大证，指短时间内有死亡之虞或特别痛苦的。炙甘草汤证还不能说到了这个程度，即便是此证，方中不用阿胶也会有效，若去掉人参、地黄则大多无效。

伤寒的危重大证主要有：大结胸、大承气、通脉四逆、部分少阴特别是少阴急下、白虎和人参白虎、真武和小青龙汤证。简言之，可分为三类，即需要急救回阳者、需要急下者、需要大清热者。小青龙汤归入此类是因为呼吸困难很严重，患者可以有濒危感。

这些证是不用阿胶的，用上反而不好。

为说明旧时何种热病大证最危险，另转贴"伤寒死证"。（略）

顾志君 2006－03－08 07：47

1. 燥久伤及肝肾之阴，上盛下虚，昼凉夜热，或干咳，或不咳，甚则痉厥者，三甲复脉汤主之，定风珠亦主之，专翕大生膏亦主之。

2. 邪热久留，灼伤真阴，筋脉拘急，手足蠕动，或头目晕眩，舌绛苔少，脉细而数等证，阿胶鸡子黄汤主之。

3. 如上，死症不能光就您说的三种，真阴匮乏也当列入，或许您会使用输液的方法，已经觉得没有必要了。

4. 如果没有盐山张锡纯先生恐怕也无人认为单用山药、山萸肉可以起大症。

5. 用药如用兵，药无高低唯情而适，谁能想烧火丫头杨排风可以大破辽兵救赵家王朝于危难？必要的时候即使小卒子也可以成将军。

海威 2006－03－09 02：19

关于温病化燥伤阴之危重情况，赵氏旧作《中西医比较热病学史》曾专文论及。不过，正如楼上所说，目前确实极其少见，反之，因为广泛使用输液疗法，特别是同时大用或滥用抗生素、激素、清开灵、双黄连等清解制剂，目前最常见的偏差是伤阳并蓄水。已经贴出呼吁帖子，并举出10多个病案，不再重复。

山萸肉和生山药相比，前者之疗效更可靠。这也是寿甫先生的重要发明，即所谓敛正气而不敛邪气，故此药虽然更适用于伤阴——包括上脱，但伤阳者也可以用。自然，手中没有别的药物，重用生山药抢救危重情况也可能有效。杨则民先贤曾记录过他见病家自用大剂量茯苓——当地称之为补药，而获卓效者，但医家处方不会那样用。我在英国时曾经碰见一位华侨患严重的冠心病——脉结代，且有心衰，他大量吃荔枝就有效——当然也不持久。但不能认为荔枝、桂圆是治脉结代的要药。

凡食品大体都应该这样看，比如质量好的阿胶，大量服用（比如100g左右）不会有问题，即因为它接近食品，药理作用不峻烈。

至于发生了低血糖，虽然一派阳气大虚，最好的药物就是糖。不很严重时，吃一块红薯或馒头，就会好。从这个角度讲，红薯和馒头（米饭当然也可以）自然是要药。这时煎服建中汤，不如赶快进食方便。但是，医家，特别是中医，不认为红薯、馒头、米饭、饴糖是要药。

黄煌 2006－03－09 16：58

海威先生讲得很有道理。

温小文 2006－03－09 17：24

不懂什么是清解制剂？清解是中医里清热解毒的意思吗？

黄煌 2006－03－09 19：25

想来是清热解表、清热解毒等的缩略。

海威 2006－03－10 03：37

清开灵是在安宫牛黄丸基础上开发的新制剂，双黄连则是以黄芩、黄连、连翘等为主研制的新制剂。它们都有静脉注射制剂，双黄连还有口服液（清开灵似乎没有口服液）。就方名而言，清开灵是"清热开窍"的意思，但总是苦寒为主。双黄连则肯定是清热解毒的，其中有连翘，也可以说有清热解表的作用。不过，连翘也是重要的解毒药，中医即认为它是"疮家要药"。

这两种新制剂都有说明书，是目前用得最滥的。平和的药物，多用、用得不恰当，问题不大。大寒、大热的药物则绝不可滥用。

温小文　2006 − 03 − 10　21：23

谢谢两位老师的讲解。

andy　2006 − 04 − 03　22：29

我年假治疗了一位慢性肠炎的病人，该病人已患此症四五年，服用过多种西药，效果不进反退，现腹泻日行10余次，有便血，肠镜示直肠和结肠有多处溃疡，病人面色萎黄，伴口腔溃疡疼痛，经久不愈，处以人参健脾丸合乌梅丸，5天后病人告知买不到此中成药，我就改为真人养脏汤合神效托里散，10剂。考虑到阿胶价昂，病人难以接受，一开始就没有用阿胶。病人二诊时告诉我：服药后，大便慢慢从稀变软，渐渐成形，同时腹泻次数慢慢减少，口腔溃疡疼痛逐渐减轻。综观之，疗效改善比较平稳。

病人见服用中药效果比较好，就愿意继续花钱服药，我处以原方继服，但党参由15g改为太子参20g（因为病人告诉了我党参很贵，太子参就便宜很多），加炒槐花10g，每剂又加阿胶10g，打碎分两次烊化，冲服。

但病人头天晚上服第一剂的头汁即觉药苦，味腥，难以下咽，强忍服下，服后渐觉嗓子变干，当天夜里即觉腹痛，第二日晨起发现眼睑轻度浮肿，病人续服第一剂二汁后腹痛加重，遂告诉我药后反应。我分析了药物，觉得问题可能出在阿胶上，遂问病人阿胶的气味和烊化的难易程度，病人说阿胶味腥，需用煎好的药汁熬很久才能溶化，遂让该病人停用阿胶，并停药一天以观反应，后来诸症渐平。

病人续服另外9剂，病情继续减轻。

顾志君　2006 − 04 − 05　20：19

阿胶很贵吗？我医院53元半斤，去年初48元。

andy　2006 − 04 − 07　15：52

去买中药的是该病人的孝顺儿子，他告诉我，药店"东阿阿胶"10g收他5元钱。这样算来，一市斤（500g）应该250元。

另外，该药店党参10g，0.8元；太子参10g，0.2元。这个中药店，是我家乡方圆20公里仅有的三家中药店中药物最齐全、最干净、最新鲜的一家。

由此看出，中药的阵地在我们那里的农村几乎丧失殆尽。我想，原因在于缺少疗效显著的中医师。该药店老店主也是这样认为。

黄煌　2006 - 04 - 07　16：29

中医的发展基础在农村，如果广大农村没有了中医，那中医的后劲就没了。

雪中梅花　2006 - 04 - 07　17：28

农村的药很差，中医水平普遍也低，我是领教了的，其实西医也一样。但农村有很多实践机会，我认为中医的基础在农村，那样的实践基础容易培养大家。如果黄老师肯出面组织，我们可以搞试点，我出钱，不知如何？

黄煌　2006 - 04 - 07　21：26

你有何主意？请谈谈。

xing　2006 - 06 - 23　15：52

引用顾志君于 2006 - 03 - 07　16：55 发表的："不敢认同。"

我也不认同，阿胶是妇人血崩时最重要的止血药，如果有看过陈修园的书就知道，有个官家小姐下血不止，流了三盆血，人已经昏死过去，脉似有似无，用了很多急救方都不行，最后陈修园以胶姜汤，阿胶及生姜一服醒，二服则血止。

思玥　2006 - 08 - 26　16：13

引用 andy 于 2006 - 04 - 03　22：29 发表的"我分析了药物，觉得问题可能出在阿胶上"：

关于这个副作用的一点资料，偶（我）的临床经验比较差，不过从我收集到的一些资料，不知道可否对 andy 有一些帮助。关于阿胶的应用，古人在应用的时候，曾提出一个应该注意的问题：

新熬制的阿胶称为"新阿胶"，要在阴干处放置三年以上，直至"火毒"基本退尽，称之为"陈阿胶"，方可食用。有的人不了解这一点，在服用新阿胶之后，就会有以下表现：鼻腔、口唇等处出现许多热疮，或者眼睛干燥、发红、眼屎增多，甚至出现咽喉干痛、大便秘结或出血等症状。

结合上述资料，病人的表现，以及 andy 提供的阿胶的价格，推测也许病人吃的就是新阿胶吧。

另外，真伪阿胶的鉴别要点：

真阿胶烊化以后，气清香，有麻油香味，稠而不黏腻，味微咸，其块在十年以内者，苍翠色，质尚坚；至五六十年以上者，色转黄而质松脆，更佳，"肺痨服之，殊有功效"。真正的驴皮胶表面棕黑色，光滑，对照光线呈棕红色透明，质硬易碎，断面棕褐色，具玻璃样光泽，气微香，味微甜。牛皮胶、杂皮胶则有黏性，质硬不易破碎，断面乌黑或灰黑，气微腥。

或取 2g 碎块，放在锅中加热，真品初则崩裂，随后膨胀溶化，冒白烟，有浓烈的麻油香味。伪品烧灼后有浓烈的浊臭味、豆油味或腥味。

也有人这样鉴别：取 5g 加水 30ml，加热至 90℃，真品约 6 分钟全部溶解，呈浅红色浑浊，有白色物析出，液面有油滴，静止 4 小时后不凝集。伪品在 10～16 分钟溶解，呈暗棕红色或灰棕色，无析出物，液面无油滴或仅仅有少量油滴，静止 4 小时后凝集或变稠。

以上都是收集的资料，仅供参考。

不过上面说到的真阿胶和假阿胶的鉴别，似乎意思是以驴皮、牛皮或杂皮来区分的，而上面海威老师提到，不应当依此来看，从阿胶这味药发展的历史，似乎的确如此。

阿胶的制作与药用有两千多年的历史。

《神农本草经》云："煮牛皮做之"。可见当时制作阿胶的原料并不是驴皮而是牛皮，这种以牛皮为原料制作的阿胶，一直沿用了好几个世纪（是否经方中的阿胶就是这一种牛皮胶而非我们通常认为的驴皮胶）。

到公元 7 世纪，在《食疗本草》中始提出以牛皮制作的胶称为"黄明胶"，直到现在凡是用牛皮制作的胶，依然称为黄明胶，其历史根源可能出于此。

至于驴皮胶的名称，始载于 8 世纪。

在《本草拾遗》中同时记述了驴皮胶、阿胶和黄明胶。《外台秘要》也同时出现了这三个名称。看来在唐朝，3 种胶的名称是通用的，但主要的原料仍然以牛皮为主。

到了 11 世纪的《博济方》中方见到"真阿胶"一名。

《本草图经》载"阿胶以阿县城北的井水作煮者为真"。此处指明所谓真阿胶的"真"，似指必须用阿县城北的井水煮制而言。

史载：阿井水乃济水之眼，其色绿且醇，趋下域内有郎溪河，其水为

主题之三 ⊙ 方药纵横

漯水之源，乃洪范九泉之水所会归，性属甘温，合此水制胶为最善。《神农本草经》在阿胶条下，也指出"生东平郡，煮牛皮，作之，出东阿"。由此可见，真阿胶是与东阿水质有密切的关系，但对皮的原料并未突出用驴皮为佳。《本草图经》上说："今时方家用黄明胶，多是牛皮，但今牛皮制作不堪精，止可胶物，不堪入药。"《本草纲目》记载："凡造诸胶，用娑牛水牛驴皮者为上，猪马骡驼皮者次之，其旧皮、鞋、履等物者为下，大抵古方所用者多是牛皮，后世乃贵驴皮。真者不作皮臭，夏月亦不湿软。"

此阿胶发展演变之大略也。

刚才又查了一下周凤梧先生主编之《古今药方纵横》（1987年版）记载，"近年来，又试制成功以猪皮代替驴皮熬至新阿胶，经分析和鉴定，所含成分与驴皮胶相似，临场功效亦同，完全可替代驴皮阿胶使用。

所以我认为，阿胶的好坏，可能与东阿的水质相关性较大，而我们所谓的真伪之辨，不应当是单纯地原料之辨，而是受到了原料、水质、辅料，以及一系列加工的工艺影响，不当拘泥。

经方药辨

沙丘沙

桂枝

2006 – 07 – 16　10：33

　　桂枝，望文生义，似为桂树之枝，其实不然。《神农本草经》牡桂条下郭璞注云："一名肉桂，一名桂枝，一名桂心。"可知古时肉桂、桂枝、桂心，一物三名。不知何时，本草指肉桂为树皮，桂枝为树枝。仲景方桂枝每云去皮，实去肉桂外层之粗皮，故《外台》、《千金》皆称桂心。若近时桂枝，则无皮可去。《伤寒论》有桂枝加桂汤，时贤有加桂枝或加肉桂之争，皆因不知"一物三名"之义。日本的经方实践家古方派的创始人，吉益东洞也有一物三名之说，并讥讽说："李皋以气味厚薄，分桂枝肉桂，遂构上行下行之说，是臆测，不可从矣。"

　　关于桂枝去皮之义，陈修园之侄陈鸣岐说："古人用桂枝，唯取当年新生嫩枝，折视之内外如一，皮骨不分。若见皮骨可以辨者，去之不用，故曰去皮。"如此解去皮之义，自然不妥，但桂枝当取新生嫩枝，非常可取，此为后世桂枝。自《神农本草经》之后，药品日增，无须厚非，但不能后来居上，以此代仲景方中桂枝。

　　或问："桂枝解表，人尚惧其热，怎能用大热壮阳入下焦之品，治外感发热？"答曰："佛经言：'善能分别诸法相，于第一意而不动。'您的这些观点，恐怕连第二意也算不上，学用经方，若不能深入经藏，只据讲义，套用千载古方，实在是无源之水，无本之木。我十余年来，尊郭璞、东洞之说，仲景方凡桂枝者，皆用肉桂，从未见不良反应。"

白酒

2006 – 07 – 29　11：35

　　《金匮要略》有瓜蒌薤白白酒汤。《金匮要略讲义》五版教材引《金匮要略语译》说："米酒初熟的，称为白酒。"接着又说："临床运用时，可不拘于米酒，或用高粱酒，或用绍兴酒，或用米醋，皆有温通上焦阳气的功用。"未能确指白酒为何物。

　　仲景方中所用白酒绝对不是现在俗称之"白酒"，现在的白酒指烧酒，始产于元代。那么，仲师的白酒到底为何物呢？丹波元简《金匮要略辑义》言："白酒，注家无解，似指酒之白者，然灵经筋篇，以白酒和桂云云，且饮美酒，由此观之，白酒非常酒。《千金方》用白蘞酱，《外台》称蘞酒，程敬通云：'蘞音再，酢浆也'，知白酒即是酢浆，今用米醋极验。"据丹波此说，白酒不但不是烧酒，也不是米酒，是酸味的液体。

又《伤寒论》枳实栀子豉汤用清浆水。《伤寒类方》说："浆水即米泔水，久贮味酸为佳。"《医方祖剂》说："浆水，乃秫米和曲酿成，如酢而淡。"

日人村井杶《药征续编》白酒条下，所引甚繁，总而言之一句话：白酒即浆水。

总如上述，白酒、白蘞浆、白蘞酒、清浆水，皆系味酸之物，如今之米醋。不过，米醋味浓，须加水稀释；清浆水味淡，故仲景七升空煮至四升加以浓缩；白酒似酸度适中者，所以仲景直接应用。可见，《讲义》用酒，有失考证。另《伤寒论》有半夏苦酒汤，皆知苦酒是醋，为何不知白酒也是醋类呢？

人参

2006－07－24　12：54

人参，《神农本草经》称其"味甘，出上党"。从其性味及产地来看，分明是现在之党参。现在通称之人参系辽人参或高丽参，味兼辛、苦，与《本经》所言人参味甘不合。张锡纯《医学衷中参西录》言："古所用人参，方书皆谓出于上党，即今之党参也。"并言："愚临习用党参，辅佐得宜，自能挽回险证。"当知，仲景用药悉尊《本经》，其所用人参，不是现今通称之高丽参。陆渊雷《伤寒论今释》在白虎加人参汤条下注曰："余之经验，凡常用诸方有人参者，如小柴胡、泻心、理中等，代以太子参甚效，用党参则不效或反致胀满。"陆氏也认为仲景诸方所用人参非今之人参。我十余年来，一直尊陆氏之经验，以太子参代人参，疗效确切。

日本吉益东洞《药征》言"人参味苦者方可治心下痞硬"，按此说不必。我曾用大半夏汤治疗一80岁老妇，剧烈呕吐，曾输液一周，分毫无效，闻食即呕，体瘦，苔白，脉沉细，从剑突至脐下硬如儿臂，给重剂大半夏汤，方中人参用太子参，频频冷服。一剂，硬物软缩至剑突下3cm；二剂，呕吐止，能饮食，硬物软缩至脐。香砂六君子汤以善后。

那么，今日之人参与太子参（党参）有何异同呢？从性味来认识，今之人参甘兼辛苦，正如经方之理中汤。也即陶弘景小补脾汤，方中人参、甘草味甘，干姜味辛，术味苦，辛甘化苦，补脾之制度。此为太阴主方，仲景善用，加减变化无穷，与后贤善用独参汤其理一也。

黄煌 2006 – 07 – 24   15：12

凡经方的讨论，内容涉及药物及病症，则多实在，我最为关注。希望继续！

ydh 2006 – 07 – 25   19：02

"从其性味及产地来看，分明是现在之党参。现在通称之人参系辽人参或高丽参，味兼辛、苦，与《本经》所言人参味甘不合。"

能否从《本经》著书时代来进一步考证到底古人参是今之党参还是辽人参。古时上党的植被和水土状况是否适合种植辽人参？什么时候环境发生变化，不适合辽人参的种植而改为种植党参，古人参被迫迁徙东北成为辽人参？在汉代，据说连楼兰都是森林茂密的，上党也应该是适合辽人参生长的。在这些问题没有搞清楚之前，认定古人参就是今之党参还缺乏证据，李培生教授曾有相关考证，可参阅，有资料的朋友可以上传。

我也曾经用旋覆代赭汤治疗贲门癌，先用红参有效，后因为缺货改为党参，竟无效。后来便很少使用党参了。

楼主的经验值得重视，如果太子参疗效好则可以为病人省一些药费，毕竟红参太贵。

王海峰 2006 – 07 – 25   20：19

杨老师，贲门癌例，改用党参无效也不一定是因为党参的缘故吧，可能疾病就是发展到一定程度了，单凭这一个个案就否定党参合适吗？好像黄老师都习惯用党参配方的，效果也都不错啊。

ydh 2006 – 07 – 27   20：03

答王海峰先生：您的提问有一定道理！我当时用此方只是改善嗳气噎膈症状的，是解决饮食问题的。根据患者当时表现，病情变化不会在短期内恶化这么快的，诚如您所说，这仅仅是个案，但细心人会从个案中发现点什么的。本来效果很好，突然因为药物的更改而大打折扣，作为临床医生，没有理由不认真查找原因，我并没有否定党参，只是觉得用在那个病人身上力度还差把劲，特别在体质衰弱的情况下。

本属个人临床体验，说出来只是供大家参考罢了。"水寒水暖鱼自知"，各人有各人的体验。另外，门纯德先生的《名方广用》中有类似经验，有兴趣可以自己查阅。

香豉

2006 – 08 – 05   08：47

《伤寒论》疗虚烦不得眠，心中懊恼有栀子豉汤。《外台》、《千金》多用香豉治伤寒、中毒、房多短气，因知香豉应用甚广。唯制作方法各书不统一，《中药大辞典》淡豆豉制法："取桑叶、青蒿加水煎汤，过滤，取药汤与洗净之黑大豆拌匀，俟汤吸尽，置笼内蒸透，取出略凉，再置容器内上盖煎过之桑叶、青蒿渣，闷至发酵生黄衣为度，取出晒干即得。"此即《本草纲目》豆黄的制法。

《本草纲目》豆豉的制法："用黑大豆二三斗，六月内淘净，水浸一宿，沥干蒸熟，取出摊席上，候微温，蒿覆。每三日一看，候黄衣上遍，不可太过，取出晒簸净，以水拌干湿得所，以汁出指间为准，安瓮中，筑实。桑叶盖后三寸，密封泥，于日中晒七日，取出曝一时，又以水拌入瓮，如此七次，再蒸过，摊去弧火气，瓮收筑封即成。"

以《中药大辞典》的制法，所得之豉，其味清淡；以时珍之治法，所得之豉，其味臭烈。仲景称香豉，初疑时珍的制法有悖经旨。读丹波元简《伤寒论述义》有说："本草豉条，陶隐居曰，好者出襄阳钱塘，香美而浓。然古者臭香互称，以臭为香，训义反复用之，见郭璞方言注"，茅塞顿开。知仲景所谓香豉，即臭豉，时珍的制法可取。

另汪琥《伤寒辨注》："用豉法，须陈腐极臭者，能使人吐，方中云香豉，恐医工用豉，反取新制而气不臭者，无怪不使人吐也，今验之，极臭者能使人吐。"

汪氏认为香豉即臭豉，与丹波氏同。只是其"极臭者能使人吐"，不敢苟同。我临床一直用臭豉，从未遇到服药后呕吐者。既然诸家皆以香豉为臭者，不可嫌其制法繁琐而以豆黄代之。

andy   2006 – 08 – 06   11：55

有极少数人对黄豆过敏，进而对豆豉过敏，临床不可不察。皆因异体蛋白过敏之故。

王海峰   2006 – 08 – 07   10：12

今将《光明中医杂志》1989 年 1 期叶家栋"诊余漫谈淡豆豉"一文节录于下：淡豆豉一药，除为温病主药外（详见原文），又是"肾病妙药"。并载医案说：十多年前，挚友赖君之弟，方二十许，患左肾结核，在某医院摘除左肾，术后不久，症状又作，腰酸，血尿，面色㿠白，形体羸弱，经检查右肾亦病，乃惊惶失措，求余诊治，冀能保全仅有之一肾。

我乃遍索方书，于鲍相傲《验方新编》卷上，检得血淋痛不可忍的血淋方多张，皆以淡豆豉为主药。复于危氏《得效方》中索得小便条一方（郭按：《本草纲目》引此条为"小便血条"，就是血块的意思），仅用一味淡豆豉煎汤空腹服，喜其性味平稳，仍或伍冬瓜皮，或配牛膝嘱服，以观效验，亦背水一战而已。不期渐有好转，两月后尿检及全身症状大有改善，再复检查，推翻原来诊断。两年后结婚，喜添一子，现已工作多年，身体健康。自此之后，每遇临床出现血尿病人，无论急性肾炎或慢性肾炎急性发作之儿童、青年，常以淡豆豉伍入组方都有明显效果。

自服巴豆的经过

沙丘沙

2006 – 09 – 28   22：11

    1996 年秋，欲配《千金要方》中的紫丸，对方中巴豆的性能不熟悉，于是决定亲自吞服。早饭之后，大约 10 点钟，取肥大饱满的巴豆 1 粒，剥去壳，囫囵吞下，未用汤水送服。觉咽及食道热如火烤，过 15 分钟，热感消失，无其他不适，至下午 1 点午饭前，无吐泻现象，心想："方书言巴豆性烈如牛，也不过如此。"

    午饭过后，刚放下饭碗，即觉腹中雷鸣，急奔厕所，大泻一次，稀如米汤，无腹痛。过半小时，又腹泻一次，将刚吃过的米饭都泻了出来，未及消化吸收，米粒清晰可辨，两次失水 2000 ~ 3000ml。此事不便告诉家人，恐她们担心、责怪，仍如平时做一些不轻不重的体力劳动。约 3 点钟，又呕吐 1 次，约 1000ml，不难受，全身微有汗，心定气平。晚饭时，未吃馒头，仅喝稀饭两碗，放至室温时才喝下，恐得热再泻。

    至晚上 9 点，觉身心异常清爽。身轻欲离地，心情愉快，难以形容，一直持续到次日早饭后。

    通过亲身经历，得知巴豆遇热则行，遇冷则止是事实。但是，言其"性大热"，恐系根据"得热则行"的现象，推理想象的结果，不足凭。因我服后，不但无丝毫烦热，反备觉清凉。不能将巴豆视为热药，仅用于"寒实结胸"。另外，下药所致的失水，与疾病导致的失水不同，所以，应放胆用下法。眼下，西医西药广泛普及，中医仅理气活血、清热解毒的常法，将"斩将夺关"之良将，埋没深山，可惜，可叹！

主题之四

百家争鸣

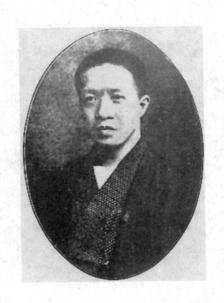

　　医者以愈病为职者也。由博而反约，推十而合一者，又精义之事也。吾愿世之治《伤寒论》者不蕲于为博士，而蕲于为铃医。

——章太炎（1867~1936 年）

杨振宁博士认为中医和《易经》结合没有前途
黄　煌

2005 – 01 – 31　12 : 57

　　2005 年 1 月 24 日《中国中医药报》发表《杨振宁指点中国传统文化》一文，其中先生特别强调：中医和《易经》结合，中医没有前途。这是值得我们认真思考的。现将杨振宁先生的观点摘录如下：

　　中药是中国人的祖先几千年智慧的结晶，是中华文明重要的科学遗产之一，这已被全世界所公认。中医几千年的经验总结获知了很多药材，这些药经过近代科学的研究证明确实非常之重要。但是，中医的理论直接沿袭了《易经》的思路，而非近代科学化的。

　　如果现在我们研究中医理论仍然坚持将二者统一起来，认为中医的理论仍要继续原来的想法，我认为中医、中医学没有前途。中医传承了《易经》中分类精简的精神，分类上坚持阴阳、表里、寒热，这虽有一定的道理，但将其看作一个整体架构的话，中医学一定没有前途。所以我们要抛弃中医的理论，因为其中掺杂有几近迷信的成分，而代之以近代科学化的方法。

zhaolibo　2005 – 01 – 31　18 : 27

　　我认为振宁先生的观点只对那些用《易经》来研究中医的所谓"易医"正确。"中医几千年的经验总结获知了很多药材，这些药经过近代科学的研究证明确实非常之重要"，这种提法有画蛇添足之嫌，未经过近代科学的研究证明之前，中医药一样重要，一样保证着人口众多的中华民族繁衍昌盛，这是不需证明和不争的事实。我觉得杨振宁先生的观点一样有"乱点鸳鸯谱"之嫌，对中医连较深入了解可能都谈不上，就断言"中医的理论直接沿袭了《易经》的思路"，让人有"一叶障目，不见泰山之感"，就预言中医的前途，实在有损一位著名科学家的严谨作风。分类精简的精神没什么不好，阴阳、表里、寒热和"伤寒"的方证一样，只是运用方子的工具。就像一个人的名字，雅俗都可，目的是让人能够识别。精简也是中医努力追求的目标，要命的是有那么一些医家，非得把中医的方证和《周易》联系起来，弄得他自己都不知所云，贻害后学。学习黄老师的体质方证学说，就其要而言，也是为了精简复杂纷纭的症状而获得方证。"而代之以近代科学化的方法"的说法，作为科学家提出就更应深思

主
题
之
四
⊙
百
家
争
鸣

209

了，有许多古代的技术，他们自己到现在都搞不明白，还好意思对中医指手画脚，我就更不敢苟同了。"而代之以近代科学化的方法"的说法，可能成为某些西医歪曲、攻击中医的借口之一。我说出自己的内心看法，希望黄老师和各位同道斧正。

顾志君 2005 – 01 – 31　18：33

东洞先生曾说过医生有：疾医、阴阳医、仙家医。

黄煌 2005 – 02 – 02　16：26

为什么中医老是被人家指责？上个世纪有鲁迅、胡适、傅斯年，今天又有杨振宁先生。这说明中医本身也需要反思。我感到，中医这两个字已经难以概括包装这个具有较浓文化气味的传统医学了。各人心中所认识的中医，所指责的中医，所呵护的中医，恐怕都不是一样的东西。所以，争论来争论去，总是闹得不可开交。所以，我比较厌倦这种争论。我希望中医界更多地关心临床疗效，关心临床技术，关心学术标准的建立，关心老百姓对中医的呼唤。扎扎实实地做一些实实在在的事情，有更多的人干实事，有更多的人说实话，有更多的实效让人们看到，那么，中医就会变得更实在些，人们的误解就更少些，理解就更多些。杨振宁博士不是有意要贬低中医，也没有必要对中医发难，他的话是有感而发的，是有底气才发的。他毕竟是一位对中华民族文化有感情，一位让中华民族骄傲的科学家。

ydh 2005 – 02 – 02　19：38

杨振宁博士的意图十分明确，就是将中医自然科学化。但杨先生忽视了中医的历史，中医是有很深的民族情结，文化情结，哲学情结的。这些情结对搞自然科学的人来说是不能容忍的，无法理解的，坚决抛弃的，但对纯粹的中医来说则是剪不断的。这一切似乎成为中医发展不可或缺的东西。因此，就目前形式来看，将中医自然科学化还得不到主流派的认可。再说，如果中医不是目前这个样子，那还叫中医么？如果自然科学化，恐怕就要叫其他医学了！从现状和未来角度来看，多样化发展也是最好的选择了。大家知道，目前整个中医形势低迷，就像股市的洗盘，会筛出真正的高手的。

ydh 2005 – 02 – 02 19：45

传统中医，中西医结合，其他从前者中分化出来的异军，三支力量可以相互竞争，共同发展。魏、蜀、吴三国相争，曹魏笑在最后。上述的三支力量，谁又是最后的赢家呢？

唯中 2005 – 02 – 03 20：12

赞同 ydh 先生意见，越具有民族特色的东西就越具有世界性。

唯中 2005 – 02 – 03 20：21

没有一套经得起临床实践检验的系统理论做指导，仅仅就事论事单纯地追求所谓的疗效，中医是会变成一门实实在在的层次低下的经验医学的，所谓取法乎上，得乎其中也。如果用杨振宁博士那套思维方式和研究方法研究中医，那中医就肯定已经不再是"中医"。

中医老人 2005 – 02 – 03 20：37

经过时代潮流的冲刷，中医能剩下哪些东西贡献于未来的人类呢？这是讲远的。讲近的，为何现在中医那么低迷？青年中医逃离中医，中医院改行做西医，中医学院改招贸易、外语、管理等专业，名中医寥若晨星。这才是现实。希望大家关注现实！并寻找解脱的良策。

清凉风儿 2005 – 02 – 04 18：23

下面是引用唯中于2005 – 02 – 03 20：21发表的："没有一套经得起临床实践……"

我不同意你的看法，现在中医缺少的是实实在在的疗效，在此基础之上的研究才有意义和前途。目前一味地用西医的检验标准来衡量中医只会毁了中医，因为中医的灵活性实在太强，这也是目前中医生很多，很少疗效好的一个原因。

要有发言权，首先要腰板硬。

ydh 2005 – 02 – 05 19：31

杨先生的出发点是很好的，中医与现代医学的结合也许要比与《易经》的结合更好一些吧！各有灵秀各自探吧！

主题之四 ◉ 百家争鸣

lvyongyun001　2005 - 02 - 22　13：12

中医不等于传统文化，传统文化也不等于中医。中医不是传统文化的代表。中医不需要传统文化的诠释——因此不需要《易经》。几千年亿万人次的经验的总结，人体对于疾病的基本的反映模式归结为药-证、方-证的对应。愿大家共同努力，以此为基础，继续开拓！

小土豆　2005 - 02 - 25　14：26

陈可冀先生曾提出，中医能够真正结合循证医学方法的时候就是中医现代化的时候。中医的经验不能丢掉，要用科学方法整理研究。传统的方法是粗浅的总结，不能得到广泛地认可和推广，到头来还是把那些为数不多的好方好药或者说是使用经验（如果有的话）给丢失了。看看现在的《中医杂志》很多是没有什么说服力的，是种粗浅的低水平的研究。

管隽　2005 - 02 - 26　22：28

我赞成清凉风儿的观点，现在的中医就是缺少实实在在的疗效，才会逐渐地失去一个好口碑。看病先找西医，看不好了才找中医试试看；"西医治病，中医调理"，这已成了许多人心中"不争的事实"。

为什么出现这种状况？就是因为现在的中医鱼龙混杂，不是没疗效，是庸中医败坏了中医的好名声！

为什么好中医不能挽回人们对中医的信任？就是因为庸中医太多！

看看我们中医院校的录取分数线，比西医院校低多少？比一流大学低多少？在人才的选拔期就输了！

再看看我们的课程安排有多少西医的课？看看西医学生有多少中医的课？这些不是学校不想办法，很多时候学校也没办法。我们中医生苦了那么多年走上社会，地位还是远远不如西医。

再放眼社会，西医院里的中医科成了摆设，中医院里拼命西化，中医的待遇一落千丈。西医成了哪里都要的人才，中医成了哪里都不要的"人才"。西医看不起中医，中医自己看不起自己，自己没有信心，而外国人还把我们中医当个宝，拼命研究，招揽人才，这种感觉几乎像文化侵略般，眼看我们的国粹在国内暗淡褪色，却在国外兴盛发展，怎能不叫人心痛！

当然，在我们中医学子当中还是有许多好学之人，却对中医的前途十分迷惘，对中医的学习也处处不得要领，因为我们没有真正意义上的"师传"，我们没有多少实践的机会。我很感谢黄煌老师在百忙之中给我们做了那么多场精彩实用的讲座，给迷惘的我们指引方向，让我们知道该怎样奋斗，朝哪去奋斗，这才是"师传"。我也希望社会能多给我们一些机会实践，多给我们些理解，我们中医同时也要严格律己，刻苦钻研，以疗效为先，以病人为本，为振兴中医事业献一份薄力。

中医的很多东西的确是形而上学的。所谓形而上，有形之上也。西医呢，形而下多居之。西医建立在西方科学的基础之上，对事物的分析为越细越好，对人和疾病的认识也是越来越细化，所以有细胞水平、分子水平什么的，讲究的是"有形"这个层次；中医呢，很多东西是无形的，但这并不代表她就是迷信的，不科学的。中医与《易经》的结合，可以"拿来主义"吧，可以"去粗取精，去伪存真"吧，可以"取其精华，弃其糟粕"吧，不能就这么说一句没前途。一个知名学者，又是华人学者，应该考虑自己这句话的影响，可以提出质疑，不用这么早、这么草率就下定论吧。这么多不能解释的事情，都说是迷信？倒不如说是人类现今水平有限不能一一做出解释还好些。当然，这仅是我一家之言，偏激之处，还请诸位指正。

黄煌　2005－02－28　17：47

最近的《中国中医药报》刊登中科院院士何祚庥先生的文章，旗帜鲜明地支持杨振宁博士的观点。请大家看看。

lvyongyun001　2005－03－17　15：28

相较于西医学来说，中医更注重个体化的治疗，因此，可能更灵活一些，即所谓的"辨证论治"。但是，"辨证论治"绝不是"随意治之"！中医自有其本身固有的"规范"在，也是注重"循证"的，其中的"证"不仅是证据，更是一种规范！《伤寒论》中的"随证治之"的"证"·就是中医的规范。也是中医的"循证医学"。愿共同努力！

黄煌　2005－03－17　20：25

经方医学是"随证医学"。方证与药证，是经方医学的脊梁。

唯中　2005－04－24　21：46

下面是引用黄煌于2005－03－17　20：25发表的："经方医学是"随证医学"。方证与药证，是经方医学的脊梁。"

同意，仲景在其书中也说过："观其脉证，知犯何逆，随证治之"。这也是中医之精髓所在，也是与现代医学所谓大样本试验所格格不入的地方。在临床中医看来，没有两个完全相同的病例存在，必须针对每一个个体进行具体的辨证。

唯中　2005－04－24　21：54

下面是引用清凉风儿于2005－02－04　18：23发表的："我不同意你的看法……"

作为临床中医，其道要大行，也即要成为名医，没有一套过硬的临床功夫，即较高的疗效和良好的口碑和医德，那是绝对不可能的，但是没有扎实的中医理论做指导，瞎猫去咬死耗子——乱撞，充其量也就是一个江湖游医而已。

蔡云　2005－05－08　12：24

要有发言权，首先要是事实！！

shenlin　2005－05－27　01：27

名人讲的也不一定对，他们不懂中医。现在中医的主要任务是培养一些真中医，提高疗效。

ydh　2005－05－30　19：44

请问阁下，谁最"懂中医"？谁有真正的发言权？什么是"真中医"？能给一个明确的标准吗？研究中医的目的又是什么？是"为往圣继绝学"？还是古为今用？将来，中医和西医是否可以走到一起？强调纯中医又究竟有多大的现实意义？请赐教！

大黄　2005－06－19　12：44

在中医历史里没有实验，我们没有看到黄帝问岐伯，你的阴阳理论是怎么发现的？是不是通过小白鼠实验发现的？确实没有。

sb722823　2005－06－25　20：12

黄煌教授的观点和态度我很赞成。误解太多了！很多时候大家说的不是一个东西。中医、西医，目前道路都有困境，都一样。从哲学层次上说中医的辩证逻辑与西医的形式逻辑不太一样。中医存活至今靠的主要是解决具体问题。

baimei　2005 - 07 - 05　08：32

　　试问有多少人既懂医又研究《易经》，临床上有多少人实践了二者结合。易经的定位到底是什么？我们既然热爱中医就用行动去证明，百家争鸣是在实践的基础上的，用事实去说话。

雍乾　2005 - 08 - 10　14：26

　　懂者不懂，不懂可懂。要在明理、要在体悟、要在躬行……以我拙见，在现代为中医者，首先不要有"中西"二字刻在心头，应当做个好医生，高明的医生。很多疾病要有明确的诊断，要懂鉴别，什么时候用中药最有效，什么时候不要用中药；什么时候可用中药，也可用西药；什么时候要采用手术治疗，不要迷信中药能治"大病"……这些都很关键，我有很深体会！

　　然后在应当用中药时，你从何处出发？有没有经典意识？有没有被不伦不类的理论所束缚？如何用中医的方法去诊断，去用药？这些都很重要！

　　中医太神奇了，太广博了！我喜欢中医，我愿意为之倾注终生！但要知道如何选择，如何运用，有时很难。愿我同志共勉！

许桑仪　2005 - 08 - 19　20：29

　　坚持下去才能胜利，我同意 zhaolibao 的观点。

在水一方　2005 - 09 - 03　18：11

　　我不认为此君（注：指杨振宁博士）的观点是对的，中医应该有其特点，否则就不是中医了。正是他精深的道理，有其独到的效果，这是几千年来的实践总结，也难怪学术观点层出不穷，这也是中医学迷人之处，我认为研究中医应该放在经典著作上，不该和现代医学混为一谈。

gugu　2005 - 09 - 22　15：34

　　研究中医有不同方法，我们大可以选择一种自己最喜欢的。

chinachina　2005 - 09 - 27　09：30

　　正如 gugu 所说，中医有许多法门可以达到境界，《内经》里有许多方法，但是现在的课本把各个法门混在一起，基础理论一团糟，特别是六版。好一点的会由此而去找《内经》和《伤寒论》，差一点的就走火入魔，绕在里面出不来了。

博采 2005－10－18　19：38

　　在没有真正清楚地认识一件事物的具体内容或辨清其正确性时，就个人地指责这个事物，可以说，杨振宁自身就犯了"迷信"的错误，我很佩服他的物理学成就，但他的这种做法，让人汗颜。

graydragon 2005－10－21　21：29

　　恐怕，要丢弃的不仅仅是《易经》，还有五行学说，说到底这些只是古人借助用来认识人体、认识疾病的思维工具，但它们在本质上是机械的，是和人体系统所不同的机械系统，所以并不完全符合人体的系统规律，所以最终才暴露出很多缺陷。

　　但并不能认为《易经》就是迷信的东西，也许它从某个方面揭示了另外一种自然规律，只是我们现在无法认识而已。

　　中医的发展，还是要从自身系统出发，《易经》和五行学说等等都只是跳板，是助推器，等到中医飞起来了，还是该认识自身的规律才是。现在，有了二千年的医学实践和循证，也正是中医飞起来的时候。

　　邓铁涛对脏腑的认识，二二相关，一多相关，我想正是在这条路上迈进的一步。

　　粗陋之见，以供讨论。

海威 2005－12－01　18：36

　　怎样理解杨振宁博士所谓"中医与《易经》结合"呢？应该是他说的中医"坚持阴阳、表里、寒热"传承了《易经》的"分类精简精神"。《易经》是否分类精简，为什么精简，这一占筮书为什么变成了哲理书？是个相当复杂的问题。据我所知，《内经》没有一句引用《易经》和《易传》，但是，与《易传》同时期成书的《内经》在哲学上是与《易传》相通的——主要是阴阳思想。《易经》完全不谈五行，《易传》中，只有"杂卦"专谈五行，而且是应用了相生的五行学说。故应该说那时研究《易经》和医学的人，都与阴阳、五行相结合。更准确地说是他们受阴阳五行哲理指导。后世医家著述，特别是明清两代确实很多人喜欢开头先讲《易》，正文也常常按《易经》《易传》和后世"易学"发挥。比如，中医有"六一散"、"戊己丸"等方剂，就是传承了《易传》的思想。总之，应该说，中医的理论还是自然哲学性的。

有的网友不赞成中医自然科学化，是有一定的道理，因为西医也不能完全看作自然科学。否则，就不会有医学社会学、医学心理学和卫生经济学了。不过，就属于自然科学的那一部分来讲，自然哲学是只能自然科学化才能飞跃的。

还有的网友把疗效看得很重要，疗效自然是重要的。但是，你必须保证疗效全面、永远——至少是很长时期的占优势，才能保证自己的生存空间。赵洪钧先生曾经在别的地方发过一个帖子，叫做：论疗效不足恃。最近会贴在本沙龙。这里就不讲了。

黄煌 2005 – 12 – 01 20：38

海威说得很有道理。

雪中梅花 2005 – 12 – 25 12：13

我是实用主义者，作为医生就要看效果，不管中医不科学，还是西医科学，我都不介意，我要的是效果，只要能治病，巫术也行。如果是病人都会这么认为，我也给别人治病多年，深知效果就是任何医学存在的基础。

我自幼好古猎奇，但是很多东西都要经过实践。对不能理解的东西，总是抱着眼见为实的思想。

我年收入也不算低，但70%都用在了拜访这类事情上，风水、周易、气功这方面的高人我也见过几个，有些东西真是神奇，难以理解，但的确存在。

作为中医，我们一定要能够把这些东西用到提高效果上来，否则无益。病人要的是效果，而不是谁的理论高。《内经》上说："善言天者，必验于人；善言古者，必验于今；善言事者；必验于己。"我再加一句：善言病者，必验于治。

不管什么理论，我认为黄老师的方法绝对是任何想成为中医高手的必经之路，也是中医的入门捷径。

andy 2006 – 04 – 16 22：48

以我现在的认识水平，我支持杨振宁的观点。

立波兄，春节快乐！

ydh

2005－02－08　17：26

立波兄，春节快乐！您在线么？

ydh　　2005－02－08　17：29

您和温师兄联系上了么？他对六经有何新的认识？

ydh　　2005－02－08　17：31

以后，这个标题下的区域作为我们交流的平台，您看如何？

zhaolibo　2005－02－12　19：09

大华贤弟：你好！这几日没上网，迟复见谅。用这个平台交流当然好。一言为定。

ydh　　2005－02－19　18：05

立波兄：您好！

年前治疗一例老慢支病人，挺有趣，是70岁女性，自幼患有咳嗽气喘。一直用二陈汤与苓桂术甘汤合方并加贝母、干姜、五味子等，病情无加重，但也无明显转佳。年29日改为金水六君煎与生脉饮合方并加沙参。其中，熟地用45g。病人服药两天，初一未吃。感觉气喘基本消失。但夜间仍咳嗽，痰黏稠不黄。原方地黄增至60g。金水六君煎、八味丸、玉女煎、一贯煎、甘露饮等方剂都有用于老慢支的文献报道。这些方剂都含有地黄，可知地黄是治疗老慢支不可忽视的药物。关键时候的确可以给医者挣面子。您的相关经验一定很多吧，可以分享么？

zhaolibo　2005－02－19　19：59

地黄的作用，我想主要是取其活血，其次也有一定的补益作用吧。如果在辨证的前提下，合用桂枝茯苓丸一定有效。胡希恕先生的著作中多有论及。《内经》有"心肺有病，鼻为之呼吸不利"之语。供贤弟参考。

清凉风儿　2005－02－20　03：36

给您转一篇文章，题为"重用熟地治疗老年性慢性支气管炎的探讨"。作者潘德孚总结道：老年慢性支气管炎患者，若偏肾阴亏或临床阴阳失衡不显著者，则以金水六君煎为主方，若肾阳虚者则以阳和汤为主方。前者明代张景岳擅长运用，后者近人秦伯未有经验。他说："我常用外科的阳和汤治疗顽固的痰饮咳嗽，效果胜于小青龙汤。理由很简单。小青龙汤是治疗风寒引起的痰饮咳喘，阳和汤却与痰饮的发病原因和病理相吻合，且能结合到痰多的症状。"

作者引用了近贤张锡纯大剂量应用熟地的经验。如他用大剂熟地治痰喘验案：邻村李媪，年七旬，劳喘甚剧，十年未尝卧寝。俾每日用熟地煎汤当茶饮之，数日即安卧，其家人反惧甚，以为如此改常，恐非吉兆，而不知其病之愈也。又曾治一室女，素禀羸弱，得温病五六日，痰喘甚剧。治以《金匮》小青龙汤加石膏，一剂喘顿止。时届晚八点钟，一夜安稳。至寅时喘复作，不若从前之剧，而精神恍惚，心中怔忡。再诊其脉，如水上浮麻不分至数，按之即无，此将脱之候也。取药不暇，幸有预购山药两许，急煎服之，病少愈。此际已疏方取药，方系熟地四两，生山药一两，野台参五钱。而近处药局无野台参，并他参亦罄尽。再至他处，又恐误事。遂单煎熟地、山药饮之，病愈强半。一日之内，按其方连进三剂，病遂痊愈。以上病案记载在张锡纯的《医学衷中参西录》中。

黄煌　2005－02－20　13：05

以上讨论有理。短气有微饮，仲景谓可用肾气丸。肾气丸中地黄八两，不可小视。今后，我要来试用大剂量熟地黄治疗痰喘。谢谢各位！

ydh　2005－02－21　18：20

谢谢清凉风儿提供的文献！您的文献恰如您的名字一样为我吹来了一阵凉风，更为我使用地黄治疗咳嗽气喘增添了信心。不过，从以前看到的相关文献来看，地黄的剂量段为 30～60g。阁下有大剂量使用的经验么？欢迎赐教！

从名家经验来看，地黄之用是不受舌象限制的。我看到的文献好像不少例都有厚腻苔，用后舌苔反而减少，欢迎大家讨论！

ydh　2005－02－21　18：29

立波兄：请问您使用越婢汤是否一定见到脉浮与自汗出呢？我读了胡老

的书，发现有的脉象却是沉，也有的没有汗出。是否条文所述的都要具备？望赐教！

清凉风儿 2005－02－21 20：02

下面是引用 ydh 于 2005－02－21 18：20 发表的："谢谢清凉风儿提供的文献……"

您客气了，我没有大量使用熟地的经验，但以后可以注意试验。您说的舌象，我倒有点相关的体会，我本人有点偏阳气虚，曾试服过桂附地黄一段时间，但服药期间舌苔有增厚的趋势，不知大家怎么看？

zhaolibo 2005－02－21 20：53

大华贤弟：

我临床应用越婢汤时你提到的情形都有：表兼湿（水）就是前者脉浮汗出；以水为主（兼表）就可能脉沉实无汗。供贤弟参考斧正。

ydh 2005－02－23 17：59

兄台用该方治疗肾病综合征的机会多么？又：对于当归贝母苦参丸，您是如何理解并运用的？秦伯未认为是治疗妊娠大便难，然否？

谢谢兄台指教！祝元宵节快乐！

zhaolibo 2005－02－25 08：43

我临床没应用越婢汤治疗过肾病综合征。当归贝母苦参丸的理解和运用得雍乾的指点，有一病例效果很好，已发在经方实验录上，供弟参考斧正。

ydh 2005－02－26 18：09

一老太，自觉浑身充满气，尤其是皮中。胀气甚时则嗳气，伴胸胁胀满。用手按压胸腹部或双前臂则发出"嘓嘎"声，连续数声才止，随时按随时出现。每晚要用热水瓶熨全身，待凉气出尽才能入睡。早晨起床后常感到有一股气从肛门"咕咕"排出。30 岁时做结扎手术躺在凉床上。脉象沉弱，舌淡，中部有少许白腻苔；无气郁征，纳好。请兄台指点辨证思路。

zhaolibo 2005－02－26 19：13

什么体质呢？

lvyongyun001　2005－02－26　22：49

看来是皮下积气。请问：早晨起床排气后，皮下还有积气吗？

zhaolibo　2005－02－26　23：01

贤弟一直不在线。只好姑妄提点自己的看法：桂枝加桂汤首先考虑，但也不排除柴胡剂的可能。望文生义，供弟斟酌。

ydh　2005－03－01　18：07

病人尚未来诊，没有消息。

论坛最近阴阳的帖子挺新鲜。7224162 转的"关于《伤寒论》的学习"的帖子蛮好的。但对我来说，千理万论皆过目，一方一药最关心。我是专门拔《伤寒论》爪甲的。老虎吃人靠什么？就靠牙齿和爪甲，这玩意有用，是关键。兄然否？

zhaolibo　2005－03－01　18：23

"千理万论皆过目，一方一药最关心"确是旨道之论。

黄煌　2005－03－01　21：08

ydh 这"千理万论皆过目，一方一药最关心"说得太好了！希望同学们细细品味。

ydh　2005－03－03　12：37

谢谢黄老师的鼓励！学医，既要全面，更要有重点，才不至把心力用偏。立波兄：上次说的那个慢支病人咳嗽也好许多。现仍用金水六君煎合生脉饮加沙参。生脉饮加沙参治疗慢支是肖老中医的经验。肺病可导致心衰，此也是先安未受邪之地吧。近来有好经验么？请赐教。

ydh　2005－03－04　19：26

医学是属于自然科学的范畴，中医学也是属于医学，自然应该属于自然科学的。

什么是科学？科学就是整理事实，探索个中规律！什么是事实？事实是实实在在地存在，不是推理，也不是猜测。中医研究应该先搞清楚研究的事实是什么，这是研究的前提和平台。实实在在的病，实实在在的人，实实在在的方，实实在在的药，实实在在的疗效。这些就是中医研究的事实！把这些事实用分析、综合、比较、归纳等逻辑的思维方法进行研究，得出使用方药必然的，可重复的，适用于所有人群的规律，让任何人在这种规律指导下使用方药都能取得一致的满意疗效，这应该是现代中医研究的可靠和可行思路。传统中医学包含社会科学的、哲学的，以及艺术的东西太多，虽然这些东西对中医的临证思维有一定的借鉴和帮助，但所占的成分却很少，花太多精力不划算。而且，治病是自然科学的使命，社会科学、哲学，以及艺术没有这个责任。虽然爱因斯坦也喜欢拉小提琴，但解决相对论的难题绝对不该寄托在小提琴的肩上。兄台然否？

ydh　2005 – 03 – 07　13：18

一人患肝硬化，脾肿大，轻度腹水，目前腹胀，请兄台提供相关经验以供借鉴。谢谢！

黄煌　2005 – 03 – 07　15：54

完全同意 ydh 的观点。但是，很多中医同仁不清楚，尤其是青年学生不清楚，为此耗费了许多宝贵的时光，增加了许多学医成本。建议年轻的中医们好好品味一下 ydh 的文字。

黄煌　2005 – 03 – 07　16：00

肝硬化、脾肿大、轻度腹水的治疗方案很多，有用三黄泻心汤、黄连解毒汤者，有用小建中汤者，有用五苓散者，有用真武汤者。能否提供更详细的资料。

ydh　2005 – 03 – 29　21：33

中药忌口知多少？中医理论的漏洞真是太多，真让人费解和失望。如果想作为纯粹的学术体系而独立存在，很有必要进行解构和重建。您觉得呢？

ydh　2005 – 08 – 18　12：32

赵兄，张仲景所说的"胸中"、"心中"、"心下"、"腹中"这些腹证名词该如何具体定位？请赐教。

zhaolibo　2005 – 08 – 25　12：28

"胸中"多指病位而兼言症状，似指膈上而言，有时也借宾定主如黄连汤证。"心中"主要言患者自我感觉的症状而提供方证思路。"心下"主要似指胃脘而言，多有水饮之邪结而为患，也有气机郁滞为患，偶有借宾定主如"心下满而烦，欲食不能食者，病在胸中，当吐之"。"腹中"病位实在胃脘以下。言之不当，未经仔细推敲，凭自己的粗浅认识抛砖引玉吧。

ydh   2005 - 08 - 31   20：03

　　谢谢赵兄。

　　改一句古诗，与您共勉："曾经百家难为水，除去经方不是云。"个人感觉，想必兄台早有此感。

zhaolibo   2005 - 08 - 31   21：19

　　诗改得好，道出了我辈的心声。

zhaolibo   2005 - 09 - 08   18：55

　　伤寒、中风，有柴胡证，但见一证便是，不必悉具。大华贤弟和各位同道怎么看？

ydh   2005 - 09 - 08   19：21

　　个人解读如下：①伤寒和中风是前提，是定语，说明病属于外感；②寒和中风，说明柴胡证既可为无汗，又可为有汗；③这里的柴胡证应该是指小柴胡汤证；④这段经文的争论核心是"一证"到底是指什么？⑤愚弟认为此处的"一证"应该是指"寒热往来"，这里要和伤寒、中风联系起来理解，不能脱离这个前提孤立地讨论柴胡证，更不能脱离本条条文来讨论；⑥伤寒和中风的共同点就是都有恶寒或恶风及发热，因为寒热往来容易与不典型的寒热并见混淆，从而被误认为是麻黄汤证或桂枝汤证，张仲景在此说这段话的真正目的可能是提醒人们要注意太阳病可能会很快出现小柴胡汤证，不要老是拘泥于麻桂两方；⑦我倒比较欣赏姚廷周先生的非凡勇气，直接把小柴胡汤证列属为太阳病而不是少阳病。

　　浅见仅供参考。

ydh   2005 - 09 - 09   18：28

　　关于药证和方证关系的想法：

　　（1）药证的现实意义：一是开创了单味药的临床使用规范，应该成为临床中药学研究的主导方向。二是为临床用方提示了初步的选方思路，如见麻黄证则在麻黄类方中选方的机会大。

（2）药证的不足之处：一是药证来自对方证的提取或者综合，采用的是归纳法，是求同法。其中，可能会漏掉一些信息。二是方的疗效是方中所有药物的合力所向，是配伍和剂量的综合作用。不是药证的简单相加。药证对于反映这种合力可能有力不从心的感觉。如果不能与方证紧密结合，这可能会成为阻碍今后进一步研究的瓶颈。如黄芩主血证，为热性出血。但放在黄土汤证中解释似乎有些欠吻合。三是量效关系的研究应该得到加强。

一点想法，还不成熟，仅供参考，欢迎讨论。

温小文 2005 – 09 – 09 22：04

我理解药证的另一现实意义是：根据病人的具体情况需要对成方进行加减时，提供了筛选药物的思路。虽然合方的作用1＋1不等于2，但在目前中药药理不明的情况下，不失为一种有益且有效的方法。对否？

ydh 2005 – 09 – 10 16：56

立波兄：肾气丸在《金匮要略》中共有5条经文，您觉得哪一条最重要？

zhaolibo 2005 – 09 – 10 19：33

夫短气有微饮，当从小便去之，苓桂术甘汤主之（方见上）；肾气丸亦主之。

ydh 2005 – 09 – 11 18：14

愿闻其详！

zhaolibo 2005 – 09 – 11 19：31

此条暗含肾气丸组方遵循"病痰饮者当以温药和之"的大法，可以避免把肾气丸作为补肾阳之剂的看法；又道出了肾气丸偏于阴虚有饮的应用指征。

以上是自己不成熟的浅见，希望各位同道斧正。

ydh 2005 – 09 – 13 12：36

立波兄：

关于方证的解释有如下几点，以小柴胡汤为例：①小柴胡汤证是指适合于小柴胡汤的症候群，"证"为症候群；②小柴胡汤证是指小柴胡汤的使用指征或适应证，"证"为指征或适应证；③小柴胡汤证是指使用小柴胡汤的证据，"证"为证据；④小柴胡汤证是指适用于使用小柴胡汤的病理状态，"证"指状态。

以上的观点，兄长最认同哪一个？

zhaolibo 2005 – 09 – 13 17：49

小柴胡汤证是指适用于使用小柴胡汤的病理状态，"证"指状态。

温小文 2005 – 09 – 14 17：47

我理解方证相应说，立足点是方，着眼点是证，精彩处是相应，疗效是关键。从"相应"论，我倾向于方证的"证"有状态和证据两层含义。仍以小柴胡汤证为例：

"证"指状态：服用小柴胡汤后机体必会良性改变的病理状态。

"证"为证据：使用小柴胡汤时，机体必须具备的由病理状态的即时信息群所构成的适合服用小柴胡汤的具体证据。

之所以用信息群而不用症候群，是考虑方证的"证"里面，似乎有言谈举止、神态丰采、生活习俗、心理活动等一些不与"病"有关却与"人"有关的内容。

温小文 2005 – 09 – 14 17：50

方证比之中医其他证的优点在于，辨证完成时无须再继续"论"，即有相应的方可用于治。

王海峰 2005 – 09 – 14 19：33

还是旁观者清，温老师高见！！

黄煌 2005 – 09 – 14 21：09

温小文的思路非常清晰！

小土豆　2005 - 09 - 15　14 : 49

　　这应该是道多选题吧。小柴胡汤证必然有一些症候群，具备这些症候群的病症应当也是使用小柴胡汤指征或适应证。而适用于使用小柴胡汤的病理状态究竟是什么？感染性疾病的炎症状态？免疫功能低下或缺陷？可能多是一些推测，或许只有开展了大规模的临床试验以后得出的一些数据，才能够真正搞清楚一些问题，包括对它的疗效的科学评价。而在此之前所有的认识可能只限于经验层面，有的连经验也谈不上。

小土豆　2005 - 09 - 15　15 : 10

　　这些天翻阅了不少书籍，先辈们大量的经验摆在我的面前，令我感到欣喜不已，如章次公用附子、当归、全蝎、蜈蚣、黄芪，合半夏白术天麻汤等制成散剂，治愈一头痛10年不愈患者；朱良春用生山栀配合大黄、赤芍等内服灌肠治疗重症胰腺炎；胡希恕用小柴胡汤加生石膏治疗一例久延不愈病情危殆的菌痢；岳美中用竹叶石膏汤治愈急性黄疸型肝炎恢复期转氨酶降而复升，还用理中汤加木香、焦三仙制成丸剂，长期服用2年，观察4年未复发的溃疡性结肠炎，等等。一方面要让大部分的人来传承这些经验，这很重要；还要让一些人来研究、揭示这些经验背后的科学事实，那样的话全球的医生就都可以运用这些经验了。日本人似乎走在了前面，如小柴胡汤用于艾滋病的防治研究，甘草甜素用于一种遗传性疾病——肌营养不良综合征的治疗等等。

ydh　2005 - 09 - 15　19 : 24

　　方证辨证的最大优势就是方和证直接挂钩。方和证的关系是形和影的关系，方随证出，形影不离。

　　我对于方证的理解是，症候群只是表现于外的有限的现象，是冰山的一角，是知天下秋的一片落叶，是中国古代哲学里讲的"象"。但我更感兴趣的是隐藏在它背后的状态，这才是方证的本原或实质！是冰山的大部，是深藏于山林的那座看不见的古庙，但却可以通过出来挑水的小和尚而推测的那个幽深之所。症候群有时不典型或不明朗，尤其病情尚未发展到那一步时，会有隐情，有潜证，但抓住状态则有助于增强用方的信心。

　　状态的体悟需要用还原法，由症候群用一元化推测到本原。其间，似乎还应该借助于张仲景的一些术语，如表里、寒热、虚实、气血、水等。有许多东西完全靠西医理论目前还说不清。

　　恰如黄老师所说，方证是经方中最有魅力的东西，但也是最难把握最容易混淆的东西，是经方研究中的由岩石构成的 920 高地！正是因为它的艰难，才显得有趣，有吸引力，有偶有心得的那阵愉悦；正是因为它的艰难，才吸引这么多志同道合的朋友一起来讨论和交流。希望具体方证的研究能够成为论坛的主旋律，毕竟，方证是经方应用研究的核心，最实用，最有价值！

ydh　2005－09－15　19：35

请立波兄谈谈茯苓饮的应用体会。

黄煌　2005－09－15　20：14

ydh 说得好！方证是最实用、最有价值的，是临床医生必须研究的课题。经方的方证有些比较明确，有些则还模糊，有的存在着表述的问题，有的则需要进一步去补充和完善，有的还缺如。

7224162　2005－09－16　18：10

医生当到一定程度时，在面对患者时可以抛弃原有的方证、药证、体质证等一一对应的概念，在聆听患者的描述过程中或是望诊或是简单的一两个问诊答案或是仅凭脉象所得就可以决定出一个方证。如此日诊上百病人就不为奇了！这里就有医者的状态与对患者病态的把握问题。

7224162　2005－09－16　18：19

大华兄所言冰山的大部或是深藏于山林的那座看不见的古庙是医者在长期的临床实践中所感知到的某个方证的病理状态。这种状态在大多数情况下是言不清道不明的，只可意会不可言传。而且是可以很确定地认为"是他是他就是他"。如果能将方证具体症状的界定上升到状态的界定，那对方证将是一个突破，对于经方的拓展应用是十分有利的。如此来理解后世医者对经方的异病同治和同病异治就容易些。但往往这种状态的认定又不是语言可以限定的。所以跟师学习是捷径，也是中医成才的必由之路！

zhaolibo　2005－09－16　18：58

非常赞同。

ydh　2005－09－16　19：34

想不到一石激起千层浪，我的帖子引发了大家的如此激烈的讨论，也得到了不同层面的认同，真是让我喜出望外了！一方可治疗多病，一病可使用多方，连接方和病之间的是证，是状态！做中医，靠积累临床经验，但我觉得可能更重要的还是在培养一种直觉！那是对病人状态的最快的体悟和把握。那种把握，就像电视剧"大宋提刑官"里宋慈对复杂案情推理那样，是丝毫不爽的。老医识病，老僧说禅，老吏断狱……其间的道理大概是相通的吧！

黄煌　2005 - 09 - 16　21：06

　　直觉思维在方证识别中显得十分重要。就如认人一样，只要是熟悉的身影，就是在眼前仅仅是一晃，也能将他认出来。而要在大街上去寻找那不熟悉的人，尽管你曾听人描述过，或在相片上看到过，但毕竟难找。因为自己不认识，没有鲜活的印象，没有对其人特征的准确把握。我想，这与我们经方家看病应该是一样的。所以，学习经方必须强调临床，强调跟师抄方，也就是让老师教你认"人"。

温小文　2005 - 09 - 17　11：15

　　对状态准确而完备的描述，要建立在病理和药理彻底研究清楚的基础上，也只有这时，方证才可能实现真正意义上的规范化，方证对具体症状的界定与状态的界定才可能接近对等。在此之前，方证体系的不完善是难以避免的。尽管如此，我仍然认为方证是目前中医所有证中最直观和客观的，最具可操作性。

温小文　2005 - 09 - 17　11：23

　　老手能够感知，但还得提醒新手，入门须从认知开始。

ydh　2005 - 09 - 17　12：10

　　方证辨证最直接而又疗效肯定，体现了辨证就是治疗的特色，是辨证治疗一体化。后世的辨证体系是量体裁衣，而方证辨证却是在有限的方剂中作选择，是到服装店里买成品套装、是在框架里寻求自由、是在有限的空间里追求应用的最大化和无限化。所以，胡老说方证辨证是辨证的尖端。

zhaolibo　2005 - 09 - 17　15：26

　　下面是引用 ydh 于 2005 - 09 - 15　19：35 发表的："请立波兄谈谈

茯苓饮的应用体会。"

茯苓饮在临床中没有用过，以方测证应是胃心合病而又胃中停饮明显的状态。

温小文　2005 – 09 – 17　17：14

张仲景以他的思维和语言总结了截至他以前的经方方证，医圣之后的千余年里，每一方的方证内容，中外医家代有积累。从现在至将来，方证还会不断完善，随着科技进步，将从宏观到微观，从现象到本质，所有关于方的使用知识，都将成为新的方证。到时，也许方证不仅有宏观的体征和指征，还将有数字化的指标，微观层面的数据。所描述的状态，所辨的证，必将趋于更准确，更简练，更规范。

具体方证内容及其应用的研究和交流，对中医临床有积极意义，值得每一个临床中医生高度重视，而经方方证相应能够取效的实质研究，则应该引起整个医界的重视。黄煌教授有关方证药证的著述，就是着重在临床的鉴别与应用方面，作出了阶段性的有益探索。

7224162　2005 – 09 – 17　17：44

对方证状态的把握是医者在长期的临床实践中所形成的感性认识。这种感性认识的建立有一个捷径可走，即模仿，模仿病人的神、态、言、行等。毕竟用文字所形成的状态描述具有一定的局限，即使是再精确的语言、再形象的比喻所描述出的方证的状态也仅是这一方证所具有的状态的一面，而非立体面。再者某一医者用语言所描述的状态，不同医者的理解也不同，甚则大相径庭。状态的正确获取还与医者的学识、经验、修养、心境、就医环境有关。从这个意义上来说，医生当到一定层次，功夫在医外就显得尤为重要！

我不否认对方证的描述，通过对药理病理的彻度研究也是一个方法，但我的感觉告诉我这个方法不是最佳方法，也不是达到大医境界的方法，更不可能是张仲景的方法！

千万不要把现代科学的研究方法拿来研究经方的方证，张仲景知道了会笑话我们的！

zhaolibo　2005 – 09 – 17　17：58

我顶楼上。

ydh　2005－09－17　19：14

对于龙野的书庄老弟有何评价？请谈谈看法。

ydh　2005－09－17　19：29

赵兄，我昨天用茯苓饮治疗一例吐水的病人。其人患糖尿病，血糖17mmol/L，尿糖（卅），尿酮（卌），尿酸碱度5。几天来一直吐清水，无恶心，上腹部胀满，嗳气，不思饮食，脉大而弱，瘦弱，心下凹陷，有排水音，肚脐上有动悸，腹部无压痛。西医补液，并用胰岛素，但吐水一直不能控制。9月16日接诊，根据"心胸间有停痰宿水，自吐出水后心胸间虚，不能食"的条文，用茯苓饮加半夏，方中用苍术。今晨探视见床前痰盂不见了，知有效，病人说已经不吐水了，但仍有轻度腹胀，并笑言神药。该治验是对经文的直接重复，对本方的一些认识容以后慢慢交流。

ydh　2005－09－17　19：50

西医在微观方面的研究是极深的，但如果过分地把目光盯在微观上，就会陷入局部化、片面化，会只见树木，不见森林，乃至机械化，即不把人当人看，身上连着各种各样的管子和电线，仿佛研究的就是机器，每天盯着各种物理的化学的检查指标看是否在正常范围内，完全忽视了人是活体，有生命力，有很强的代偿机能。当我们过分注重砖头时，我们就很难看到整个房子，同样，当我们研究到分子的层次，这时候的分子又是人吗？有人的机能吗？拿放大镜只能看清楚脸上的毛孔，但却看不见整个脸，整体是部分的有机整合。中医和西医的不同之处，是中医注重整体机能状态的变化，而西医则注重解剖形态的改变。在辨证的过程中，一定要把对疾病的认识拿捏在恰当的距离中，既不要过于抽象的宏观，也不要过于具体的微观。年轻人相亲要在适当的距离才能把人看得真，看病大概也要这样吧。

ydh　2005－09－17　20：26

请立波兄和庄贤弟谈谈在临床上是如何辨证的？通过什么思路、什么方法、什么程序、什么步骤最终确立方证的？这是我最感兴趣的，相信也是其他道友们所感兴趣的。不仅谈鱼钩鱼饵，更要交流钓鱼的方法。我先抛砖引玉吧。

抓特征法，比如"脉结代"之于复脉汤，"少腹不仁"之于八味丸，这些都是标志性的方证。"在聆听患者的描述过程中或是望诊或是简单的一两个问诊答案或是仅凭脉象所得就可以决定出一个方证。"庄贤弟所说的这种方法就是抓特征法，在京剧脸谱中就十分注重这种特征，比如黑脸的曹操、白脸的刘备、红脸的关公、拿鸡毛扇子的就是诸葛村夫，这些具备特征的方剂在经方中是很普遍的。

黄煌 2005－09－17 22：25

特征法是传统方证识别的主要方法。经方方证，就如国画里面的白描手法，寥寥几笔，可以将那个"人"勾勒得生动传神。但毕竟不是照片，有些地方是不清晰的。

7224162 2005－09－17 22：41

龙野的书作为方证的入门是一本难得的好书，当时在南京时曾细读过，但在方证的描述时还是与西医的某些具体的病相对应，对于初学者有误导之嫌。方证的涉及面也少些，但正因为少，才可见是作者的经验之得，非人云亦云之作。

此书对于方证状态的描述已见端倪，不过还没有形成系统。有时间还得再读读！

ydh 2005－09－20 20：01

拜读了温小文女士"由方证引发的感想"一帖，浮想联翩！在此也谈谈自己的读帖感想：

（1）"中医是不是科学？"这个话题一直是中西医争论的焦点。我以前也比较热衷于此的讨论，但后来觉得这是一个世界上最无聊的议题！中医和西医原本就不是一个体系，西医也没有资格充当科学的代言人。坐在火车上的人难道能指责坐船者是选择错误吗？当我看到许多帖子说中医是骗子，疗效是不能肯定时，我不禁想问：在西医还没有传进来的漫长历史中，我们的先民们有病了是不是就躺在那里等死？温女士是搞化学的，却独具慧眼看到中医的闪光点并对它非常感兴趣，敬意不禁油然而生！

（2）"中医学能否被现代医学解释？"这个话题也同样沉重！其背后的潜台词是中医能否成为"可知论"，能不能被现代人所理解和认可，是一个"正名"的问题。我个人觉得中医是可以被现代医学解释的，但只是解释的程度或深度问题，要想彻底地完全解释，恐怕还需要很长的时间。其中更要具备非常之人，是那种凌驾于中医和西医两个学科之上的人，需要临床和基础的紧密合作。因此，这是个时间的问题。

主题之四 ⊙ 百家争鸣

231

（3）中医目前的尴尬处境——痿而不亡。这也是中医界同仁最为焦虑的话题。阵地的日益缩小让中医人开始冷静思考，个中原因太多！有西医的飞速发展，有世人的不平等对待等等。但这些都是外在的因素，我们没有理由指责，唯一能做的是扪心自问：为了振兴中医，我们该干什么？能干什么？

（4）张仲景的技术是汉代以前医术的精华，是那些没有留下任何姓名无法考证的远古医学发明家们的杰作。他们是一群默默无闻的民族英雄！是古代医学仅存的一缕耀眼的科技之光。1700年前的方剂，至今还被人们孜孜不倦地研究和使用，这在科技史上也是少有的！但它却不能成为当今中国中医界的主流，除了"遗憾"两个字以外，我们还能说什么呢？但我们可以做的事却很多很多！

（5）写到这里，我又不由得钦佩黄老师的睿智。说不清的东西他不说，解释不清的他不解释，一是怕误导别人，二是不想在这些方面浪费精力和时间。他不讲为什么，只抓是什么，抛开天边那些缥缈不定的浮云，只努力把握眼前能抓住的东西。这让我想起一句古诗："有人问我修行事，云在天边月桂中。"只做自己能做的事情，默默整理经验，探讨规律，至于解释的事情，不妨留给后人去做，相信后人比我们更聪明，更有能力来解释。再说，倘若我们把一切都做完了，后人又该干什么呢？我们今天所做的其实也正是在为后人的研究工作做铺垫，学术不就是这样一代接一代传承的吗？

最后，我想说的是：中医界的同仁们应该抛弃一切观念上的分歧，走到一起，以经验的整理和交流为要务和首责！

黄煌　2005－09－20　20：08

当今中医界缺乏的就是张仲景医学的精神！我为 ydh 的文章叫好！

zhaolibo　2005－09－21　10：48

非常同意大华的提议！让我们每位中医爱好者脚踏实地从点滴做起，为中医的生存发展竭尽心力。

近现代学者、医家眼里的中医学

黄　煌

2005 - 03 - 01　21：19

　　杨振宁（1922 - ），著名华裔物理学家。"从本质上我尊重《易经》，更认同它对于中国文化的深远影响。我和反对我的人的最主要的分歧是，他们中的许多人采取了这样的态度，认为既然《易经》对于中国文化有深远的影响，那就不可以批评，甚至不可以讨论，不在乎是不是它的影响里面确有一定的负面成分。我认为这个态度要不得，不能采取感情用事的态度对待科学，应该仔细分析这样重大而且有长远影响的问题……中药是中国人的祖先几千年智慧的结晶，是中华文明重要的科学遗产之一，这已被全世界所公认。中医几千年的经验总结获知了很多药材，这些药经过近代科学的研究证明确实非常之重要。但是，中医的理论直接沿袭了《易经》的思路，而非近代科学化的。如果现在我们研究中医理论仍然坚持将二者统一起来，认为中医的理论仍要继续原来的想法，我认为中医、中医学没有前途。中医传承了《易经》中分类精简的精神，分类上坚持阴阳、表里、寒热，这虽有一定的道理，但将其看作一个整体架构的话，中医学一定没有前途。所以我们要抛弃中医的理论，因为其中掺杂有几近迷信的成分，而代之以近代科学化的方法。"（中国中医药报）

　　孟庆云（1939 - ），中国中医研究院基础理论研究所研究员。他认为《周易》对中医学发展的负面作用，主要有三：一是重道轻器、重神略形的价值观，轻视对形质的研究。《周易》重神道轻形器的观念在医学中相延不废，造成《内经》中虽有一定的解剖学知识，但仅作为基础知识，始终未得到发展，使对人体和疾病的深入研究带来障碍。二是周易象数的先验性意识羁禁着对人体规律的客观认识。三是导致医学目标的异化。医学的目标在于通过对人体健康、疾病及有关因素的研究，不断提高人类的生存质量，因此，对人体结构和功能的研究是第一位的。用天地来类比人体并非确切，特别是把"易与天地准"的卦象规律作为人体的规律则大逾其度，以此导致医学对象的异化。［孟庆云．医学与哲学．1985；16（8）：42］

　　陈寅恪（1890 - 1969），著名历史学家。"寅恪少时亦尝浏览吾国医学古籍，知中医之理论方药，颇有由外域传入者。然不信中医，以为中医有见效之药，无可通之理。若格于时代及地区，不得已而用之，则可。若矜

夸以为国粹，驾于外国医学之上，则昧于吾国医学之历史。"（《寒柳堂记梦未定稿》）

章太炎（1869－1936），民主革命家，思想家，学者，近代著名医论家。晚年先后担任上海国医学院院长、苏州国医学校名誉校长和苏州国医研究院名誉院长。章氏对近代著名中医学家如章次公、陆渊雷、祝味菊、徐衡之、叶橘泉等均有不同程度的影响。"是故中医诚有缺陷，遂以为可废，则非出。""自仲景以来，论其脉证独备，而治法亦详，中医能按法治之者，率视西医为胜。"对中医的发展，他认为："余以为今之中医，务求自立，不在斤斤持论与西医抗辩也。何谓自立？凡病有西医不能治，而此能治之者。"他反对废止中医，也反对盲目排斥西医，他的正确主张使中西医界都为之膺服。他崇尚仲景之学，尝曰："它书或有废兴，《伤寒论》者，无时焉可废者也。"［孟庆云．章太炎："我是医学第一"——章太炎先生的医学凤愿．江西中医学院学报．2004；16（4）：5～8］

陆渊雷（1894－1955），著名中医学家。"彼西医之学，极深研几，可谓精矣，常苦无术以疗病，中土之术，针膏起废，可谓神矣，其学乃荒诞而不可信"；"余治医，为术主中土，讲学从欧西"。（《陆氏论医集》）

叶橘泉（1896－1989），著名中医药学家。"生平治医的宗旨，理论则悉宗科学新说，治疗则采用国药古方，于此从事研究，不但理无杆格，且觉事半功倍，深信依此目标研精改进，则可使中西融合，新旧孕育，产生一种更完美的医学……日本和田启十郎曰：'理论之完备莫若西医，方剂之周到莫如中医，故余视病常征以西医之理论，而用中医之药方。'著者平素研究医学不分门户，参阅中西医书及临床治疗经验，深知西医长处在理论，短处在治疗，中医则适得其反，理论不合科学，而经验的药物和治法确有良效，故对中医理论决抛弃一切旧说，而专从事斩棘披荆搜求经验效方，以国药治病而以科学说理。既久，信心愈坚，窃谓欲谋中国医药之发皇舍此莫由。"（《近世内科中医处方集·自序》）

"中医之治疗功效虽在于药物，然绝不是各个药物单独所发挥之效力；而方剂之配合，大有研究之价值。以临床之经验言，知整个之经方每能起沉疴大疾，若杂凑药物以成方剂，则治效即大减。后人妄谓古方不宜于今病，而臆造时方，此中国医学所以至元明而退化也……治中医者除深究药物之外，尤须注意经方方剂及主治证候之研究……医学重实验，欲求治验之效速而确，舍经方莫属。方剂治疗之对象是证候，欲究证候之所由来，则细胞病理之机变不可不知。推而至于生理、组织、解剖、病理、药理等均为必修之科……介绍同志所应读者，以科学的生理、解剖、病理、药理等外，中医书籍唯药物、方剂、《伤寒论》、《金匮要略》、《千金方》、《外台秘要》等经验的古方，证候治疗的学术而已。"（《经方实验录·叶序》）"中医传统的医疗方法，是使用中药复方作人体整体性的辨证论治，因此，中医的主要特色是证候鉴别的临床诊断和运用方剂的随证治疗，按仲景学说称之为'方证学'。我们千万不能忘记中医的传统经验'方剂'。古代称医为'方技'或'方术'，近代称'大方脉'，均说明方剂乃是中医独特的精髓之一。"［叶橘泉．应当重视中医"方证学"的研究．中西医结合杂志．1988；8（8）：455］

"方证学是仲景学说之核心，我们应该继承、发展、提高、总结，并以此立场和方法系统地进行研究。《伤寒论》是公认的临床医学经典著作，张仲景被历代医界尊为医中之圣，这不是偶然的。我们所要继承的，首先是仲景经方，其次是局方、金元诸大家和清代温病学家的时方。不拘何方，都要反复实践，核定其适应证，把方和证相对地稳定下来。辨证论治要克服繁琐化，要求简明具体，像仲景那样地辨证，如桃仁承气汤证之少腹急结、柴胡加龙骨牡蛎汤证之胸满烦惊、承气汤证之胃家实、四逆汤证之手足厥冷等。这样不仅有利于后学，同样也便于自己反复实践，不断发展和总结。"

"中国医药学，是一座伟大的宝库，历史悠久，蕴藏丰富。如何进行发掘，从何处着手，值得好好讨论……我的设想是坚持继承先贤遗教，勤求古训，博采众方，在传统经验基础上，进行证和方剂的研究。坚持临床实践、再实践，总结提高，肯定疗效。其次是必须中西医紧密结合，运用双重诊断，辨证与辨病相结合，发掘前人具体实践之珍贵经验——医方，进一步应用先进科学技术阐明古方治今病所以然的道理。这样做对于将数千年积累起来的无穷无尽的传统医学的经验宝藏（潜在科学）发掘出来，是否可行，仅供参考。"

"中医教学改革，究竟从何入手？……西医课程可考虑不要与中医课同时教，以免混淆他们的视听。西医应该作为预科，中医学院招生对象可以是西医专科或医大毕业生或开业西医，学制年限可缩短，纯中医学三年足够了。现在日本的中医全部是学校毕业的西医，以及高级的医学、药学博士等。他们都是主动自愿地钻研中医药，他们感到中医是临床医学所需要，认为汉方医药大有研究的价值。"（《中医药学大师叶橘泉传》）

章次公（1903－1959），著名中医学家。"忆早岁肄业上海中医专校……既卒业，追随陆渊雷、徐衡之两先生，问业于余杭章太炎先生之门，倡言中医改进，举'发皇古意，融会新知'之义为大纛，其理论必须推理《内》、《难》诸经，治疗必须推翻叶天士轻描淡写之法，以为改进中医之两大鹄的。后主红十字会医院中医部十有余年，得交西医中绩学之士……

上下议论，反复研讨，然后方知中土医学不进步之症结，其主要在无精密之诊断方法，故认识征象，类多模糊影响之谈，从张仲景至叶天士，岁历千百，虽名医辈出，医籍充栋，究其实际，方药针灸而外，其学理类多空谈。深知此后中医欲图改进，以求合于科学途辙，其先务莫急于学习科学诊断（当然先要明白生理解剖各种学识），然后投以积验之方，庶可以应病也。吾尝谓中医之诊断，纯凭主观直觉，始终停滞于感性的认识，并未发展理性的认识，清代伤寒温病之争，历数百年而未已，如驴转磨，如蝇攒纸，其无补于医药之进步，可断言也。学如积薪，后来居上，此学术进化之公例也。以吾医家而论，不问病灶，不究病源，纯凭辨证用药，仲景天士俱有得失。"（《章次公医术经验集》）

姜春华（1908－1992），著名中医学家。"祖国医学不仅积累了丰富的治疗经验，有着丰富的科学内容，更可宝贵的是辨证论治的方法。这个方法多少年来指导着中医临床，创造了多少治疗经验……用现代科学促进中医的现代化，中医现代化了就能随着时代科学前进而前进。再说一句，任何学科都不能处于时代科学之外，学术没有世外桃源的。"（《中西医论争史·姜序》）

"任何治疗方法，只要能治好病，就达到目的，治疗后能够达到效果，即便说不出理论，也不等于没有理论。科学性的道理，往往不能以此就说清楚，说透彻。我们说治病，一种是用理论来指导，组方用药，都有一定的根据，即所谓理法方药；一种是经验方，纯从经验而来，道理虽然讲不出，但能够解决问题……而今我们有责任从实效并用科学方法来探索理论。"

"在千百年的医疗实践中，经过长期积累，久经考验、行之有效的经验是颠扑不破的，但由于缺少与现代科学结合的新条件，不能像西方医学那样，随着现代科学的发展而不断深化和提高……中医经验不是纯经验，还杂有哲学中的玄学，如果我们的经验不但与哲学结合，而更能随着现代科学的发展而不断深化与提高，则中医早已改观。总的说来，由于我们中医一直停留在哲学和经验上，而理论又是在这个基础上产生的，所以历代中医虽有发展而没有重大的突破，其原因就在于此。如果我们用现代科学对其经验和理论进行系统地研究，分离其中的玄学部分，使之转移到现代化的轨道，这才是发扬光大祖国医学的广阔大道。"（《姜春华论医集》）

李可（1933－），山西省中医师。"仲景学说是中医学活的灵魂，是中医取之不尽的源头之水，是攻克世界性医学难题的一把金钥匙。我们要脚踏实地的把《伤寒论》《金匮要略》理法方药的精髓原原本本地传授给学生，强调学以致用，早临床，多临床，有必要请经验丰富的临床家现身说法，以加深理解，使学生在毕业之前即具备独当一面治大病的胆识与功力。不要妄自菲薄，自甘附庸，要充满自信与豪情，走中医自身发展的道路。"（《李可老中医急危重症疑难病经验专辑》）

藤平健，日本现代古方派医师。"我认为只要是真正地理解了《伤寒论》和《金匮要略》的话，即使不学上述繁琐的理论（阴阳五行等学说），临床上也同样会起到很好的疗效。在尾台榕堂先生晚年写的《方伎杂志》中谈到：'我从开始研究古方以来，一直孜孜不倦，所以，自信在古方的研究上是不会比别人差的。'我想能说出这种话的人，一定是达到了相当境界的人，他的临床效果确实是不错的。从我自身的经验来看，不需要花费大量的时间去研究那么繁琐的理论，只要完全搞清楚古方的意义，就能获得很好的疗效。不要太拘泥于这中医学、那中医学，不应过分左顾右盼。现在的中医学或许最终地倒向日本传统医学的一边。"（《东洋医学的风景——矢数道明与藤平健先生对谈录》）

zhaolibo　2005－03－01　22：00

建议置顶方便我们学习。对于当今中医界刮起的崇尚空谈、玄学的怪症，真乃对症良药。

刘完素别传

云台笑笑生

2005－03－26　19：32

　　话说刘完素在 12 世纪呆得太久了，想出来散散心，于是便乘着"氟利昂飞行 10 号"出来溜达了一番，不巧误闯入时空隧道，来到了 22 世纪。

　　他用手撑开眼皮一看，却吓了一大跳：这 22 世纪的人个个都穿着"南极人"保暖衣，怀里抱着电子火炉，嘴里还"吧唧吧唧"地嚼着"温阳牌"瓜子。老刘来到一个孩子面前，厚着脸皮讨了一枚，那孩子让他闭了眼将瓜子往他嘴里一撂，老刘刚嚼了两下便大叫一声吐了出来，戴上老花镜一看："哎哟，这不是吴茱萸吗？"他不禁问那孩子，"你们咋都嗑这玩意？莫不是地球上来了第五次冰川？"孩子惊诧地说："老爷爷，你不是本世纪人吧？现如今，俺这旮旯就兴这个，这叫赶时髦！"

　　老刘摇摇头走开了，只见马路边的店铺大多挂着中医中药的相关牌子，什么"天雄铺子"、"鹿茸酒家"、"巴戟天麻将馆"、"当归生姜羊肉汤饭店"、"桂枝牌凉席"、"硫黄香皂"、"海马牌痒痒挠"等等。老刘不禁纳闷了，这 22 世纪的人咋就都那个什么虚吗？

　　正走着，冷不丁瞧见俩人，好眼熟，咦，那不是穆大黄和荆山浮屠吗？他们俩在干啥呢？瞧这俩徒弟来得比我还早呢！定睛一看，这两人正在一家店里熬一种大补膏，名字是西洋文，不认识。只认识前面两个字母是"F"和"J"。好奇心促使老刘走过去喊他们，可那俩人象聋子一样毫无反应。刘完素心里琢磨着：今儿个咋的了？现在出师了，就不睬我了！当年你们拜师时可不是这样。这人啊，咋就说变就变呢！不禁提高了声音"穆大黄！"那人道"你认错人了，我叫穆 F"。咦，这小子倒真反了。也罢，不还有一个么。"荆山浮屠！给我点防风通圣散吃吃，好热啊！""我叫 J 浮屠。这里哪有防风通圣散，连种大黄的药农都改行了！"老刘一听火了，岂有此理！这徒弟都变节了。一个改了名，一个改了姓。更令他不能容忍的是他发现熬药的锅底下正在烧着一本书，那书名叫《宣明论方》！

　　老刘气得直要吐血。可转念一想，这血还不能吐，因为这里肯定买不到止血的泻心汤。正要与二厮理论，忽听外面大喊一声"教主到！"二人一听立即对老刘说"教主来了，快逃命去吧！"说完将鼓风机对准老刘一吹，老刘便又重新回到时空隧道。风力太大，把他吹晕了。

　　当刘完素醒来时，他发现自己躺在东汉末年的长沙府衙门口，又渴又累，对，找张仲景串串门吧！

"老刘，好久不见，有什么新闻？"老刘一看，是卫汛。"22世纪可好玩了，那个热药盛行……"

卫汛听完，"太好了，您去那里开个川派某牌子的饼干，包您当经理，发大财！""呸，燕赵多悲歌之士，我岂能改我风格！"老刘一脸愠色。"嘻嘻，开个玩笑，帮助消化。""谁呀？"里面传来了仲景的声音。

"师父，金朝的刘完素求见。""噢，快进来吧！你这孩子，也真是的，人家打老远来，干吗晾那么久！"仲景边说边迎了出来。

刘完素："医圣，如今还开白虎汤么？"

仲景："咦！老刘，您病啦？"说者便伸手去摸完素的额头。

"没有啊！"老刘说，"现在寒药落伍了！"

仲景："谁说的，俺昨天还开了两剂白虎汤呢。"

"医圣不知，22世纪的人都吃温药呢！"

"新闻，快说说。"

完素将所见所闻一一复述了一遍。

"都吃哪些温药啊？"仲景边说边递给他一杯龙胆泻肝茶。

"应有尽有，只是有两种是外文，不认识，前面两个字母是F和J。"

"我知道了。都用多大剂量啊？"

"剂量段不一样，大者达每日$200 \sim 300g$之多，甚者达$500g$。"

"比我还牛啊！有个性！不过他们的药罐子一定很大的。"

"可不是嘛！"

"都用多长时间啊？"

"也不一定。据说长的达$2 \sim 3$个月呢。"

"都用于什么情况下呢？"

"用得比您要广多了！据说还可用于平人的保健呢！"

"真是高手啊！快带我去取经吧！"

"对不起！时空隧道已经关闭！"

"不去也罢，这东西能经得起推敲么？"

"您害怕啦！怕抢了您医圣的头衔啦！"

"江山代有才人出啊！长江后浪推前浪嘛！我是那种沽名钓誉的人么？"

"先生啊！您落伍了！"

"完素啊！您说这人体的胃肠道究竟能吸收多少药物呢？这么大量的F能完全吸收么？卫汛啊，查查电脑，看看这么大量的F能被吸收多少？"

"吸收不了怕什么！刺激肠道再排泄出来呗！"

"师父，电脑上查不到这么大量的吸收率。"

"用这么久，就不怕蓄积中毒么？卫汛啊，再查查看蓄积率是多少？"

"医圣啊！人家用这么大量都不怕，您还怕啥！"

"师父，我不敢查！"

"为什么？"

"电脑警告说，温药火力太大！再输入这么大的剂量，操作软件将会被烧坏的！"

"噢，那就别冒险吧！关于这个药代动力学的数据，明天到网吧去查吧，那里有防火墙！"

"完素啊，您说这药物是干吗用的？"

"医圣啊，您老糊涂啦！当然是治病用的了！"

"是通过什么途径治病的呢？"

"当然是以药物之偏以纠正人体之偏了！"

"那么，您说平人有什么偏呢？"

"可能也有吧，只是您我天目未开，看不见吧！"

"您说我书里写的"方与病相应者乃服之"的话是否也过时了？"

"这……"

"完素啊，您说用这么大的量中毒了咋办？"

"喝蜂蜜解毒呗！"

"如果出现心脏症状，喝蜂蜜就能解毒么？"

"要不用甘草和绿豆！"

"蜂蜜的确解 F 毒，不过不是靠喝来解毒的。"

"那咋解？"

"我用乌头常用蜂蜜煎煮，您体会到个中味道了么？"

"愿闻圣训！"

"一是乌头中含有乌头碱，蜂蜜中含有有机酸，可以中和乌头碱。"

"二呢？"

"二是因为乌头中含有 6 种生物碱，其中前 4 种有毒且不耐高温，后 2 种耐高温，而且是治疗的有效成分。用蜂蜜煎煮可提高煎液的温度，有利于前者的破坏。"

"三呢？"

"这三嘛！乌头辛辣，口感不太好，用蜂蜜可以矫味。"

"看来，喝蜂蜜恐怕只能起到暂时的改善味觉的作用，对于真正的中毒来说，或者是一种心理安慰，或者是掩耳盗铃吧！"

"完素啊，您说用这些温药要不要忌口什么的？"

"可多了。比如不能用冷水洗脸，不能吃冷东西，不能受冷风吹，不能……还有……"

"还有啥？"

"附耳过来！"

"神秘兮兮的干吗？"仲景将耳朵靠近了完素。

"不能同房"刘完素压低了声音说。

"这又不是修仙，都是滚滚红尘中人，大家追求的无非是过正常人的生活罢了。"

"是啊，修仙是道家的事，治病则要本着儒家思想嘛！"

"要犯忌了会如何？"

"后果自负呗！"

"病人对医药大多一知半解，您说吓唬人家干吗呢？哎！病人也真够可怜的！"

"医圣啊，您在桂枝汤的服用方面不也强调禁忌么？怎么还这般微词呢？"

"完素啊，您有所不知。这禁忌啊，一方面是疾病的需要，比如高血压、水肿忌高盐饮食，肾脏病忌高蛋白饮食，乳糜尿忌高脂肪等等，这些都是公认的，无可厚非的。"

"另一方面呢？"

"这另一方面嘛，可能与疾病无关，是医生留给自己的后路。一旦疾病复发，就从犯忌方面找原因，把责任推给病人。"

"那干吗不一开始就跟病人讲疾病会复发呢？"

"病人的期望值是很高的，你说以后会复发，人家还找你看么？"

"也有理。那是否会成为行业的潜规则呢？"

"但愿不会！"

"医圣啊，您说这些是会遭骂的！"

"是朋友，一般不会出恶语的。"

"那当然。"

"完素啊，您说这中医的门派该不该强调？"

"当然该强调了。我就是寒凉派嘛！"

"我觉得既要讲又不该讲！"

"此话怎讲？"

"学习的时候要讲，但应用于临床的时候又不该讲。"

"我就强调用寒凉药，疗效一直不错嘛！"

"但是您仔细想想，是不是有一种先入为主的思维方式在左右您呢？

看到什么病都首先想到是热病。"

"经您这么一提醒，还真有点呢！"

"戴上了墨镜，看谁都是黑的！"

"看来我也该转换思维啊！"

"完素啊，您想想，世间所立论者，是不是大多都倡其所长而所讥者又多为其短呢？"

"是这样子的。但如果没有偏长，又怎能成一家之学呢？又怎能标新立异，脱颖而出进而哗众取宠呢？"

"小刘啊，这种猎奇的心态可万万要不得！您这么一偏，不知多少人又要倒霉了。"

"管他呢？只要能成名，一切手段在所不惜！"

"完素啊，这话不该出自您口啊！您可不要被功利之心所支配哟。草可以随风而动，但人该有主心骨啊！做中医心态一定要平和啊！"

"哈哈，经济社会谁都会变质的，谁知道您是否也变质，刚才说的话说不定是乡愿之言呢！故而特说戏言相激，还请海涵。哎！医圣到底是医圣啊！"

"咦，这小子，胆敢戏弄起本官来了，看我不治您个犯上之罪！"

"嘻嘻，您才不会呢！我早就看透了！"

"为啥？"

"人世间有一种非常奇怪的现象，那就是真正的英雄，他们之间大多是相慕相惜的。"

"后生可畏啊！完素啊！俺有些倦了，您也该歇会了。"说完，指了指里间的水晶床。完素敬诺。接着仲景又说"卫汛啊，来段乡曲吧，换换脑子吧！"

卫汛连忙打开唱片机，只听唱着"刘大哥说话理太偏，谁说……"

"哎！好一段正宗豫剧！"

黄煌 2005－03－27　20：11

想象力很丰富，这字里行间所说的道理，很值得体会。高手！

名医是如何学医的？

杨大华

2005 - 03 - 31　19：31

　　在中医学漫长的历史长河中，涌现了一批又一批名医。名医的成功无疑与他们所处的自然环境和社会环境有关，但其中个人努力奋斗的历程更值得研究。本文对历史上名医的学医经验有选择地加以分析，以探讨个中的成功之道。

1. 扁鹊——十年殷诚一禁方

　　扁鹊是春秋战国时期名医，少年做客馆主管时发现了异人长桑君经常来此住宿。扁鹊认为他是个很有本事的人，于是就热情谨慎地款待他（"遂谨遇之"）。如此十年，终于感动了长桑君，将禁方传授与他。扁鹊以上池之水饮之而能洞察人之脏腑，遂成名医。从《史记》这段记载来看，求师的道路是何等的艰辛。在那医疗条件相对匮乏的时代，欲得真传，除了像扁鹊那样真诚地尊师重道，别无他径。试想，如果扁鹊还像对待其他客人那样对待长桑君，那么，长桑君宁肯将禁方带入坟墓，恐怕也不会给他的。

2. 淳于意——倒干旧瓶为装新

　　淳于意是汉代名医。《史记》载其"少而喜方术"，"然医药方试多不验者"。后求教于公乘阳庆。公乘阳庆让他完全抛开过去所学，认为那些不正确。此后才"悉以禁方予之"，淳于意遵之而成名医。这则典故告诉我们，一旦发现自己所学皆非，就要勇敢地否定自己，忍痛割爱，吐故纳新，而绝不能存在丝毫抱残守缺的恋旧情结。同时也说明抱一孔之见不利于接受新知识。虚怀若谷，一片空灵才是求学的正确心态。

3. 叶天士——转益多师是吾师

　　生于医学世家的叶天士是清代温病学宗师。相传叶氏学医曾先后拜师十七人，至于究竟拜了哪些人，却无从考证。中医学是经验性极强的科学，但仅凭个人的点滴积累是远远满足不了临床需要的。而一家之言又往往失之局限造成门户之短见。因此，历史上许多名医都是广拜名师，融百家精华于一炉。叶氏拜师之多，可谓其中之典范。拜师就要拜名师，但又不限于名师。凡有一技之长于己者，均可登门请教。"师无常师，唯长是师"，应当作为求师的根本标准。

主题之四 ⊙ 百家争鸣

4. 徐灵胎——万卷古今销永夜

徐灵胎，清代著名医学家。徐氏学医，既无家传，更无师承，全凭读书自学。其在《医学源流论》自序中说"余少时颇有志于穷经，而骨肉数人疾病连年，死亡略尽。于是博览方书，寝食俱废，如是数年……"《慎疾刍言》序中又云"五十年中，批阅之书约千余卷，泛览之书约万余卷，每过几时，必悔从前疏漏，盖学以年进也……"徐氏读书，诚乃多矣。观其读书之法，又有批阅与泛览之别。事实上，徐灵胎的医学造诣也相当高深，其著作中的许多观点都让今人为之叹服，如"用药如用兵论"，"医非人人可学论"等等。而他的临床经验也相当丰富，曾两次应诏进京诊疾，名噪一时。毫无疑问，徐氏的这些成就与他的博览群书是分不开的。

5. 王清任——绝知此事要躬行

王清任是独具魅力的中医学实践家。说他有魅力，是因为他具有大胆怀疑，勇于探索的精神。孟子说"尽信书不如无书"，王氏学医亦然，他并不拘于前人之说。为弄清人体脏腑结构，他不但亲临刑场和义冢观察尸体，而且还解剖鸡、鸭、牛、马等动物并与人体内脏进行对照，画了20多幅脏腑图。他重视瘀血致病，创制了一系列活血化瘀方。正是凭着这种实证精神，他写出了《医林改错》这一奇书。是书虽薄，却是王氏亲眼所见，亲治其症，屡验方法的真实记载。比起那些抄书公们人云亦云的等身巨著，这本小书便显得弥足珍贵了。至于道听途说者的耳食之学，更是不值一提了。

6. 胡希恕——他山之石可攻玉

胡希恕，著名经方家。刘渡舟先生赞誉他为"经方学派的大师"，日本汉方界称他为"中国有独特理论体系的著名的《伤寒论》研究者，经方家。"胡氏是如何学医的？从《经方传真》的刘序中可窥一斑。序中说"（胡氏）所阅之书既多，则反滋困惑而茫然不解。……后得《皇汉医学》，对汤本求真氏之论，则大相赞赏而有相见恨晚之情，于是朝夕研读，竟豁然开悟，而临床疗效从此则大为提高。"由此可见，在胡氏学医的过程中，《皇汉医学》起了重要的启蒙作用。该书是日本人汤本求真所著。汤本原为西医出身，因女儿患痢西医无奈而殁，遂发奋研究中医。胡氏的经历说明日本汉方也有许多东西值得我们借鉴，毕竟彼此看问题的角度不同。"科学无国界，治病看疗效。"对此，我们不该存门户之见。

7. 岳美中——抱涩守拙忌滑巧

岳美中，现代名老中医。岳氏学医，同徐灵胎一样，也是中年入道自学成才。岳氏读书，强调宁涩勿滑，具体表现在对经典著作要读熟、嚼透、消化。在弄清总的背景的前提下，一字字一句句地细抠，不论字音、字义、词义都要设法弄明白，不可顺口读过不了了之。更不能用望文生义的办法或拿今天意思生搬硬套。岳氏认为，这样读书看似涩滞难前，但日积月累却是似慢实快。不求快，但求实，一代宗师肺腑心得，值得我辈永远铭记。

在群星璀璨的历史名医中，我们仅选择了以上几位名医的学医片段，是因为他们的学习经验具有很强的代表性。这些经验涉及拜师、读书、实践等诸多方面；也涉及家传、师承、自学等多种途径；同时还涉及学习的动机、态度、方法和启蒙等等。当然，还有更多名医的学医经验等待大家去探讨，这也是一件非常有意义的工作，愿同道共为之。

黄煌　2005－11－09　11：37

建议中医院校的同学们读读这篇文章，会有启发的。

海威　2005－12－02　11：59

大医精诚。做人要诚，治学要诚，再加上精——精益求精。诚是儒家最提倡的（即所谓真心诚意，而后再修身、齐家，最后平天下），至今还是至理名言，可惜目前很难做到。精包括勤勉，治学要勤，不勤不可能精，数十年如一日，很难做到。真名医必须精诚勤勉，诚包括谦虚、自知之明等许多美德。最不要诚的是兵家：诡道也！战争是政治的继续，故政治是可以不诚的。商场如战场，故商场也是可以不诚的——尽管说"以诚信为本"。人情中，坦诚并非都好，如面折人过，常常不好。

学子需要定出自己的目标，是想做医生——而后才能做名医、经商还是从政。我见过不少很有治医、治学天赋的人，转而从政或经商了。入医学之门，只是跳板。从政、经商自然也是社会需要的，但是，做医生、特别是想做名医，必须精诚勤勉。其中包括了"知识越多越好"、"不要有门户之见"、"善于以任何人为师"等。

局外人的眼光

温小文

2005－05－17　12：56

　　我是学化学的，不懂得医。近来无事时，从《中医学基础》开始，看了很多中医方面的书籍和文章，这么做，不是为了学医，而是因为好奇。我想弄明白，流传了几千年的中医学，为什么有那么多人爱它，却又有那么多人恨它。

　　如果要形容这段读书的体会，只有一个字最为切贴：晕！不过现在我好像有些明白，情形如黄教授所说："各人心中所认识的中医，所指责的中医，所呵护的中医，恐怕都不是一样的东西。""中医这两个字已经难以概括、包装这个具有较浓文化气味的传统医学了。"

　　第一次知道黄煌教授及其方证、药证的概念，是读《分子生物学与中医药研究》（王明艳、周坤福、徐力主编）这本书的时候。在展望篇"寻求方证、药证的分子机制"这节里，简约地介绍了方证、药证和十大类方，这一节，只有短短三四页，但令我十分震撼。

　　当时，我已经看了很多主流派的东西，深信中医学中必定蕴藏着重要的内涵。可是，医者，意也；复杂体系不一定经得起重复；"证"的解释五花八门，这真使人心烦意乱，使人气恼。所以，当我看到"药证是中医用药的指征和证据"这样的话语时，惊叹复惊喜，真是难以言表。药证是必效证——药证是客观的——药证是综合的——药证是稳定的——药证是构成方证的基础，这一路读下来，心中豁然开朗。

　　我在书店里寻到《中医十大类方》、《医案助读》、《张仲景50味药证》，以外行的眼光读起来。书真的写得非常好。在此之前，我还没有在哪本中医书里看到用这么直白的现代语言来解释和表述。现在，我已经了解了更多关于方证和药证的知识，感觉最有意义的是懂得"原来中医学自有规范在"，以及"按照仲景指示的方证用药有效，能够经得起重复！"

　　我在网上搜寻"黄煌"，结果幸运地找到黄煌经方沙龙。遗憾的是没有足够的经方币和威望，有些文章想看却看不到。虽如此，浏览上面的文章，仍然受益匪浅。中医这只长满青苔的绿毛龟，真东西就那么一点点，但附着物倒不少。我以为，那一点点真的东西，就是几千年来中医生临床用药、用针的经验积累。这样的认识，不知是否正确理解了教授的思想。

黄煌 2005 – 05 – 17 19：07

温小文同志，欢迎您！

温小文 2005 – 05 – 17 20：46

谢谢黄教授！

woyunzhai 2005 – 05 – 19 21：50

您的中医悟性很高，深入研究必然有所建树。

zhaolibo 2005 – 05 – 22 16：31

您的悟性很高，建议您尝试考中医的非医攻博。

zhaolibo 2005 – 05 – 22 16：33

中医的发展需要您，更欢迎你这样的人才！

ydh 2005 – 05 – 30 20：06

温女士是学化学的，搞自然科学的人，思维都相当严谨。而中医学子缺乏的正是这种严谨的思维，这种思维品质，对我们是大有帮助的。

温小文 2005 – 06 – 20 13：25

我观经方沙龙之风格，恰似经方本身，力宏而专，不全但真，学术观点鲜明，学术交流坦诚，的确起到宣传、推广、普及经方的作用。反之，如果闹哄哄，乱糟糟，看似人气旺，实则一片虚假繁荣，还不如现在这般较好。

"经方是中医学的精华"，润物细无声，正向的作用是潜在而长远的。青年学生是早晨八九点钟的太阳，中医的希望寄托在他们身上。时间会证明，黄煌教授和研究生们今天所做的一切，是有价值的，是值得的。

黄煌 2005 – 06 – 21 10：34

温小文是学化学的，现在研究经方。

李佳曦 2005 – 07 – 15 12：49

旁观者清，当局者迷！

想当初我刚接触中医，刚读到阴阳五行的时候我也感到新奇、感到奥

主题之四 ⊙ 百家争鸣

247

妙，从那时起我就喜欢上了中医，并开始学习和实践，虽然我的知识很零散，但凭仅有的一点知识我就治好了不少病人！我妈的网球肘是我用拔罐治好的，我爸的手肿是用五加皮缓解的……当时我别提有多自豪呢！

可现在真正要系统学了，却有些摸不着头脑，总觉得东西太多太零散了，可能是没有老师带的缘故吧，抑或天资不够啊！

所以我希望温女士对中医永远能保持旁观者般的清醒！有些东西或许真要你从中跳出来你才能真正知道他究竟是怎么一回事。

中医的经验

温小文

2005－05－30　21：43

　　我将人体比作锁，一种精巧奇妙的锁，造物主将它做成什么样的结构，至今有很多内容仍然是未解之谜。我将自然界中存在的天然药物比作开锁的钥匙，是造物主特意为开锁而配制的，它为什么可以开锁的道理，人类至今没有研究明白。应该用什么钥匙开什么样的锁，造物主在锁上面留下了线索，根据线索的提示，则一把钥匙可以打开一把锁。我将线索比作中医的证，是决定使用某把钥匙的"应用指征和证据"。我们手里拿着钥匙，根据线索，就可以寻找到能够打开的锁。

　　桂枝是钥匙，可以打开具有"气上冲，自汗，恶风"线索的锁。麻黄是另一把钥匙，则可用来打开具有"黄肿，咳喘，恶寒无汗而身痛"线索的另一把锁。桂枝汤、麻黄汤、小柴胡汤等药方，是更加高级的钥匙，用来打开具有更复杂线索的高级钥锁。作为中医生，为正确使用钥匙而寻找线索的能力，为正确使用钥匙而辨别"应用指征和证据"的能力，就是中医临床辨证论治的能力，就是中医生临床疗效高低的能力。

　　锁的制造原理和工作原理不完全明了，就不可能建立完善的理论来正确地指导开锁，开锁的功夫只可能是笨而实际的办法，即经验——前人的经验和自己的经验。中药的药理至今不明，从古至今，所有中药的使用在事实上是建立在经验的基础上的，以前是经验，现在是经验，在药理未解之前都会是经验。

　　鉴于天然药物的复杂性和人体结构的复杂性，要明了中药对于人体的作用机理，并非指日可待。如果人体的奥秘没有更进一步揭开，现行的药理学没有更进一步提升，人类对复杂体系的规律没有更进一步掌握，中医建立能够准确指导临床的科学理论，是不现实的。所以经验对于中医临床尤其宝贵，特别是在几千年的历史长河中，经过数代人反复验证的行之有效的用药、用针的经验，是中医的命脉，是中医生面对病人时的依靠，无论怎样强调它的重要性都不为过。中医的经验在何处？在《内经》、《伤寒论》、《金匮要略》、《神农本草》、《温病条辨》等经典里，在医案、医话和各种口传心授的祖传秘籍里，在所有浩如烟海的中医书籍里。

　　有一类中医书如《伤寒论》、《金匮要略》，在总结经验时，言语较为简朴，直白。只以简单扼要的思维，总结并记录下前人怎样用钥匙来打开锁，需要寻找何种线索也交代得比较清楚。从这类书中学习前人寻找线索及开锁的技巧，像徐灵胎那样不类经而类方是不错的办法，立足于方，以方名证，以方类证，易于领略医圣张仲景方证相应的精神实质，使其在实践中更容易应付得来。

黄煌教授用分析对比、综合归纳的办法破译出部分药证和仲景配伍，无疑为后学掌握方证相应的诊治原理更进一步提供了有实际意义的帮助。主要使用天然药物复方来为人治病的中医生，由此可以更多地明白，哪些方证出现时，应当使用哪些相对应的复方；哪些方证有异时，应当随着复方里面药证之变，在复方的基础上加什么药减什么药。大千世界之中的活生生人体，并非全都严格照方现证，并非全都严格按医书之规定来生病，所以，"既有规矩绳墨可循，又有权变活法可征"，十分重要。黄煌教授关于药证及经方方根的研究成果，较之中医传统理论中其他辨证技术，对于指导中医生在临床中的"权变活法"，似乎更合理，更规范，更摸得着，更看得见。更容易体会到著名的伤寒家柯韵伯所说："仲景之道，至平至易；仲景之门，人人可入。"

有一类书如《内经》，在总结经验时，没有直接交代在为钥匙和锁相配时需要寻找何种线索，而是根据对锁外部的观察，对众人用钥匙开锁时的情形，加上对大自然观察中得到的启示，天才地将锁的内部结构和运行机制、将钥匙开锁的工作原理进行了哥德巴赫式的猜想，这个猜想已经流传了几千年，后人不断地完善和发挥，但至今还未被证明。在猜想的建立与传承中，都是以中医约定俗成的部落语言来表述的，结果使得其义晦涩，隐约。外人是不好弄懂的，对于内行，也要视其道行和修为的深浅，才能决定能够得到几分真。

这个猜想原始、古朴、粗糙，不够严密，至今未被证明，但它却又蕴藏着一部分了不起的真。它的内容之博大精深，它的思维之绝妙无伦，中医行业，甚至不是中医行业的人，有数不清的后辈都被它的某一点真激发出灵感，以至顿悟、感悟或心悟。中医的各门各派，有些是从中汲取丰富的养料，有些则将它作为自己的立身之本。

中医中有不少人用老三论、新三论等现代理论，试图力证猜想的科学性。在中医的现阶段，这纯属自娱自乐的性质，对中医临床没有实际的意义。这个猜想与开锁的关系，"可以用语言与语法的关系来比喻。"开锁是实践，好比是语言，《内经》及许多后世完善补充的中医理论好比语法。要问是先有语言还是先有语法？当然是先有语言而后才总结归纳提炼出语法。不懂得语法的人肯定也会说话；懂得语法的人，得到帮助可以更好地说话；极懂语法的高人，说话时仍然是用字词句来表达；学少少的字词句和文章，学多多的语法，未必很会说话。究竟如何能够说好话？我的体会，不全在于是否懂得很多语法，而在于自己是否肯多多练习说话，在于自己是否肯常常留心向别人学习说话。

依我看，如果要练就开锁的上乘功夫，张仲景的两本书，无疑是最要紧的祖传秘籍，上面所载的功夫，无疑是门派最正宗的入门基本功夫，方证药证和经方是切切要领会并记牢的无上心诀。不过，我是中医的外行，不知所说对否，学中医的后生该去向中医的行家里手及前辈们请教才对。在任何时候，虚心向道上的高手多多指教是很重要的，但是，首先要明白自己应当请教些什么，也许更为重要。

黄煌　2005 - 06 - 13　21：18

温小文这个比喻也很有趣，解说也很到位。中医的经验性是不容忽视的。

中医的现状

温小文

2005 - 05 - 31　15：46

　　使用药理不明的药物，西药世界是不可想象的，也是不可能的。中药是中国人几千年在亲身经历中尝试出来的，所以在这遍土地上，中药的作用机理不明，却在广泛使用，在西医横扫之际，中医没有像早年日本的汉方医学那样惨遭杀戮，也算得天独厚。此现状我从以下几方面来看：

　　第一，积极的意义。有水平有良知的中医生，可以根据前人的经验，用中药解除病人的痛苦，提高人们的生活质量。特别是西医不明病理，或明病理却无治疗手段，或西医诊断结果正常但患者自感难受，中医确能为很多人提供切实的帮助，治愈或改善症状，使很多人重获新生。

　　第二，消极的方面。由于中药的不良反应和毒副作用没有得到应有的重视，还由于有为数不少的中医生没吃透中医传统理论，也不重视方证相应，不中不西，胡说些阴阳气血抗菌消炎等，便处方用药；还由于有为数不少的昧良心商医，利用中医的招牌进行包装，祖传秘方、天然保健品等满天飞，使中药的误用、错用、滥用随时可能发生。在网上查查中药不良反应和毒副作用的情况，触目惊心。

　　有患者"按医嘱及药品说明服用"中成药龙胆泻肝丸，引起肾损害，北京朝阳医院肾内科主任彭立人，在形容因关木通中马兜铃酸导致肾病患者的病理情况时说："看一眼你永远不会忘，它被称为寡细胞性肾间质纤维化，像荒芜一片的沙漠。"这种由服用中药导致的不可逆的永久伤害，令我不寒而慄，心颤不已。我想，从这方面，可以部分折射出中医低迷的原因。我现在比较能够理解美国等国家对黑名单上中药进行封杀，他们不懂得中医，没有掌握中药的使用经验，在这种情况下，限制中药的使用，实是不得已而为之，不失为保障人民健康的明智之举。

　　第三，灰色的作用。从一个特殊的角度审视中医药的应用情况，宛若看到一个巨大的天然药物的人体应用实验室，很残酷，很惨烈。中药滥用的严峻形势，不是一般的力量可以干预和改变的。现在的药理研究，绝大部分是在实验室里进行，在动物、组织、细胞、基因，甚至更小的单元上进行药物实验，完全脱离人体的有机大环境。所以实验有效，人体无效的例子很多，淘汰率高。利用中医的"得天独厚"，如果能够尽可能多地忠实记录下中药在人体正用和误用两方面的原始资料，也不失为有实在意义之举。这也许是世界上最大的人体临床样本。这种记录，应当弃用中医的"行话"，方、药、证的表述尽可能使用准确和统一的现代语言，使其具有统计意义，必可为日后揭秘中药的药理提供思路，并相互印证。

西医不能医治所有的病，中医实际也不是万能；西医可以明白告诉人们，某病目前没有有效疗法，中医为什么不能？西医使用能够看懂的语言将禁用的、慎用的明白告诉人们，中医为什么不能？中医临床的规范化是中医的当务之急，与其将精力和资金放在求证肾本质、气本质，不如实实在在地研究清楚中医究竟对什么病或证有确切的治疗或改善，研究清楚中药的毒性和不良反应，研究清楚中医对什么病不宜治。中医确能治病，但不能浮夸；中医要站住脚跟，不能贪治疗的"全"，而要靠治疗的"真"。中医不必担心会被消灭，如日本，只要确有疗效，春风吹，花会再开，草会再生。

在药理不明的相当长的时间里，整理归纳总结经验，应是中医临床研究的主要内容。"采用分析对比、综合归纳的办法"，尽可能明明白白、清清楚楚地提炼出前人"用药的指征和证据"，是中医正确的和科学的研究方法。应当尽可能用便于交流的现代语言而非中医的行话，来总结当患者身体出现什么样的指征和证据时，前人用的什么相对应的方？当患者身体的什么指征和证据改变时，前人加了什么药？减了什么药？破译药证，总结方证，这项有意义的工作，应该有更多的人来做，在更广的范围里做，这项工作做好了，实际的意义是：提高疗效，尊重生命。

黄煌　2005 - 06 - 13　21：23

温小文的思路十分清晰，很难想象，这是一位中医"票友"的帖子。

假如我是中医学院的学生

温小文

2005－06－01 14：27

    学生在学校里学习什么？是学习生存的本领；中医学院的学生在中医学院里学习什么？自然是学习用天然药物治病的本领。毕业后，人人都需要依靠所学到的治病本领来填饱肚子、结婚养子、回报父母、出人头地。如果这个本领不能够让毕业生在社会上立足，甚至于连找工作都困难，叫人怎么对它有信心？这是人之常情。毕竟在贡献等大话之前，更为现实的是生存。

    律师为人打官司讨说法，收费昂贵，稍有些名气的律师都很轻易地可以定价到每小时收费 200 元。其实，律师与医生很有相似之处，律师用所掌握的专业知识，来为没有此类知识的普通人出主意。主意出得好，委托人受益大；主意出得差，委托人少受益，甚至遭损失。法律条文人所共知，从其中提炼出好主意的本领却不是人所共有。医生替病人治病，实际上也是用自己所掌握的医学专业知识，来为不懂此类知识的病人出主意，是否手到病除，全在医生出主意的本领大小，而不在于医生是否藏有与众不同的灵药。中药人所共知，药方人所共晓，但是要根据患者的具体情况，从众多的中药中选出合理的配方，制定出最佳的解决方案，却又不是人所共能。律师为客户争到财与物，而得到回报；医生则为病人争到健康，即为客户争到日后用以赚回财与物的本，而得到回报。大牌律师可以收高价，医生高手为何不可？

    据报道，"一次针灸 20 多分钟，要扎几针到十几针，收费仅 4 元；一次按摩半个小时，收费仅 10 元；不开刀、一次见效的骨折整复，收费仅 80 元。"这样的收费标准，即使血性男儿甘愿咬牙为了理想忍受饿肚之苦，但是儿子要哭、老婆要跑、医院要关、朋友要笑，这诸多打击，必定将他击倒，击不倒的则是神而不是人。其实我相信，随着市场经济的深化，经济杠杆调节能力的增强，势必会走到医生不靠卖药而只靠卖主意生存的一天，势必会走到由市场的供求关系来决定价值大小的一天，有真本事的中医生必炙手可热，财源滚滚。所以，按我的简单想法，在现阶段作为中医者，如果由于计划和行政的原因导致确有良效的高水平中医生收益过低，不能体现其价值，那么由病家出于真意给的红包，是可以坦坦然受之无愧的，这不是犯规，是价值回归。作为还未准备为中医者，学得一手过硬的治病本领，是最要紧的。

如果我是中医学院的学生，我希望能够使我在竞争中胜出的实用知识是必修课，希望繁杂的中医学中那些规范性和经得起重复的部分是必修课。我不强求要学全，但我一定要学到真。一味药的真，一个方的真，一个证的真，无疑都会化为我生存的本领。《伤寒论》和《金匮要略》必是我最喜欢的经典，方证相应说必定是我最喜欢的内容，黄教授的《张仲景50味药证》和《跟我学经方》必定是我最喜欢上的课程。

如果我是中医学院的学生，我希望西医的生理病理和药理学知识是必修课。老师实在不必担心我会由此没有了中医的思维和信心，因为许多事实早已说明，能够使中医流传了几千年的，必是中医所掌握的落在现阶段西医学的视野之外的生命规律及其调控的方法。比如异病同治，以西医学的疾病标准判断，好些不同的疾病累及不同的系统或组织或器官，是完全毫不相关的病因所引起的不同疾病，但在中医的眼里，病人身体所提供的用药指征和证据如有相同之处，即认为是相同的证，而且用相同的药或方可以对其进行干预。有些指征对西医毫无意义，但对中医却很重要，是诊断的根据。既然不同的西医疾病能被同样的中医方或药干预，那么这些病，必有相同的因，必定有其同一的物质基础，只是目前还没有研究清楚而已。只要明白这些，学西医不但不会有害，反使我更为中医自豪，且更能有效学习中医。

如果我是中医学院的学生，我希望中医学中未有定案的部分是选修课，而不是公理性的理论是选修课。我敬佩先人的聪明才智，深知传自远古的知识里定有闪光的东西，但它隐藏很深，必是我最头疼的部分。我希望仅作了解，让有兴趣有天资的研究生去钻研，让资深的行家去破解，或等我有些经验、有些基础、有些兴趣之后，再来与它纠缠。

如果我是中医学院的学生，我希望老师在教授知识时，用更多的现代语言而非中医的行话。中医的"水"好深，"肾"好玄，水不是常人所知的水，肾也不是生理解剖的肾，我的古汉语很糗，中医的行话，必是我最无助的部分。比尔盖茨的 Windows 视窗，一举将复杂的计算机语言转换成可以轻松操作的图像化用户界面，轻点鼠标即可以代替繁复的 DOS 命令，彻底改变人们必须先行学习掌握一套复杂的计算机专用语言之后才能操作计算机的状况，由此改变世界，使得计算机真正能够做得家家可以用，人人可以玩。中医的肾或水等大批部落语言其义至今未明，我不知道将此直接与现代语言"对译"有多困难，但还是满怀希望老师能够帮帮我大忙，尽可能地用现代语言告诉我，它是什么意思，我重点该掌握什么即可。

我现在手里有两本不同版本的《中医学基础》，假设我是中医学院的学生，老师按其任一种版本来为我上课，当老师尽心尽力讲授完毕阴阳五行、气血、经络等学说，问我懂否？我会答：不能确定已经懂得什么东西。老师讲授完毕病因、诊法、辨证、治则治法及中药学基本知识，问我懂否？我会答：我还是搞不懂为什么沧海就变成了桑田。老师语重心长地对我说，中医的前途和希望在你们后辈身上，你一定要对中医有信心，要做对得起祖先的铁杆中医。我回答：等我熬成铁杆中医，只怕是等到花儿也谢了。

ydh　2005 – 06 – 03　20：43

您说出了我的心里话！我们不能用名医的标准来要求在校学生，那是工作若干年以后的事；我们也不能把全盘继承中医学的担子放在他们幼小的肩膀上，那是研究生的事；我们不能只考虑到收人家多少学费的问题，还要想到人家父母花钱送孩子学这些究竟是为什么；为什么5年的西医生毕业后能独当一面，而5年的中医生毕业后却要坐冷板凳？有人说"中医要坐10年冷板凳"。请问：10年是个什么概念？10年里，要不要谈恋爱？要不要娶妻生子？要不要吃喝拉撒？在今天的经济社会，没有孔方兄行么？这是一句不负责任的话！我们的中医教育家们应该好好想想，为什么中医院校毕业的中医专业学生都纷纷改行？看来，教会人家生存的真本领才是至关重要的啊！否则，就不要埋怨"辛辛苦苦30年，培养一批掘墓人"！

黄煌　2005 – 06 – 03　22：33

这是让我凝神的帖子！也是让我沉思的帖子！我希望从事高等中医教育的专家和教师们好好读读！高等中医教育存在的问题，就在这里。中医研究的重点和目的也在这里。长期以来，高等中医教育强调专业思想教育，要教育青年学生为继承发扬祖国医学遗产而奋斗，空话多，套话多，根本无视青年中医面对的社会现实。中医教育上也是掏糨糊多，实技传授少。高等中医教育的体制必须改革，中医高等教育的内容必须大幅度调整！

woyunzhai　2005 – 06 – 04　23：06

文章精妙绝伦，入木三分，对中医特点及时弊的认识极其精辟。其功可以医医！

温小文　2005－06－05　17：11

　　蒋跃文是个明白人，他说："临床是硬道理，但某一基础观念的改变带给临床诊治水平的提高与单纯总结某方某药是不可同日而语的。"这实际上也是目前整个中医教育所面临的问题，基础观念的改变，对中医教育体制的改革才是最重要和最根本的。

古求知　2005－06－06　08：52

　　在电子学信号处理理论中经常有不同的编码形式，彻底认清楚为什么那么编，也是十分困难的，就像解释中医的"肾水"一样，但我们可以不去管他，信息编码自然由应用数学专业的人去开发研究，我只要学会应用，解决问题就行了。从这一点看，中医要学的东西太多，一般人无法学全，所以只有本着"不求其全，但求其真"的态度，学习最实用的那一部分。至于"肾水"那些模糊理论性的东西我们就留给喜欢它的人去研究好了。

温小文　2005－06－09　19：21

　　学习是人生中一辈子的事，正所谓活到老，学到老。但学习的内容是分阶段性的。中医学院的学生，正处于入门奠基阶段，能够掌握好中医中规范性和经得起重复的内容已很不错。而名医，已是行医多年以后，已经有了牢固的基础和经验，所以能够运用中医里诸多模糊理论来应付临床。用名医的标准来要求学生，是不现实的。

温小文　2005－06－10　11：47

　　大众眼里的名医，应是很能治病的医，而通常不是指学习态度好和学习方法好的医。所以，名医的标准当是泛指治病本领的标准。

黄煌　2005－06－10　19：37

　　作为名中医，高尚的人格魅力和极佳的思维品质是必须的。要善于生活，善于体悟人生。凡学中医者，必定要有做名中医的志向。

zhaolibo　2005－09－06　16：24

　　我觉得选择了中医就意味着：①从心里真的感兴趣；②明智的选择（由经典经方入手）；③心动不如行动，下死工夫学习。如果不是这样，不要考中医院校。已经在读的，考别的专业研究生改行。如你在读而又真心喜欢中医，在体制没改革以前，对经典的学习多下工夫，有些课程不补考就可以了。当然，以上的说法是我这只笨鸟的看法。说到临床，本人认为只要在临床实习期间，搞透十来张经方就可以在你的新单位里立住脚跟了。然后再来个星火燎原。

刘渡舟和胡希恕两位先生之比较

煮杏斋

2005 –07 –26   20：50

刘渡舟和胡希恕两位先生都是经方界泰斗级的人物，是我十分敬仰的经方老前辈。有时，我常常将二老做些比较，发现两人各有千秋。

1. 从为人上说

刘老可能比较活泼些，而胡老则比较低调。刘老著作很多，胡老一生只发表一篇文章，还是在人家要求下写的，他的研究成果也是身后由弟子冯先生整理的。刘老诲人不倦，言无不尽；胡老则非常谨慎，唯恐言有不当贻害后人。二老都对经方兢兢业业，为之付出毕生精力，并取得令人仰视的造诣。二老的品德都是非常高尚，属于"仁者"。儒家说"仁者寿"，故二老皆度耄耋之年而归。

2. 从学术特点来说

刘老是经方派中的通俗经方派，他比较偏于后世思想，比较为大多数同道所接受，因此有更多的跟随者。而胡老则是坚定的古方派，属于经典经方派，不易被常人所认可，因而私淑者寡。前者在用方时常有加减或与后世方合方，谓之古今接轨；后者则纯为经方，不作任何变通。如果用西施来比喻刘老，那么胡老就是无娴女。前者为四大美女之一，是吴王的妃子；后者相貌丑陋，衣着朴素，是齐王的后，帮助齐王成就大业。当然，这只是比喻，不一定恰当。

3. 从学术形成的根源来说

刘老的学术受中国古代的经方家影响多，而胡老则更多地受到日本经方家的影响。前者在解释病理时多从脏腑经络着手，后者则多采用气血水理论而脱离脏腑。前者注重内经理论体系，后者则轻之。前者在晚年才有"方证相应说"，后者一生坚守方证相应。

4. 从学术继承来看

刘老的弟子很多，他的一支发扬很大。网上也出现了纪念他的网站。而胡老的继承者则不多，也许是道高者和寡吧！其实，真正愿意继承他的人是不多的，许多人也只是追求继承的形式。冯先生要算是嫡传了。私淑者也一定会有，必是识高之士。

5. 从年龄上讲

胡老长于刘老。他出道早，但当时的中医发展环境不利于他本人的发展。若天假十年，或许他的影响会更大。胡懂英文，喜读汉书，具有接受新知识的理念，绝非抱残守缺之人。

从关于胡老的相关资料中，本人学到了一些东西，分享如下：

（1）做人要低调，不要过于张扬。"桃李不言，下自成蹊。"

（2）做学问要求真务实，避免不切实际的发挥。理论创新要慎重。

（3）把心思放在临床上，而不是无意义的争论上。

（4）水向一个方向流才能形成河流，专注于一个领域才能达到精深。

（5）邻居家的井水不一定都是苦的。

由于在下的研究水平有限，对刘渡舟和胡希恕两位先生之比较一定存在许多不足，欢迎进一步交流。最后，特别声明，人是同气相求的，我比较喜欢胡老，但本帖绝无贬刘之意！读者切勿曲解。

顾志君　2005 - 07 - 26　22：52

从医理上来看，胡老实要超出日本古方派很多，有些学术见解也不一样如他认为《伤寒论》和《汤液经》、《神农本草经》一脉相承，日本则否认。他将六经八纲和方证联系起来，一贯到底，实有卓见，从仲景学术的纯洁度和疗效来看，胡老稍胜一筹。能让陈慎吾、任继学、谢海洲、刘渡舟等先生赞叹不已的近代能有几个？我的挚友、中医研究院的某先生说过近代他最服的只有张锡纯和胡老两位（称得上独具理论）。

zhaolibo　2005 - 07 - 27　18：43

非常赞同顾老师的观点。

雍乾　2005 - 08 - 14　08：35

非常赞赏顾先生和 zhaolibo 博士的观点，另外加一个——蒲辅周。

黄煌　2005 - 08 - 17　14：49

胡希恕先生的医学朴实无华，没有多少装饰，没有虚假哄人的成分，是古人所谓的"疾医"之学。建议青年中医们读读胡老的著作，看看他的医案，就知道仲景的东西是不骗人的！

引人深思的两位中医名人的比较

黄　煌

2005 - 09 - 02　15：19

推荐者按：这是一篇引人深思的文章。丁济万与章次公均是上个世纪的两位中医名人，虽均以中医著名，但两人的行医、处世、授徒的风格确有很大的不同。这篇文章，对于我们今天去认识中医，提供了很好的案例。

丁济万与章次公：面面比较

江一平

笔者于1998年间，为编纂《古医籍各家证治抉微》一书，遍向苏、浙、皖、沪等地著名医家、教授发出征稿信，其间因发现近当代前辈中，都有不少对传统医学的创新思维灵智，在学术与医疗实践中有所建树，足资后来者启迪与借鉴。为此，在征稿信中亦附加注明，请受书者惠寄有关这方面宏文杰作，无任企盼。发信后，荷承热忱支持，因此编纂之余，略有片玉碎珠，藏于书箧。

顷欣悉镇江章次公先生今年百岁诞辰纪念，不揣谫陋，谨将1998年浙江嘉兴市第二医院主任中医师张明权（浙江著名中医）于20世纪40年代末所写《丁济万与章次公两先生面面比较》一文（当时发表于《华西医药杂志》1949年1月，文题下，并有"文责自负"四字）寄于我。今将全文抄录，以使广大读者得窥一斑。

丁济万与章次公两位先生，都是上海数一数二的名医。丁济万三个字在上海真是家喻户晓，妇孺皆知，几乎不知道丁济万三个字的就不能算地道的上海人。叫黄包车只要喊丁济万就可以，不必说地点。章次公三个字没有如此响亮，但是为全市以至全国的国医药界所钦仰，不知道章次公三个字，就不能算前进的中医。

丁先生诊务是相当好的，一天看一百号以上，也不算一回事，但是丁先生不以为苦，大有多多益善之慨。每张方纸千分之九百九十九是嘱咐病人服一帖，服得好再服一帖，不大有开三服四服的。所以病人不来则已，一来就得后天再光临，并且时常在报端见到丁济万的启事和作品，请客宴友，也是司空见惯。以此病人多上加多，闹上加闹。章先生每天都在三四十号之间，但是章先生不以为少，多数病人命其下次不要来。慢性病就叫他隔上好几天再来，报纸上也少见章次公三字，请客似乎绝无仅有。但病人来并不少上加少。

到丁先生这里来的病人高贵者多，往往以拔号为阔绰，但大家拔号仍旧等于不拔，诊金收入因此加倍不算，诊金之外还时送高贵礼物。到章先生这里来的病人，贫苦者多，往往要求诊金减半，退了诊金又送几帖药，也日有数起。

丁先生家学渊源，三世名医，以此家道颇丰，进出必备汽车也，高堂大厦，佣丁济济，当代第一流名人，题赠的匾额，满布墙壁。章先生白手起家，自己手里打天下，以此小楼窄屋，仅有一辆三轮车，也停在诊所之中，一派清苦气象。

衣着两先生都不考究，不过丁先生是高等衣料，外着马褂，足穿白底黑缎鞋。章先生衣料平常，足穿皮鞋，但烟迹满身。

履历：丁先生历任考试院考试委员，卫生部中医委员，军统局医官，上海市中医师公会理事长，国医学会理事长，上海济社理事长，华隆中医院院长，上海中医学院院长，及现任国大代表。章先生不过是医校清苦教授，实习讲师，苗头万万不及丁先生。

学术方面：药之用量，丁先生较呆板，像黄郁金一钱五分，杏仁三钱；章先生极有出入，像象贝有二钱，也有六钱、八钱，白芍有五钱，有一两。丁先生用药大多守甘仁老先生成法，不过淡豆豉改用清水豆卷，柴胡多用银柴胡而已；章先生用药大背甘仁先生之法，万不得已时，偶一仿之。丁先生每开一方约费二三分钟；章先生少则五六分钟，多则一刻以上。以此丁先生方笺之药，各有一定次序，所以免重味也；章先生颠倒不拘，涂改也是常事。药味丁先生十一、十二、十三为多；章先生则五六味、十多、二十味不定。丁先生开方门人轮流；章先生常由固定学生开方，其他门人偶一代之。丁先生开方必高声朗诵，且有板有调；章先生说话，病人几乎听不到。丁先生脉案必有气化阴阳之病理，像肺血则说木火升腾，肺络损伤，痰瘀逗留不化，结尾又有治法和解，宣化，清解达邪；章先生不一定，有述原因者，有预后者，有引古人语者，有述主诉及求诊目的者，有述鉴别诊断者，有述治疗转归者。丁先生服膺南京张简斋；章先生服膺上海陆渊雷。丁先生方中多苡仁、冬瓜子、杏仁、象贝、神曲；章先生多甘草、郁金。丁先生方剂必是煎药；章先生多有为末、为丸，以此药铺必喜彼恶此。丁先生丸药多入煎；章先生丸药先另吞。丁先生喜用炒药；章先生喜用生药，像鸡金、苡仁、谷芽多不炒也。丁先生不喜介绍西药，更无论西医；章先生有时介绍西药，遇天花、阑尾炎直接退号不治，快送医院及时疫医院。丁先生诊断多用中医法，大半靠经验之丰富；

章先生诊治多参西医新法诊断，且常介绍化验所，或怡和医院 X 光透视。为丁先生门人进去困难，必有相当关系与介绍，且须举行仪式，进去了一无所事；为章先生门人，进去容易，随随便便，来者皆吾徒，进去了要替病人量热度，数脉搏，呼吸，并详询病史，作记录报告，甚至加诊断和意见，半途逃去者不少焉。丁先生出诊，必两个门人跟着，一人开方携皮包、点钞票，一人照电筒，准备酒精棉花，给先生擦手；章先生出诊，常一人前往，偶亦有门人跟随。

膏方：丁先生价贵的多；章先生便宜者多，甚至劝其勿服。丁先生膏方都由门人代拟，彼不过略事增损；章先生膏方都自拟。丁先生膏方完全旧式；章先生膏方多采别具一格格式。丁先生深晰病家心理，故有令病人绝对信仰的本领；章先生善体学生心理，故深得门人钦佩。

仪貌：丁先生大方庄严；章先生谦虚、和蔼。

读书方面：丁先生善背诵，《内经》、《温热经纬》诵之烂熟；章先生善理解，原文只记其主要者。

丁先生处方力求普遍稳妥；章先生冷门药十有五六。

丁先生门诊在每日十时以后，出诊下午四时起，星期日不应门诊；章先生门诊在每日八时以后，出诊一二时起，除自己卧病外，终生永不休息。丁先生欢迎出诊，章先生不得已方应出诊。

摄生方面：丁先生考究得多，每餐丰肴满案，西洋参代茶，亦不为奇，且时哼京腔，看电影消遣；章先生小菜平常，不作消遣，门诊时必须以啤酒代茶，一瓶二瓶不足为奇，病人多时则白兰地一举而尽。丁先生吸香烟为装饰品；章先生接连吸个不断。

丁先生挂号有账房专司其事；章先生由学生随便挂号。丁先生的里外，高悬"孟河丁甘仁长孙"的牌子；章先生仅在门外钉一块"章次公寓"小牌。

丁先生方纸上病人称呼多奶奶、小姐、左右；章先生多先生、君、小姐、夫人。

丁先生与朱鹤皋、石筱山，以及闻人吴开先、杜月笙、黄金荣善；章先生与陈存仁、陆渊雷、秦伯未善，阔人少交焉。

丁先生诊所在凤阳路人和里底；章先生在顺昌路悦来坊。丁先生籍武进孟河；章先生籍镇江丹徒。

总之，中医分派是常有之事，像丁先生与章先生如是系出同门而各趋极端，好像故意相反，而且都是名医，真是希天下之大奇。读者如能近而研究其环境成因，以作自己行医借鉴，裨益不鲜，故敢率直陈述，毫不检点，千万勿轻轻看过。至于谁是谁非，孰优孰劣，则非作者所敢批评了。

顾志君 2005 - 09 - 02　17：03

　　章次公先生在曹家达先生处浸淫过仲景学说自是不同，但还是因为服务社会阶层有异造成的：章先生服务于大众，要求价廉效显，往往一剂知，两剂已，久则无力续诊。

　　丁先生服务于上流社会，要求平淡安全（我今天看了一个美国人，第一句话就是：中医中药安全吗?）。

　　所以学有异，用不同。

雍乾　2005 - 09 - 03　13：10

　　美国人问中药安不安全，主要是文化差异，并非他们比国人富。而我看病若不去，何谓"平淡安全"？不过看人被虎吃，我自庆幸聪明而已！呵呵！为苍生医者，可推崇呼?！民病将以何所依?！

雍乾　2005 - 09 - 03　13：18

　　然丁济万先生有所依也，我"孟河丁甘仁长孙"也！此又与病人、病情何干?！呵呵！试问华元化、张仲景又是谁的孙子？叶天士临终语后辈之话，真婆心济世也！

雍乾　2005 - 09 - 03　14：20

　　情难自已，聊成废话三篇。其实张老中医所论丁、章两位先生，并非是单纯个人之间的对比，而代表的是中医界的一个常见现象。对章先生我是推崇的，但我所论并非是针对丁先生个人，所谓人各有志，不可强求。关键要看为医者是否把为医，当作一个可以为之奋斗终生的事业，一个可以帮人解决痛苦，体现自己的人生追求事业；还是以此来活得"有面子"，更潇洒、更舒服的渔利工具。我想不论是名医还是无名医，都应该为自己、为后人留下一些真正有用的经验和理论，哪怕是片言只语也可。

　　我们现在是后学，但终究有一天，我们也会成为前人。所求为何?！不过问心无愧，能为热爱的事业奉献一点"干货"，能给后人以帮助，能为世人解决痛苦。

　　纵观中医两千多年长河，名医辈出，那我们为什么还要研究张仲景东西，道理很简单，他有用呀。胡希恕先生，若不是冯老师写了几本书，知道他的可能不太多，但我相信只要他说的是符合实际的，即便冯老师不言，总有一天，他的学术也会被一些有识之士挖掘出来供大家利用的。

　　我在这里不是因为学经方而排斥其他流派，我可以毫不掩饰地说，我在必要情况下，也是要效仿丁济万先生的，那是针对那些自以为是贵人的人，那些举足轻重的人物，不是用大黄么，你不怕么？可以，用些苏子、栀子、枳壳、蜂蜜也可以呀！我想这也是我对老师"人的病"和"病的人"的一种理解吧！

由方证引发的感想

温小文

2005-09-20　17：33

　　那天 ydh 出了一道方证解释的"选择题"，由此引发我对方证的极大兴趣，这几天无事时，老是思考些方证的问题，时断时续，结果有了好多关于方证，甚至中医的感想，我将它们记录下来并集中在这里，与大家交流。随感而发，不一定正确，还有些凌乱。

　　我仅仅是一个中医爱好者，学习中医的时间不长，而且毫无临床经验，纸上谈兵而已。不过，这样的纸上谈兵，或可视为体现自己思想方法层面的认识观？若我参加实践，它定将左右我的行为方式。我设想了一下，假如我真的临床，必喜经方和辨方证，其志向，定是做个出色的经方家。

　　我理解方证相应说，立足点是方，着眼点是证，精彩处是相应，疗效是关键。从"相应"论，我倾向于方证的"证"有状态和证据两层含义。仍以小柴胡汤证为例：

　　"证"指状态：服用小柴胡汤后机体必会良性改变的病理状态。"证"为证据：使用小柴胡汤时，机体必须具备的由病理状态的即时信息群所构成的适合服用小柴胡汤的具体证据。

　　之所以用信息群而不用症候群，是考虑方证的"证"里面，似乎有言谈举止、神态风采、生活习俗、心理活动等一些不与"病"有关却与"人"有关的内容。

　　方证比之中医其他证的优点在于辨证完成时无需再继续"论"，即有相应的方可用于治。

　　对状态准确而完备的描述，要建立在病理和药理彻底研究清楚的基础上，也只有这时，方证才可能实现真正意义的规范化，方证对具体症状的界定与状态的界定才可能接近对等。在此之前，方证体系的不完善，难以避免。尽管如此，我仍然认为方证是目前中医最直观和客观的，最具可操作性。

　　辨方证，老手能够感知，但还得提醒新手，入门须从认知开始。

　　张仲景以他的思维和语言总结了截至他以前的经方方证，医圣之后的千多年里，每一方的方证内容，中外医家代有积累。从现在至将来，方证还会不断完善，随着科技进步，将从宏观到微观，从现象到本质，所有关于方的使用的知识，都将成为新的方证。到时，也许方证不仅有宏观的体征和指征，还将有数字化的指标，微观层面的数据，所描述的状态，所辨的证，必将趋于更准确，更简练，更规范。

具体方证内容及其应用的研究和交流，对中医临床有积极意义，值得每一个临床中医生高度重视，而经方方证相应能够取效的实质研究，则应该引起整个医界的重视。黄煌教授有关方证、药证的著述，就是着重在临床的鉴别与应用方面，作出了阶段性的有益探索。

现代医学是资历尚浅的小弟弟，目前被称为现代的那些科学也不是最高的巅峰。我所理解的现代科学研究方法，意味着不断地探索与前进，它不是静止的，是发展的概念，是日新月异，永无止境！我们现在两千年时的现代科技，在九千年时的人们眼里，该是古代科技吧？而今天自诩现代人的我们，也要被称为古人哩。

中医最终得用现代通用的语言将其内涵表述出来，才能使人信服。中医可以不屑取现代医学信，不屑使现代科技服，但却必须取得生活在现代的芸芸众生之信服，他们是中医生存的土壤和存在的理由。

这几天，好几位网友围绕方证发表了自己的见解。看得出，大家的认识并不统一，核心焦点大致是中医与现代科技。大家坦诚交流学术，很令人愉快。雍乾曾说："能说出自己的见解很珍贵。"这话说得非常好，很诚恳，也很有见地。希望这种坦诚交流也能够成为经方沙龙吸引人的魅力之一。

经方沙龙求真求实的学术风格，与我的性格颇为相投，所以成为这里的常客。另外，我也很敬佩在中医临床中实践经方的医者，因为在现在这样复杂的环境下，依然坚持经方的理念，非常不容易。真心希望经方沙龙能够越办越好。

带着问题重读蒋文跃《情绪化认识有害中医学发展》一文，再次肯定了自己的一些想法，再次由衷地赞叹他的剖析之精辟。现在已经总结出来的方证的体征构件，与方证所代指的真实病理状态还有相当的差距。其原因和困难固然是多方面的，而缩小差距使两者接近对等始终应当是方证实践者和研究者努力的方向之一。有感于此，抄录一段蒋文，来说明自己想要表达的意思。

"笔者认为人体功能状态只要是存在的，就有可能进行表述。整体功能状态难以表述并不等于不能表述，现在难以表述并不等于以后难以表述。这正是摆在当代中医药研究者面前的艰巨而光荣的任务。知难而退与知难而拒不应是一个真正热爱中医者所持有的理性态度。如果所有的学科中的思想与方法都被用于中医药研究，这一定是中医药之福而不应被看作是中医药被肢解之祸。"

关于方证解释的补充想法。

"证"指状态：是指方与证的自然属性。小柴胡汤能够令机体的某一病理状态得到良性改变，这是一种自然界的客观存在，在人类认识它之前或之后，这种天然相应的关系都始终存在着，不是由理论推导而建立和产生的，也不因人类对它了解的多少或描述是否准确而改变。而小柴胡汤的这种与生俱来的"本领"，必是对应着特定的机体状态才有意义，我认为此一特定的机体状态，可以理解为小柴胡汤证。

这层含义的意义，在于确立人们在思想上必须认可这项事实。小柴胡汤证所指代的病理状态，目前现代医学的疾病谱里没有它，现代科技水平不能准确界定它，中医不能完整描述它，但它却是一种客观的真实存在。也就是说，前人的经验真实可信，中医能治病不是凭空胡说，中药起的也不是安慰剂的作用。小柴胡汤能够良性改变小柴胡汤证的事实毋庸置疑。不过，要建立相关的学术公信，中医尚有工作要做。

"证"为证据：是指医者在临床实施方与证相应的过程中对证的作用性质而言。中医所描述的一项项具体的体征、指征之集合构成了方证，医者据证选方，这时证所起到的，实际上就是证据的作用。辨方证的过程，是辨识体征、指征的过程，也是鉴别具体证据真伪的过程。办案的律师，必须寻求到法律条文与最有价值的证据两两相应才会赢，临床的中医生辨方证，何尝不与此理同？

证据的含义，或许要与中医其他传统的证相对比，方可容易说得清楚些。中医其他传统辨证的"证"，不如方证直观，独特的语言中包含有更多因素，如脾胃虚寒证，脾胃是病位，虚是病势，寒是病性。这些因素综合成一个抽象的特有诊断概念，引导医者需要以灵活的思路循着中医医理来处方用药，而这个处方用药的过程，我体会就是中医传统辨证论治中"论"的精髓，其与中医的病因病机、治法治则等有关，还与四气五味、升降沉浮等药性有关。

与方证相比较，传统辨证中的"证"更深邃，"论"的过程也不甚透明，或许这个"证"里有状态的意思，但其中另有更深一层的思辨玄机，甚为灵动，使之不能仅仅界定为证据那么简单。而方证的"证"，其组成元素较多的是寒热往来、胸胁苦满、默默不欲饮食、心烦喜呕等这类直观的体征和指征，在患者身上寻找到的这些属于某方的状态特征，就是决定是否使用某方的直接证据。或者换种说法，医患双方互动过程中，方证相应的操作规程，实际上已经给方证赋予了证据的意义。

从我的认识观出发，很欣赏张仲景在伤寒所展示的严谨思维、细致入微的临床观察和理性的工作作风。

"一家有一家的仲景，各人有各人的伤寒"。按我的理解，伤寒的方证相应，其本质是粗糙原始的实证精神。在古代自然科学那么不发达的情况下，张仲景亦以有限的资源完成了实证的思维。

与中医相比历史非常短暂的西医，飞速发展是以所有学科和领域的创新科技作为推动力的，其势摧枯拉朽，其强称霸四海，实属必然。如果勇于正视现实，事实上中医拾遗补缺的地位逐渐形成。但西医过度的科技化又使它丢失了一些宝贵的东西，显现出难堪的缺陷。有趣的是，中医手捧着现代西医尚还缺失的金饭碗，却又时时感到生存危机，为何？

我从旁观，这种令人啼笑皆非的尴尬局面之所以发生，不是因为西医的"进攻"，不是因为现代科技与中医结合得太紧密，也不是政府不支持中医，甚至也不全是经济转型期的金钱桎梏，实是因为中医的整体疗效不佳，治疗水平下降而失信于众所致。可是，中医的整体疗效为何会下降？名中医为何越来越少？更深层的问题是：危机到底来自外还是源自内？建立学术公信的磐石到底是什么？

今天我突发奇想，如果张仲景处在科技高度发达的现代，在认识上，他会因为坚持永远的经典而甘愿将所有的高新科技全部拱手让给西医独享吗？

目前的方证辨证，有三个主要的缺陷。一是方证内容显粗糙，有待进一步完善；二是具有临床使用价值方证的可用方有限，所以它只能解决中医临床的部分；三是方证表述中有些中医的专用术语，现在还找不到贴切的现代语言来对译，这其中的缘由，与方证的本质尚未研究清楚有关。

黄教授发帖说："特征法是传统方证识别的主要方法。经方方证，就如国画里面的白描手法，寥寥几笔，可以将那个'人'勾勒得生动传神。但毕竟不是照片，有些地方是不清晰的。"

沿用画像与照片有趣而形象比喻，也沿用黄教授评价方证尚不够"清晰"的实是求事态度，我回帖阐释了客观条件对工作结果的影响："呵，呵，记得在电视里见到古时权位极尊的皇上在选秀时，要由宫廷画师的画像来定夺。如果有人献上照相机，想必皇上不会拒绝。这说明我们在完成工作时，要受到当时的客观条件的制约。"

后来想到皇帝选秀之事既无聊又恶心，苦于一时找不到其他合适的例子替代，而且自己帖子的口吻似乎不够严肃，故将此帖删除。发帖时潜意识里的意思是：由于画像的随意性，使得很多人为的因素都可以影响到选秀的结果，毛延寿故意丑化王昭君，就是个典型的例子。辨方证也同此理，越清晰，就越接近客观真实，越易于规范而趋于简明，如此对医生临床辨方证越有裨益。想着因为帖子的删除而将这层意思"埋没"了，心中竟有些不了然，故在删除之后，现在又重录于此。

中医药是座巨大的宝库，这话千真万确，乐观而实事求是地说，在现阶段，为中医者，无论是搞临床，还是做研究，都是可以有所作为的，理想与抱负都可实现之，名与利皆可取之。但现实是，中医院渐渐萎缩，有的中医生改行逃离，有的老师没信心教，有的学生没兴趣学，甚至有的子女送老人看中医，会担心别人议论自己不孝。为何？透过这些表面现象，其本质或许是：人们用实际行动在选择，在扬弃。那么，人们想要选择什么？扬弃的又是什么？

网上有消息说，有个被称为迷上中药的美国老头穆拉德，贵为诺贝尔奖得主，因"亲眼目睹了中医药的独特疗效，由此萌生了研发现代中药的念头"，不远万里，来到中国上海"创业"，准备要在中药宝库里掘金。也不知这消息是真是假？

当年意大利对伽利略的宗教审判，阻碍了力学革命之后科学进一步深入发展的道路，加速英国成为意大利之后的又一世界科学发展中心。以化学为例，英国造就了波义耳和道尔顿这两位堪称化学之父的杰出化学家，成为孕育近代化学的主要场所。

若论中医的未来，套用一句老话，前途光明，道路曲折。而最最曲折的道路则莫过于：现代中医之花会否绽放在异域而非它的原生地？多年以后中国人会否要向外国人学习中药的使用？历史是一面镜子，中医人甚至中国人，当深思。

黄煌 2005 – 09 – 20 20：01

深邃的思想，清晰的思路，严谨的表述，我为温小文的这篇文章叫好！

南京陈斌 2005 – 09 – 20 20：48

写此文者，不是医生，胜似医生。

正确的认识方法论对一个科研工作者是一种极端重要的品质。有了这种品质，就可以在做学问的道路上一通百通，处处是坦途了。

论中医疗效重复性试验的设计

温小文

2005－09－25　17：34

　　我在《中医是怎样被淘汰的》一文中，见到作者所举一例：1957年，北京流行乙型脑炎，名医蒲辅周先生治好了167例脑炎，用了98个不同的处方。卫生部居然认为，因为每个处方解决了不到2个人的问题，所以蒲先生的医术没有统计意义！我没有考证此例的真实程度，但想借用此段叙述，可以引申阐述我的一些关于中医疗效试验设计的想法。

　　此案的试验设计，是对蒲老的方药治疗患者的脑炎的效果作统计。应该说，按照设计方案的实施，这项试验工作是有统计意义的，其应该载入史料的统计意义是：中药对于脑炎的治疗，其疗效呈现不可重复性。但是，这样的统计结果显然不是设计试验者所需要的，所以，判定没有统计意义。这大约属于严厉的循证医学要坚决抵制的出于研究者报喜不报忧之心理导致的证据偏倚。

　　既然最终患者的脑炎治好了，这说明蒲老的处方是有确效的。那么，为什么又没有显现蒲老医术正向的统计意义呢？

　　西医的病与中医证，两者视角不同，有相合也有不相合，均在情理中。脑炎是按照西医的疾病谱确诊的疾病概念，而同患脑炎的不同病人在蒲老的眼里，辨出的是中医不同的证，所以他处了不同的方，也取得预期的疗效。现在可以看出，这项统计的问题，其错误在于以西医的病作了试验中医药的参照物：同一的西医疾病，不同的中医证，不同的中药方。即在整个医疗过程中，没有能够显示蒲老医术具有可重复性疗效的参照物贯穿始终。命题的正确与否，试验的程序设计是否得当，与所要谋求的结果，实有莫大的关系。

　　或许，以中医的证作立足点来设计试验进行统计，能够体现中医药的疗效具有可重复性？我想这大约也不是一个好主意。为何？中国中医研究院（现中国中医科学院）研究员陈小野认为，中医的证有同名异质和异名同质的问题，即中医一证隐含多态性，多证隐含同态性。按照他的解释："证候多态性，不是指一个大的证候范畴（如脾虚证）下有多个具体证候（如脾气虚证、脾阳虚证、脾阴虚证等），而是指在目前所认为的某一最基本证型中，包含着若干可分辨的、有意义的不同病理状态。证候同态性，不是指若干具体证型属于一个大的证候范畴，而是指在目前所认为的两个或多个无关证型中，包含共同的病理状态。"

主题之四 ⊙ 百家争鸣

他举例道："针灸上的太阳经病、伤寒的太阳病、内科的膀胱不约等之间就很难会有本质相关；李东垣的脾虚与现代脾虚也可能有本质不同，前者以饥荒为主因，后者以思虑为主因；心血不足与痰迷心窍就很难同属一个'心'，以慢性腹泻为主要表现的脾虚和以食欲不振或以肌肉无力为主要表现的脾虚可能有根本的不同；同是血瘀，以瘀块为主要表现者和以舌头瘀斑为主要表现者显然不是一回事；同是外风，风疹和面神经麻痹各不相同；等等。"

陈小野总结认为，中医的证候规范化工作，其正式开展已有10多年历史，但目前这一工作面临难以最终完成的状况；由权威人士和研究机构编著出版的证候规范专著约6部，可是规范化诊断标准在临床上尚难以得到普遍承认，绝大多数医生的证候诊断仍有各自的经验性"规范"；近年来证候实质研究中存在着特异性弱这一难以逾越的"障碍"，使其工作有停滞趋势；于此种种，证的多态性和同态性是原因之一。

如果陈小野的研究结论是正确的，我由此推断，考察中医药疗效重复性，若围绕传统中医证的设计试验，其统计结果仍然会出现疗效不具重复性的结论，这其中的道理与蒲老治疗脑炎的试验设计一模一样。在试验中，虽是同名的证，但不同的病理状态，中医开出的必是不同的方。

要解决这个问题，在试验之前必须对证进行预处理，确保证的同名同质，确保进入试验的是同一的病理状态。但是在当前证的实质没有研究清楚的情况下，进行证名是否同质的鉴别，难度非常大，其难就难在没有进行鉴别的标准。

如果对中医药的辨证论治的疗效进行随机对照试验，证的多态性和同态性的问题不解决，必会出现相同的方对不同名称的证有效，却对相同名称的证无效这样奇怪的统计结果，这个结果与"同病异治，异病同治"有本质不同，它的统计意义是：中医辨证论治的疗效不具有可重复性！明明有确切的疗效，却被指责其疗效不具重复性，而且指责得"有凭有据"，所以中医冤，冤到人家骂你是骗子，还百口莫辩。

围绕什么来设计方案最有可能得到中医的疗效具有可重复性意义的统计结果呢？我认为最有希望的，非经方莫属。经方是中医经过几千年时间筛选出来的具有确切疗效的药方，重复性相对较高。而与方相对应的方证，指向的是能够取效的唯一病理状态，所以方证的证，同名同质。

方证的实质同样也没有研究清楚，但是，与传统的证相比，方证的优越性在于，证与名是否同质，方证的鉴别是有标准可依的，这个金标准就是与方证相应的方，方是立足点，对方证可证实也可证伪。对方证的预处理，其过程就是对几千年中医海量的临床原始资料进行细致地筛选、分析、归纳和总结，方有效者，可判定是此方证，无效者，则不是此方证。这样的工作做得越细致，就越能最大限度地保证进入试验的方证趋于同一病理状态，即试验的对象最大限度地趋于同名同质。

对经过预处理的方证，可设计相应方的临床试验，然后观察方对方证的临床疗效，统计其疗效的可重复性。这样的试验，真正为中医疗效的可重复性统计创造了条件，是对中医公平的试验。它为中医提供的平台是相同的证、相同的病理状态、相同的方，所以，试验显现中医的疗效具有可重复性这一正向的统计结果其机率增大。

现实中，由于宏观体征和指征的表象性和模糊性，也由于医家个体经验造成的认识差异和描述的术语差异，还有患者自觉感受的敏感度不同，以及方证的本质不清楚这一最根本的原因，势必造成目前方证的界定存在一定程度的不规范与不确定。而且，在现阶段所做的试验，大多只能在定性和宏观层面进行，显粗糙，统计结果与理想结果必然还有相当的差距，但是比之上面两类试验结果，对于备受质疑的中医来说，已经具有很大的积极意义。

我认为，方证相应原理，对中医学很宝贵，方证、药证的积累、归纳、总结，对中医学很重要！提倡方证相应说，无论是中医生提高临床疗效，还是后辈们学习和继承中医，都有具体而实际的帮助。

黄煌　2005－09－25　19：43

温小文关于中医疗效的重复性试验设计的思路是正确的，但此设计是相当困难的。难就难在中医方证的规范化工作还是处在起步的阶段，方证与药证的积累很薄，许多医家大多对方药的所谓功效大谈一通，但对关键的用药指征却一笔带过，使得许多后来者必须花很长时间去"悟"、去摸索、去积累。学中医苦，学中医累，很大的原因就是中医的不规范，学了半天，也不知道这东西到底是否有效？如果一开始，就能正确无误地将方证、药证告诉初学者，并在临床上让其见习并掌握，那该多好？这可以省下多少学子的精力和时间！

温小文　2005－09－25　19：59

民间有称名中医为某白虎、某大黄之雅号的习俗。例如，人称刘将军，是指刘姓中医擅用大黄，别医辨认不能用大黄的证，别医不敢用大黄的量，他偏能用也敢用，而且常能取奇效，奇到令人拍案叫绝。我之体会，应是刘姓中医对大黄这味中药的药证认证精准，对大黄能够良性改变的病理状态把握得当，致其能将大黄的临床应用挥洒到出神入化之地步，倒与其解释的高深理论无涉，也与其所用的不同术语无关。

如果能够将其应用大黄的经验，用体征、指征总结明示出来，对于中医的学习和继承，有很大的好处。我没有亲历，所以不知其总结明示有否难度，但也推断或许民间有出于生存和竞争的原因而不愿将此明示的情形。这虽是阻碍中医发展的原因之一，却也是情有可原之举动，毕竟，我国目前保护知识产权的相关法律法规滞后。

chinachina　2005－09－25　20：53

思维敏锐。我喜欢争论，不过我想打个比方，有的人读了许多的佛经，却没有证得佛法；有的人读的不多，但是却证得佛法。而且我也在想，倘若现在有个外星球的文明来到这里，我想你会把西方的所谓现代的东西扔掉吧，而且会跑到外星文明那边去，让外星文明来证明中医。一种具体的学科都将证得哲学的高度，但是两个学科之间无法证明，因为他们是并列的，只能是互相发明，这就是阴阳的，并列的东西不能相互证明，只有在高一层次上二者统一，中西医，或者是中西方文明即如此。黄老师已经证得一个层次，我们也需用功，学医与学佛一样，不过我没有学佛，只不过打个比方。

温小文　2005－09－28　21：18

转贴留言板：

游客：小析"只可意会，不可言传"。

一是有些东西确实说不清，但却可被体验；

二是可被体会但一时不能恰当表述，或表述能力所限；

三是不愿意说的托词；

四是江湖家搞神秘主义，打造教主地位。

前两种情况是占大多数。

闲人：这大概就是中医的难。

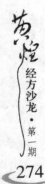

向黄老师请教五运六气

绿江野客

2005 - 12 - 07　17：21

在下想请教一下黄老师，五运六气你信吗？可用于开方治病吗？弄通了，真的效果如神吗？

临床上有不少疑难杂症，常常让我无从下手。有时候仔细辨证了但还是无效，不知是我书读得少，还是那些书本就没有把中医的原理说清楚？或书中记载脱离临床了？要么就是存在很多大家都不知道的秘诀，没有传出来？要么就是中医的理论存在很大的漏洞？要么就是现在的药物实在不堪一用，和清末中国之劣质武器一般，不打败仗才怪？

还有一种现象，我和几个爱好此道者讨论过，均有此感。就是很多病人在服用我们开的药之后，头几次感觉是很好的，病人也十分高兴，认为治疗有望了。但接着再服的时候，就变得越来越没有效果了，最后和安慰剂差不多。

想请黄老师好好教导一下我们这些没有机会侍诊于名家左右的后学们，如果这些长期不能解决的疑问得不到很好解答的话，恐于中医的信心会随着无效率的上升，最后消磨得无影无踪了。

黄煌　2005 - 12 - 07　18：03

五运六气我不懂。这门学说与临床用药之间的联系很远。也就是说，临床开方是一门技术，而五运六气是一种古代研究气象气候变迁的学说。

中医中药不是万能的，要不现代医学就不要存在了。但也不是一点没有用，或仅仅是安慰剂，要不，中医中药早淘汰了。就心理安慰的作用，中医是远不如宗教的。

中药是没有灵性的，但服用药物的人是有灵性的，不能排除患者的心理作用对疗效的影响，但如果将中药的效果仅仅归结为心理作用，那就有失偏颇了。我想，无论是谁服用大黄、巴豆，都会腹泻，这与心理暗示没有关系。

不少疾病，无论现代医学或传统医学均解决不了，但也有不少疾病，现代医学解决不了，中医会有些办法，虽不能痊愈，但能提高生活质量或延长寿命。但也有很多疾病，中医没法，现代医学则能迅速解决问题。中医学在当今或将来，与现代医学的关系应当是互补的，而不是对立的。

在服用药物并取得效果以后，如何转方？这需要经验。临床有效而更方，有效不更方，无效更方，无效也不更方，情况很复杂。这与疾病、患者等许多因素有关。根据本人经验，对于慢性病的治疗，一般不能大幅度地改方，而要善于守方，常常有一方服用数年的。但需要和病人说清楚，需要得到病人的理解，如果不能理解，那往往产生怀疑。有的时候，可以对配方做一些技术性的处理和改动，使病人满意，但不影响整体结构。当然，长期服药还有注意肝肾功能的问题。中药也是有不良反应的。

中医有中医的优势，但其缺点也是很多的。主要是太杂太乱，让人无所适从。我的体会，还是从具体技术性的东西入手为好，如方药，如针灸推拿等临床多了，心中就有底了。同时，要多看书，要用历史唯物主义的观点去分析中医。我认为，中医其实是一部历史，中医也是中国人的生活经验和生活方式。当然，我更看重的是中医学中应用天然药物的经验。这可能有偏见，因为我研究的方向就是经方的现代应用。

以上意见供参考。

经方之美

杨大华

2005 - 12 - 17   20 : 34

　　经方是中医之根，中医之魂，中医之脊梁。她的魅力来源于她的美丽，她的美丽体现在以下几个方面。

　　沧桑之美。经方，形成于何时？什么人发明创造的？不知道。张仲景只是他的杰出传人。就其记载于汉代来说，已经1700多年了。一本医书，流传如此之久，医学史上罕见！经过了漫长的历史跨度，为中华民族一代又一代人的生命和健康作出无穷奉献。她是从远古走来的蒙面少女，秦砖是她的服，汉瓦是她的饰。她是传统医学中独秀的一枝奇葩，在华夏民族的汗水、泪水和血水的浇灌下傲然开放。

　　典范之美。经方，开创了辨证论治的先河，成为后世名医之典范。仲景之前仲景不遗，仲景之后不能遗仲景。经方如此多娇，引无数经方家竞折腰。从王叔和到孙思邈，从许叔微到柯韵伯，从曹颖甫到胡希恕，一代又一代的经方家前仆后继，经方的血脉一直没有中断。积淀了历代名医的验证，昭示了疗效经得起重复的可靠性。再过1000年，她的奠基石的地位也不会改变。《五十二病方》虽然也很沧桑，但却不是典范。

　　简朴之美。经方，文字优美，直比《论语》和《道德经》。没有《内经》的浮辞骈语，没有《庄子》的夸张联想。只是以白描和形象比喻的手法告诉人们是什么，却很少说明为什么。恰如岳美中先生的评价："见其察症候而罕言病理，出方剂而不言药性，准当前之象征，投药石以祛疾。其质朴的学术，直逼实验科学之堂奥。"经方，文字洗练，行文如流水，行于当行，止于当止。既无玄关，更无赘语。她可以有方言，但却没有诗意和禅机。

　　严谨之美。经方，结构严谨，剂量明确。一个桂枝汤，加桂加芍，量之多寡迥然有别。厚朴、大黄和枳实三味药的比例不同，竟然有三个不同的方名。某某方"主之"，"宜"某某方，"可与"某某方，用词是这等严格。观经方用药，皆必须之药，没有可有可无的点缀，哪怕是生姜和大枣。方子精练，就像宋玉笔下描写的美人，添一分则肥，减一分则瘦，抹粉则太白，涂朱则太赤。急症，宁可重剂也不再剂。这些都体现一种高效率的追求。从方证、组方、剂量、煎服法到疗效的判断和医嘱，其内容是如此详细，细节是如此具体。"如冒状"、"如人行四五里"、"不必尽剂"、

"不中与之"。这是后世方书所无法比拟的。

平实之美。经方，用药的基源上很有讲究。大多是常用药，便宜药，比较安全而又容易找到药源。这里没有犀牛角，没有牛黄、狗宝。据统计，仲景全书共用药 166 种，其中的 149 种皆载于本经，占全部用药的90%。而其余 17 味非本经所载药在书中大多不占主要地位，使用率不高[王昆文．仲景用药是宗法《本经》而又有所发展．国医论坛，1990，（5）：4]。就是这些常用药，像车马炮卒等 16 个棋子一样，在有限的框架里凭着有机的组合发挥着无限的功效。这种组合是将与将的组合，而不是将与兵的组合。医归平正，平淡之中见神奇，那才是真正的神奇！

余味之美。经方，是相对真理，不是终极定律，她没有把一切都说尽，还给后人留下了无限发挥空间。她不是大全，却是真理。她包含了高度的信息量，浓缩得像一块巧克力，不是一杯牛奶，要慢慢融化。不同层次的读者，都能从中得到不同的收获。同一个读者，今天读了有这样的体会，明天读了，可能还会有另外一种滋味。真是常读常新！张仲景也是点到为止，给人以无限的遐想空间。她是开放，并不是封闭的。张仲景只有一家，但伤寒却有百家，不同时代，不同地域，总会有不同特色的经方。

作者按：值"黄煌经方沙龙"创办一周年之际，谨以此文作为沙龙一周岁的生日贺礼，祝愿论坛越办越好！

小土豆　2005－12－17　22：51

楼主文如其人！

作为大家交流的平台，沙龙很快就要迎来它一周岁的生日了。经过大家的辛勤耕耘，论坛初具规模，人气渐旺，由衷地感谢各位斑竹，感谢各位网友。

黄煌　2005－12－18　21：05

经方之美令人沉醉，沙龙佳帖或令人沉思，或令人豁然开朗，或让人拍案叫绝。经方沙龙丰富了我们的学识，论坛上结识了许多未见面的网友，沙龙成为我们常去的地方。经方沙龙是经方爱好者的教室，是切磋学术的学堂，是高手演讲的讲坛，是师生交流的茶室，是学术争鸣的园地，更是普及经方、推广经方的前线。谢谢一年来各位会员、各位网友的大力支持，谢谢各位斑竹的精心维护，在新的一年里，我们将更加努力，将经方沙龙办得更好！

新年寄语中医人

柳谷素灵

2005 –12 –23　22：08

1. 什么最重要——中医人要务实弃虚

　　务实就要注重疗效。疗效就是中医生命力所在！病人的笑脸就是开在医生心田的花。务实就要抛弃那些无谓的争论，比如中医是否科学？中医好还是西医好？传统好还是现代好？都不值得争论。因为最终还要靠疗效说话，病人最有发言权！其实，只要有市场，又何必追求西医的认可呢。其实，相比提高临床疗效来说，这些都是小事，何必斤斤计较。须知自古英雄，胸襟如海，鸡虫小事，非不能为也，乃不屑为也。"与世无争，自我完善"那才是正确的心态！中医人也不该在民族的情结里纠缠不休，一旦听到别人说中医或者传统文化的不足就不高兴。医学是科学，需要理性指导。一个被情绪化支配了的医学界其发展肯定会是畸形的。

2. 旧瓶装新酒——中医人要与时俱进

　　中医学的理论不是十全十美的，需要不断发展的。在古代中国，是当时进步的理论，但时过境迁则未必如此。尤其是面对着强大的西医对手。因此，中医人根本没有必要怀旧和好古，该变一变观念了。倘若还是抱着"古人就是这样子的，今天也应该是这样子"的观点，则无异于刻舟求剑！恰如中国的国情一样，试问：在今天，举国上下都为经济建设而努力奋斗，有谁还会大喊大叫割资本主义尾巴呢？时者，命也，运也！中医人也要解放思想，实事求是，与时俱进，中医才能得到发展，永葆青春！与其被时代赶着变，不如主动求变！也许不久的将来，会出现用现代医学的理论来指导临床使用中药的现象，这也不足为奇。传统的中医理论是从"巫"术中脱胎换骨而来，今天的中医人看"巫"术一定会觉得好笑或嗤之以鼻，谁又能保证我们的后人看待今天的中医不会抱有相同的心情呢？

3. 道无术不传——中医人要讲究行医艺术

　　一个好中医应该是一个杂家，不能局限于医术。要建立良好的医患关系，建立稳定的信仰人群。行医不是简单开方，而是如何个体化、具体化、人性化地为病人解除痛苦。包括人文的关怀，耐心地倾听和对生命真诚的呵护。一个好中医，在他的眼里，病人首先是人，然后才是病人，是暂时需要关心的人，而不是机械或动物，更不是追求利益动机下的猎物。所以，在古代，好中医被人们称为半仙，仙人，如常熟名医陶君仁即被誉为"陶仙人"。从这种角度来看，一个好中医，应该是关心社会的，应该是一个出色的社会

主题之四 ⊙ 百家争鸣

活动家！

4. 态度决定高度——中医人要有开放观念

中医人要抛弃狭隘的封闭心态，不要抱着固有的"成分论"不放，硬是区分哪些是中医理论，哪些是西医理论。其实，人体只有一套器官，不存在中医的一套和西医的一套。如果还要硬分的话，是否还要分这个人得的是中医病，那个人得的是西医病呢？这些人为的划分根本就没有多大意义，西医就没有这种包袱，所以发展很快！大家的目的都是为人类的健康作贡献嘛！其实，这些都是小事，何必斤斤计较。中医人要有开放的意识，对于西医要采取积极接纳的心态，采取拿来主义，为我所用。不应该排斥，或者挑剔，或者赌气，或者贬低等等。因为中医学从古至今都是开放的，看一看中药的来源，就会发现有许多是舶来品。唐代的医家也积极吸收印度的医学。至于近代的中西医汇通派则更是大胆吸收领域之外的东西。

5. 文人不该相轻——中医人要合作不要内斗

中医的起源是农业社会小作坊的模式，"鸡犬相闻，老死不相往来"是其写照。西医的手术和大型抢救都需要通力合作，这是工业社会的特征。但中医却各自为政，秉承了文人相轻的陋习，各家学说的形成与此难脱干系。中医界自古就是士大夫的退路和失意文人的"再就业"场所。因此，文人相轻的陋习也自然"香随麝来"了，相互之间的诋毁与谩骂比比皆是。从徐灵胎骂赵献可，陈修园骂张景岳这些都可略见一斑。合则双赢，分则两败，中医人不该同室操戈打内战，把宝贵的精力内耗掉！

"江山代有才人出，各领风骚数百年"。中医的发展迎来了难得的千古良机，中医人没有理由坐失良机。团结起来，共同振兴中医，这应该是中医人唯一的认同。只有如此，才能不辜负我们所属的这个时代！

黄煌 2005 - 12 - 23   22：38

　　柳谷素灵所说极是！

风逸雪飘 2006 - 02 - 01   19：54

柳谷素灵所说从某种意义上也许是对的，但是中医毕竟是有它独特的一面，如改变则医理也随之变。但理论的发展则需要不断有所创新，中医的本身才能发展。

请黄煌老师务必一观

绿江野客

2006 –01 –04   14：12

　　正月生见丑，二月生见寅，三月生见卯，四月生见辰，五月生见巳，六月生见午，七月生见未，八月生见申，九月生见酉，十月生见戌，十一月生见亥，十二月生见子。

　　上为命书中之天医，请黄煌老师自对生辰八字，我料黄煌老师的生辰八字中必定有此天医星！甚至还不止一个天医，恐在两个以上。特别是月柱和日柱上，必有天医在座。

　　如清代叶天士，人皆谓为天医星下凡，实则从其生辰八字而来。

　　还有，请诸位勿要笑我，我以此为数人算过，凡学医有成，平时疗效较他人好者多有此。而庸庸之辈，则无。

　　天下无奇不有。请勿以为愚中封建余毒太重，呵呵！

黄煌   2006 –01 –04   19：17

　　这倒是一个趣味题，大家都可以算算，看看传统的东西有无道理？我不会推算，请教方法。

海威   2006 –01 –04   23：40

　　确实该研究，看看剩下为数不多的几个名医是否天一星下凡。可惜，如果不是，这个算法还有别的理说。假如他是从另一个时空来，就没法算。还有，他可能在美国出生。出生的日子就往往和中国差一天。时辰就更难说了。我们的子时，那边恰好是午时。如果他恰好相当中国的除夕生或元旦生，那么年的干支也难定。算命和运气之学——算命就是算运气的，真是比中西医还难弄。

黄煌   2006 –01 –05   18：49

　　经方与算命不同轨。我建议年轻的中医不必花很多精力去"研究"这些"传统文化"！

主题之四 ⊙ 百家争鸣

绿江野客　2006 – 01 – 05　23：31

对于传统文化我们这些人还谈不上研究，只是大概了解一下，能和那些专门搞这个的人对对话就行了，就像会说英语未必对英语有研究。

我们既然要学习中医，一定会要看一些古书，那里面就有古人的思想，姑且不论那些思想对不对（包括刘力红认为的经方的剂量是和河图洛书有关，如果那是张仲景的原意或者伊尹的原意，我们也不会因为是他们那些"圣人"的圣旨就盲目地崇拜和继承下来，关键还是要寻找真正能对中医各现象做出解释来，处理实际问题要能获得疗效，或者指出哪些我们中医已经没有办法了，哪些是死证，总得给个说法才行）。

能理解古人我想没有什么错吧，理解不代表盲从。如果不理解的话，可能会误解曲解古人的意思，说白了，还是自己的意思，只不过借古人来表达而已。

我来这不是给各位算命的，我自己也不怎么信那个，因为《了凡四训》中，那个作者认为虽然各自有命，但可以改变，而要改变不是靠什么求神拜佛的，而是要靠自身修行。

我主要是想解决平时遇到的许多疑难，来提高临床疗效。

总是觉得自己遇到的那些个病人，他们没有各位帖子上的那么典型，让我感到寒热虚实真假错杂难以辨清，就因为没有证据说服自己认为那是什么什么证，心中茫然，而询问长期搞临床的和各位一起学中医的人，看各个名医的经验集，还有什么运气学说，刘力红的《思考中医》等等，觉得尚未见到哪个人能给出个满意的答案来。

难道中医就是不讲道理的东西？那些经验又是怎样来的？只要有谁能说出一个他治疗难证的详细思路来（必须解释那些个症状和舌脉为什么会那样，用药的目的何在，配伍有何精妙处等等细节不能避而不谈），在下感激至极！

我想诸位也有这种困惑吧！

有时候真想写一本书，名曰《目睹中医之怪现状》。

绿江野客　2006 – 01 – 05　23：36

现在我们这些搞中医的清楚自己知道什么不知道什么吗？我们所面对的问题，哪些能很好解决，哪些还束手无策？为什么会束手无策？我们的盲区在哪？如何扫除盲区？

个人认为不能稀里糊涂地搞中医。

为什么看那些古人，感觉他们如同饮了上池之水，看问题就那么清楚，达到洞若观火的境界？

我们这些人缺什么？

海威 2006 - 01 - 06　01：05

下面是引用绿江野客于2006 - 01 - 05　23：36发表的："现在我们这些搞中医的清楚自己知道什么吗？"

确实，不能糊里糊涂地搞中医。鄙人不赞成长桑君遗风，也不相信有什么上池之水。故知无不言，不像有的人说：我知道，就是不告诉你。而他可能就是正在为人师。

需说明，鄙人现在没有任何职务，没有工资，更没有什么特殊津贴。为了谋生，只好卖医求食于僻壤。即便想做先生，也没有人承认。网上有人称先生或老师，不过是客套而已。按说，对绿江先生的问题没有任何责任回答。但我想，对引文中的问题，拙帖至少已经回答了一半，尽管不是先看到问题才回答的。为了清楚一点，可以再简约回答如下。关于引文第一段，简单回答是一句话：

就是：不知道什么是中医，也不知道什么是西医。切莫以为鄙人故意尖刻。这是恽铁樵先生80年前早就说过的原话。他还说过：居今日而言医学改革，苟非与西医相周旋，并无第二途径。我认为他的话是对的。

比较具体说明，请看"论疗效不足恃"那篇拙帖。

如果还是不信，请看"一篇容易或必须中西结合理解的经文"那篇拙帖。

再不信，还可以看"评药理"，只是比较复杂难懂些。

再不信，还可以举例，其他的拙帖也大多涉及。

再不信，不想再说了。因为没有用，只好各行其是。

关于引文第二段的问题。至少对古人的看法不太对。

以仲景而言，虽然圣当时而祖百代。200余族人还是在不足10年内死亡三分之二。

后世末流还能洞若观火吗！至于盼望出现一些新的名医（这不是绿先生提出的），我不这样看。且不说名实是否相符（近几十年大多是不符的，先不讲），名医与普通医生的本领相差不超过10%。否则，医学就真成了只可意会不能言传的东西。算了半天命，原来如此，本来不必绕这么大的弯子。

海威 2006 - 01 - 06　01：22

旧帖再贴一次：针刺所致气胸的抢救（略）。

哪位能说明，帖子中的经文完全不必结合西医就真的懂，学针灸不必学解剖。发生气胸不必按西医理论抢救。那么，我赞成中医学院立即砍去解剖课或者另创中医解剖学。近日看了看《洗冤集录》对针灸致死，要判杖刑，今天没有肉刑，真是事故，判得恐怕还要重。

好了！鄙人关于此类问题的见解说完了，而且说了许多次，正反两面都说了。除非有人点名问，今后不再说。

绿江野客 2006-01-06 12：16

昨夜苦闷，夜读《张仲景50味药证》，黄老师直接跳出阴阳五行不论，而观其中内容产生一疑问，如果真的没有阴阳五行之说的话，我们如何解决新出现的东西呢？古人创造那些已经成形了的"经方"又是怎样创造的呢？难道是一味药一味药地试？一组药一组药地试？最后定成了现在那个样子？恐怕中医不是那样瞎蒙出来的吧？

我想古人在创造那些的时候还是用到了阴阳五行的，用到了所谓的"神秘"、"玄学"，但是在他们的"天才猜想"之后便是实践，然而其中有失败也有成功，总结其中的教训和经验，修正他们用来"创造"的方法和运用那种方法的技巧，以后才出现种种"疗效神奇的经方"！

我相信中医和物理学没有什么本质上的区别，而著名的物理学家费米是做一段时间的试验又搞一段时间的理论，他的成果很大，我们搞中医的想必也得走那样的路吧！

黄煌 2006-01-06 16：01

经方哪里来的？这是个很有意思的问题。我想，是否可以问问烹饪家，中华料理的那些菜谱是从哪里来的？是否根据阴阳五行推演出来的？还可以问一问家乡的老奶奶，农家饭菜的做法是从哪里来的？是否根据气味厚薄升降浮沉的学说配出来的？我经常这样比喻，语言和语法哪个在先？是先有语言，还是先有语法？如果说，方药如语言，理论如语法的话，那谁先谁后，应该很清楚的。经方哪里来？应该来源于中华民族长时期的生活实践。中医的理论不能说是空想，这也是对实践经验的概括和总结，我们应当了解和掌握。但不能拘泥于这些理论。现在流行的中医理论过于强调解释，而忽略了理论指导实践的功能，忽略了中医理论创新的必要性和必然性，这些理论成为中医发展的桎梏。昨天晚上，我和来访的同学谈到经方的煎煮问题，其中就有很多是不清楚的，如何煎药？如何服药？大致讲讲似乎明白。但结合到具体的汤方，结合疗效的评价，结合到药物的品种等，很多问题就出来了。其实，许多临床技术性的问题，其亟待解决的程度远比高谈阔论的所谓理论问题高啊！中医疗效的提高，不是仅仅谈一些道理能解决的，也不是光有民族感情就能解决的。中医是实实在在的学问，是要解决实际问题的技术！多一点实践，少一点空论，这是我的态度。不求其全，但求其真，这也是我的主张。

雪中梅花　2006 – 01 – 06　18：05

我认为还是到实践中锻炼，体会中医的理论比较好，那种办法比较深刻，我对中医很多东西的坚信就是这样炼出来的。

leiyuanmo　2006 – 01 – 06　19：28

请黄老师看看陶弘景真人的《辅行诀脏腑用药法式》，就可以知道"经方"不是"经验方"，而是与阴阳、五行、象数等理论密切相关的"经典方"！不仅"鸳鸯绣出从君看"，而且"也将金针度与人"！我们不能数典忘祖！不当之处，还望海涵！

leiyuanmo　2006 – 01 – 06　20：34

黄老师对于"经方"来源的理解，在下实在不敢苟同！也不愿意隐瞒不满！《辅行诀》在下略有研究，13 年前得时，如获至宝，临床也有运用，疗效非常，可补仲圣之不逮。另外，还有必要参考《千金方》，尤其是"中风篇"！这都是"经方"！

绿江野客　2006 – 01 – 06　20：39

黄老师的一席话果然令人茅塞顿开。晚生还有点冥顽不灵，呵呵。请先看看开普勒的故事。（略）

我们面对事实和理论何去何从呢？

最后注明一下，我的意思不是说黄老师没有理论只有经验，我想黄老师已经不用历代所传的那套理论了，取而代之的是一套更严谨的科学研究方法。不知我的说法对不对？

黄煌　2006 – 01 – 06　21：04

开普勒的故事很有启迪！能说明不少问题。我不喜欢不欣赏的所谓理论，主要是指教科书理论，那套已经脱离临床的人工雕琢痕迹很深的中医理论。至于《内经》体系非常了得，《灵》、《素》是我们研究古典中医理论的必读之书。对于这点，我是完全跟随徐灵胎先生思想的。

绿江野客提到面对事实和理论的困惑，确实是当前中医所面对的现实。我主张先应整理好事实，如果事实也不清楚，那理论也是无法建立的。我涉及到了中医发展的策略问题。

海威　2006 - 01 - 07　01：34

《辅行诀》是我的一位朋友、同事，也是老乡献出来的。那是他的传家之宝，《文革》中丢失了。现在见到的，都是背出来的。朋友的医术，不能算上乘。也经常不按《辅行诀》办。我也从来不那样办。总之，不要以为那是很了不起的东西。

雍乾　2006 - 01 - 08　13：59

个人认为《千金》、《辅行诀》等书虽然记载了大量经方，但其思想已非张仲景之意。夹杂孙、陶二位医家的一些个人经验或其他思想。请指教！

leiyuanmo　2006 - 01 - 08　15：43

自己不实践，怎么知道其中奥妙？得宝者不识也是常事。从来都不那么办，就下结论，你算哪门子"学者"？还那么煞有介事地批判别人？不要认为仲景已经十分完备而陷入盲目的境地！何况流行本未必完备呢？

zhanglzu　2006 - 03 - 19　00：05

看了各位方家的文字，本人感触良多。大概的印象是黄煌先生对易、玄学等所谓神秘的事理不很感兴趣或不愿意谈，毕竟先生是现代中医，我们的党我们的政府对此都仅只提倡学术层面的探讨而已，是完全情理之中的事。我想，除了天才（圣人、医圣）而外，众生者流，历百千万难，修得个现代中医师，也决非外人所能理解的。

但作为一个中医，若对中华几千年文明遗存（中华传统文化）从心灵深处加以排斥的话，我相信，这决非大医之道。

五行、阴阳、易、神学（神秘的、还未被现代科学所能验证的）是传统文化中的瑰宝。这是存在于我们每一个中国人身上的基因，不是谁想否认就能否认得了的科学事实。

现代科学是建立在牛顿经典物理学之上的。近一个世纪以来，相对论、量子力学等的发展，也已科学地突破了经典物理学的原有科学体系，这已是不争的事实。

我们决不能说没有被科学证实的东西就是不科学或说是迷信的！只能

说这些我们的祖宗千百万年流传下来的东西，以我们现有的科学无法证实或证伪而已。

作为一个现代中医师，如果离开或排斥传统经典的东西，只能是一个医匠已矣。中医学子不可不自警！！！

黄煌 2006－03－19 17：54

中国传统文化的经典很多，《伤寒论》、《金匮要略》就是中医的经典，尤其是方家的经典。中医学子不可不细读！

凡为大医，当从医匠开始。所以，不要耻为医匠！中医学子不可不自警！

我们决不能说没有被科学证实的东西就是不科学或说是迷信的！但在初学阶段，还是要先将被科学证实的东西、被临床验证有效的东西首先弄清弄懂，这是学习的常规路径。

顾志君 2006－03－19 18：10

引用黄煌于2006－03－19 17：54发表的"……"：

此最实际的做法，所谓不积跬步无以至千里，不积小流无以成江海。

ydh 2006－03－19 19：27

不妨先做一个老百姓急需的"常医"吧！等到掌握了常见病的诊断和治疗技术，有了一定的临床基础，随着临床体验的不断增加，再结合个人的兴趣去学习那些高深理论也不迟。在学医过程中，应该因人而异，不能一刀切。许多学生刚出校门，连临床的常见病都不会看，连常用方都不会用，却去钻那些把握不准的东西，实在不划算。正像栽树一样，先扎下根，再向上发展。

zhanglzu 2006－03－20 12：43

中医是与西医完全不同的两个体系，中医是历代圣贤大德大医总结前人经验和亲身体验（所谓神农尝百草者）的结果，中医是研究活人的学问和技术；而西医则是研究死人的学问和技术，是在解剖的基础上建立起来的。中医的经络、气脉、五行、阴阳等等，西医是无论如何都不能承认的。但是，千百万年以来，我们的祖先、我们的中医靠的就是这个。这些所谓的看不见摸不着的东西，正是中医学的基础和核心的东西，也是吾中华医学的精华所在，这些"高深理论"对于一个中医师来说是再基础不过的东西，现代中医学子、现代中医师，怎么能对此无视呢?！可以说，不懂经络、不懂气脉、不懂五行、不懂阴阳，根本就谈不上是中医师。我想，没有了这个，也就根本无法去谈论中医！

雪中梅花 123   2006 – 03 – 20   13：02

我想黄老师不是不研究理论，估计是研究中发现那东西效果不好，才转投经验从而反推中医的。临病能否开出有效方剂我认为这才是问题的关键！至于海威老师，我们是同乡，民俗民风相同。那里吃饭的本事是效果，老百姓对理论不感兴趣。重要的是您能给我看好病，所以务实的思想难免在他们思想中扎根。个人的一孔之见。

graydragon   2006 – 03 – 20   13：10

理论指导实践，实践扩展理论。

顾志君   2006 – 03 – 20   17：28

引用 zhanglzu 于 2006 – 03 – 20   12：43 发表的"可以说，不懂经络、不懂气脉、不懂五行、不懂阴阳，根本就谈不上是中医师。"
章次公先生是否定五行的，他是不是中医，是不是个高明的中医?

张瑞峰   2006 – 03 – 20   19：14

事实上理论是千差万别的。在初始重视实践的时候，如果只是盲目地实践而没有比较高明实用的理论作指导，我想大概有失医者本意，那也许只是以药试病而已。医匠是要当的，但如何当好也是要考虑的。并且实际上在实践的时候也使用了理论，不然又何以处方开药呢?

ydh   2006 – 03 – 20   19：53

中医是讲流派的！每个人眼中都有他自己的中医范畴和特定的界定，怎么能要求别人都按照某一个人的标准继承和研究中医呢?而且方证相应原本就是中医的一个流派，是医圣张仲景的思想。再说，中医的理论只是一种指导实践的说理工具，就像武术里的十八般兵器，每个人都有他的擅长和喜爱，不能要求习武之人个个都精通刀枪剑戟，那既不可能，更没有必要。当然，多学一些总是好的，但毕竟一个人的精力和时间是有限的，总得有所专一吧。

"不懂经络、不懂气脉、不懂五行、不懂阴阳，根本就谈不上是中医师。我想，没有了这个，也就根本无法去谈论中医！"首先要说明什么叫"懂"？是理解？是通晓？是熟悉？还是精通？或者达到炉火纯青？阁下"懂"的标准又是什么？

"而西医则是研究死人的学问和技术。"你的言论过激了！你可以为弘扬中医而去呼吁，但尽量不要靠贬低或诋毁西医来抬高中医，这种做法只能让西医更加瞧不起中医。竞争，靠的是实力来说话，而不是靠使用贬低别人的手段，西医也是医学，应该抱着学习和借鉴的态度对待，而不是简单地排斥，你过于情绪化了。

ydh   2006－03－20   20：02

中医的解剖难道不是在死人身上得到的结论吗？王清任的《医林改错》是怎么写成的？还不是来自刑场和坟冢？《内经》中的脏腑描述，难道又来自活体？古人是否解剖过奴隶谁又考证过？不解剖又如何知道阑门、女子胞这些东西？古人也曾经一样注重解剖的。

我所敬仰的两位医学家

杨大华

2006 – 02 – 18　20：45

　　徐灵胎和岳美中是我最为敬仰的两位医学家。

　　先说徐灵胎吧。这位江南秀士，他的魅力在于超人的聪慧和一生的勤勉。他的天赋，起于幼年。据说，灵胎入塾时，曾问老师：八股文是不是最好的文章，老师说不是，时文优于八股；又问：时文是不是最好的，老师又说不是，还有古文。灵胎又问：古文是不是最高境界。老师说不是，易经才是最高的，是源头。于是，灵胎便将精力投入易经。此后，他便养成了抓源头的治学习惯，研究中医独重视经典著作。他的聪慧还表现于他是一位杂家。他知识广博，涉猎医学、天文、算学、武术、水利、军事、戏曲等。他的勤勉表现在贯穿一生手不释卷和笔耕不辍，这些只需读一读他的道情诗就知道了。他著作很多，中医类的也是精品多多。有述而不作的，有针砭时弊的，有参以己见注解的，更有实践的医案。他始终以出世的心境做入世的事业，这是凡人所不及的。他两次应诏进京诊疾，多次到外地出诊，积极参与当地水利建设和地方志的编写，自编自导戏剧供母亲欣赏以尽孝，到后来深居山中做学问。"满山芳草仙人药，一径春风处士坟"，这是他自己拟订的墓志铭。所谓的"处士"，是指有道德而不愿做官的人。凭他的本事，做个像样的官或留在皇帝身边效力是不成问题的。但他却走着属于自己的路！"侯门深似海，九牛拉不出"，倘若真的穿上那身衣服，可能也就没有今天的一代巨匠了。他是个有真本事的人，敢当乾隆皇帝的面断言乾隆宠臣必死，他知道自己即将驾鹤西去，于是抬着棺材进京给人看病，谈笑而逝。有时想，倘若他没有算准，再抬着空棺材回家，那岂不尴尬。又想，偌大的京城，难道就没有卖棺材的？此老是不是故意弄奇？其实，这何尝不是他通过这种特别的方式向世人展示自己的高度呢？他是个外向张扬的人物，喜欢表现自我并善于表现自我。而实际上不管是他的整体素质和综合能力，还是对中医学的造诣和见解都是后人所难望其项背的。他是一座山！

　　再说岳美中。这位淳朴厚道的北方汉子，因为多病之躯而走上了医学之路。他的可贵之处在于抱朴守拙。这些一方面体现在他的学医历程，另一方面体现在他的治病功夫。他既没有什么师承，也没有家学，全凭个人扎扎实实地钻研。从一个民间中医最终走进了中国中医研究的最高机构

——中国中医研究院（现中国中医科学院）。这在当时是高手云集的华山之巅。他屡次被派往国外为外国元首看病，皆手到病除，为国家争得了荣誉。不辱使命，没有真本领是做不到的。他很诚实，看一看他的医案和医论，那是实实在在的干货。没有臆测和推理，所言皆有本有据。没有哗众取宠，也没有投机取巧。这也许与他那个时代的环境有关，但我想，更多的还是他本人的素质。他和徐灵胎相比，没有广泛的涉猎，而是专注于医学研究。他的功底深厚，更谦虚地向他人学习。除了国内的，同时还积极吸收异域的医学经验，从他的著作里也能看到相关的痕迹。他为人要比徐灵胎低调，没有什么愤世嫉俗的声音，有的只是委婉的规劝。他追求的人生境界也很高，从"锄云"二字便可窥见一斑。他的成功秘诀在于"专"和"守"的功夫。曾文正公说，"惟天下之至诚能胜天下之至伪，惟天下之至拙能胜天下之至巧"。从他的历程来看，应该是读过《道德经》的人物。他是一方森林！

两位先生都是受过疾病的伤害而成为医学大家的，只不过一个是直接的，一个是间接的。都是自学成才的，只不过一个天赋高些，一个耐力坚强。都有着比较好的政治待遇，良好的环境使得他们能够集中精力做学问。都有着深厚的古典文学素养，都是写诗的高手。都十分强调重视经典著作的研究，都是国手级人物。我，一个资质平淡的医生，对于岳美中，我充满着"敬"，敬他的拙诚。对于徐灵胎，我充满了"仰"，仰他的旷世奇才和传奇人生。如果把学医比作在夜行，那么，岳美中的精神无疑是我一根有力的拐杖，而徐灵胎的思想则是星星点灯，照耀回家的路。

黄煌　2006 – 02 – 18　22：14

这是一篇读来让人回肠荡气的美文！对徐灵胎、岳美中两位大家的分析，如此透彻，让人拍案叫绝！

顾志君　2006 – 02 – 18　22：52

写得好，不过两次蒙诏而去也委实不能算处士了。

我的经方之路

woyunzhai

2006 – 05 – 06 20：56

    我自 1984 年进入安徽中医学院学习，一直酷爱中医，特别是经方由最初的课堂学习到临床实践，再由进修提高，反复探求，共经历三个不同的时期。现将自己的学习经历总结如下，求教于广大同仁。

1. 初学困惑期

    因受家父影响，我一直对经方有着浓厚的兴趣。我的《伤寒论》考试成绩是各门课中最高分。且头两篇习作分别是《关于＜伤寒论＞第七中"阴阳"的理解》及《表里兼证纵横谈》。那时除了教材外，还阅读《伤寒来苏集》、《伤寒论方运用法》及《临床应用汉方处方解说》等书。

    1989 年毕业，初分在乡卫生院，刚去就遇一重症消化道出血患者，此前在县医院就治无效，后因经济困难而放弃住院治疗。此时天气尚热，患者却覆棉被、神疲倦卧、气息奄奄、吐血紫暗、舌淡脉弱。投以黄土汤加味，两剂血止，第三天即起床到户外活动，在当地传为佳话。1991 年有一病人发热咳嗽，被查为肺炎，西医同仁予以输液治疗，但每输液时即大汗淋漓，投麻杏石甘汤一剂热退汗止。随后调中医院工作。1993 年一肾病综合征患者，全身浮肿，阴囊肿如茶壶，使用大剂量速尿，小便仍很少。无奈之下用麻黄汤合五苓散一剂，全身大汗淋漓，小便通畅，浮肿全消。当时用经方偶有治验，但平时大多数还是用时方，经方的使用率与熟练程度均很有限，对很多经方难以领会。那时学习很用功，读的书比较杂，这样一来收获虽大了，而困惑亦随之倍增。除了历代医家某些观点的对立矛盾外，更多的是对中医临床思维的不同产生困惑。

    当时我注重专方专病，对一些常见病，花了很大的精力，努力搜寻各种资料，拟定成方，自以为很完备，然用之临床得失参半，或有疗效，但很不理想。有些病自觉辨证很准，用方很贴切，为何没有疗效？尝见张锡纯先生治消渴拟定玉液汤及滋粹饮，其组方立意可谓尽善尽美，而其后所附医案却不用二方。为此我困惑了很长时间，后来才慢慢领悟过来。再好的专方均有其适应证与局限性，病情是复杂多变的，当随病情变化而选方遣药，不可执方疗病。故医圣有"观其脉证，知犯何逆，随证治之"及"病皆与方相应者，乃服之"等训诫。从此我对专病专方有了更清醒的认识。

通过对不同时代不同流派医家医案的学习，可以体会到中医临床思维有很大的不同。特别是经方家的临床思维有着某种超然的特性。对疾病的观察，对症状的取舍及选方用药均不同，且疗效卓著。如《名医类案》载：陶节庵治一咯血病人，前医用犀角地黄汤服之反剧，陶切其脉浮紧，用麻黄汤一服汗出而愈。多年来我一直努力追寻这种具有超然境界的老师。

2. 进修转型期

1995年春，我满怀着希望，夹带着困惑，来南京进修。起初跟了好几位老师抄方学习，收获不小，但远没有达到自己的期望，诸多困惑有增无减。一次偶然的机会听了南京中医药大学黄煌教授的讲座，他对中医时弊的批评，可谓振聋发聩，对经方的全新解释，令人耳目一新。暗自庆幸，我要追寻的老师已遇到。从此每周跟黄老师抄方学习，直到进修结束从未间断。在抄方之初遇到的困难很大，因我以前习惯于根据五行八纲等理论组方选药，所用之方大多为时方，而黄老师所用之方绝大多数为经方，且不用气虚、血虚、脾虚、肾虚之类说辞，所讲的只是黄芪体质、柴胡证、干姜舌、附子脉及心下痞、少腹不仁等。选方用药更是难以理解，如治一女崩漏用白虎汤加味，治鼻咽癌用葛根芩连汤。我一下进入了一个全新的环境，感到无所适从，但凭着自己的信念顽强地坚持下去。值得庆幸的是，两个月后我渐渐进入了状态。当时正值黄老师的《中医十大类方》及《张仲景50味药证》相继出版。我每天读这两本书，加上黄老师言传身教，让我对经方的认识有了很大的提高。

在这一阶段黄老师教我如何读白文，怎样参考注释，临证时则教我识方证、辨体质、查腹诊，特别是腹诊具有重要的临床意义。渐渐明白了黄老师是如何区分应用麻黄、桂枝、人参、黄芪等方药。在时方中常有参芪并用，而在经方中却难得一见。曾有一病人就诊，黄老师对我说这种体质的人不宜用黄芪，当时我半信半疑，不料这位病人说："黄教授你说的太对了，我一吃黄芪就难受。"因患者有一药材公司的朋友，见她身体不好说黄芪可以增强免疫力，嘱她时常煎服黄芪。黄老师提出的体质辨证对认识应用经方具有非常重要的价值，掌握了体质辨证后对大部分经方的认识便会更加清晰，临床思维将更加简洁明快。

如防己黄芪汤我以前对之不甚了解亦不会用。通过对黄芪体质的掌握，对其方证有了清晰的认识，此后灵活使用本方治疗高血压、糖尿病、腰腿痛等病疗效理想。再如葛根芩连汤我以前只用其治疗肠炎，对宋代许宏称本方取用无穷则是难以理解，后掌握了黄老师所说的葛根证、黄连舌等，对其方证的认识发生了质的变化，临床应用随之灵活而丰富，广泛用于治疗高血压、颈椎病、心率失常等，疗效满意。

在学习的过程中，我所付出的最大代价就是放弃自己以前多年积累的"经验"。朱丹溪早年外出求学，其师亦要求"尽去尔旧方"。我偶有"邯郸学步"的顾虑，然而面对老师那卓越的临床疗效，则所有的顾虑立刻消散。经方由于文字简略，难以理解，连孙思邈这样的大医家都感叹"莫测其旨"。历代经方大家或随文衍义以经解经，或用当时理论解释经方，弄得面目全非。而黄老师的研究则是独辟蹊径，从方证、药证入手剖析经方的适应证，用全新的语言诠释经方，很多我以前难以理解的经方，均在黄老师的指导下有了清晰的认识，逐渐地学会运用。

经过半年多的学习，我不仅对经方的熟练程度大大提高了，更重要的是我的临床思维已发生了根本的转变。这种转变真的可以用"脱胎换骨"来形容。自此我被黄老师从经方的门外引进门内，开始了经方之路。此后，我分别发表了"黄煌教授临证思维特点探析"、"黄煌教授对白虎汤的认识与运用"、"黄煌教授对葛根芩连汤的认识与运用"、"黄煌教授对人参、黄芪的鉴别运用"、"黄煌教授对经方研究的杰出贡献"等文介绍给读者。

3. 探索提高期

自1996年春进修结束，离开恩师回来后全身心地投入漫长而艰辛的经方探索，如今已整整10年，饱尝甘苦辛酸，难以言尽。在学习上则是如饥似渴地读历代经方大家的著作，而读的最多的还是白文。从白文中可以直接、真实地体会医圣立法组方、加减变化的意境与微妙。精读的书自然是白文及重要经方家的著作，除此以外，则属泛读对象，并将经方与汉唐及后世方书进行比较。深刻体会到经方是一独特体系，不同于其他的方书。其观察疾病的切入点及组方立法与时方全然不同，往往寥寥数味中药即能立起沉疴。在学习方法上对我影响最深的要数清代经方大家徐灵胎，其学识渊博，见解超凡，对历代医家医著的评析入木三分。对如何学医、如何临证均有极中肯地论述，堪称博而不杂的大家。其《慎疾刍言》、《兰台轨范》、《医学源流论》等则为不可不读的中医治学指南。其他重要的经方家要数柯韵伯、胡希恕、范中林、郑钦安、吉益东洞、矢数道明等。

在临床上，应最大可能地使用经方。一开始应用经方很不熟练，很多经方适应证把握不好，许多类似方难以鉴别取舍。方证不熟，临证时遇到病人，一时判断不出是什么方证。如《金匮要略》中附子粳米汤一条，我曾用红笔划过，可第一例病人腹绞痛、肠鸣音亢进、吐痰涎，正如书中所言"雷鸣切痛"，当时却没有想起此方，后复习《金匮要略》见到此条时才恍然大悟。此后，凡遇此证皆用此方而获捷效。从这一案例充分体会到熟练掌握方证及反复学习的重要性。有时虽觉方证判断准确，但未见此先例，用起来亦心有余悸。如曾有一病人脘腹胀痛颇甚，呕清涎，查为急性胰腺炎，观其舌胖苔白腻，脉细。投四逆散合半夏干姜散一剂，矢气频作，腹胀大减，数剂而愈，可当日开方后查遍所藏之书，没有见急性胰腺炎用干姜的。当时虽自觉辨证不误，但因违反常规用药而内心不安的心情可想而知。

曾有病人寒战高热达40℃，诊其舌淡红，苔薄白，脉沉微，予以麻黄附子细辛汤一剂热退，当时颇有几分得意，不料半月后省里来检查，抽查到这份病历，那位专家说"高烧40℃岂能用附子"，遂将此定为丙级病历，对我处罚之重可以想象，可我从未灰心动摇。通过这十年的艰辛努力，我对经方由生疏渐至熟悉，对部分常用经方的掌握较以前大为熟练，临床疗效不断提高，每每用经方治疗疑难重症而获效。如用木防己汤治风心、冠心；续命汤治中风；附子泻心汤治疗病态窦房结综合征；泻心汤治蛛网膜下腔出血；小陷胸汤治左心衰；猪苓汤治疗肾病综合征；麦门冬汤治肺癌；苓桂术甘汤治肥厚性心肌病及扩张性心肌病；桂枝汤加味治疗全心衰伴胸腔积液等。对部分经方体会较深，如四逆散、苓桂术甘汤等灵活化裁治疗多种疑难疾病，曾发表"四逆散方证探讨与临床运用"一文。近年对经方特色的体会日渐加深，经方与时方最重要的区别不在于方药本身，而在于遣方用药的思路不同。如大黄只有按中医理论应用时才称为中药，否则只能称自然药物。若按时方的思路来认识运用经方则不称为经方。经方有其自身特殊的规律，只有掌握了这种内在的规律才能把经方用好、用活，进而按照经方的规律特点来组方。黄老师在《张仲景50味药证》中记载了自己不少经验方，这些都是黄老师按照经方的规则创制的新方，这是对经方的发展。部分经方的组成及功用又难以用后世理论来解释，如木防己汤等，而有些经方的临床疗效更是值得玩味。曾治一糖尿病人，症见头痛、喷嚏时作，大便不畅，脉浮。认为是太阳病，予小剂量麻黄汤，不仅诸症缓解，且血糖降至正常。另治一中风患者，CT示脑梗死，症见右侧半身不遂，心烦不安，心下痞痛，脉浮滑。有小陷胸汤证，本意是先用小陷胸汤治其心烦等症，待症状缓解后，再随症治之。岂料小陷胸汤用后，不仅心烦等症缓解，半身不遂亦迅速改善。以前见到一些医家对经方的赞美，似觉言过其实，如今的临床实践才深刻体会到什么叫真实不虚。

在我的影响下，几位刚毕业的同事相继对经方产生浓厚的兴趣。我将自己的经验和心得体会毫无保留地传授给他们，很快都能进入角色，按照经方特点诊治疾病。特别是我院一位西医心血管专家，对经方刻苦学习的精神令人难以置信，达到痴迷的程度，他没有中医理论基础，径直从经方入手，从方证入手。仅用了两年的时间，就对经方掌握得相当熟练，疗效颇佳。每每有妙手杰作令老中医汗颜，擅用木防己汤、续命汤等治疗心脑血管疾病。这让我反思经方的教育，中医人才培养应如何进行？为何毫无中医临床基础的人易于入门，那些有多年临床经验的人，反难以接受经方。

我学习经方最深刻的体会是要有正确的方法，良好的心态，坚定的信念，持之以恒的精神。正确的方法是先要找到一位良师启蒙，不走弯路，免入歧途。然后选择善本潜心钻研，学用结合，细心体会。其次在当今市场经济的冲击下要有良好的心态，不能为了业务，为了提成而开大处方，用些无关的药。此外，要有坚定的信念，初用经方肯定有辨证不准、治疗无效的情况，不可因此而灰心失望。而持之以恒的精神尤不可缺，朝三暮四或浅尝辄止是绝难学好经方的。

诚然经方并非万能，仲景在序言中说得很明白。但经方的确是中医最基础的，同时又是中医的最高境界。不学经方固然可以为医，但境界则全然不同，如佛学中的大乘与小乘之异同。清代经方大家陈修园曾言："儒者不能舍圣贤之书而求道，医者岂能外仲景之书以治疗？"

中医是国粹，而经方更是国粹中的精华，如今中医的诊疗水准令人担忧，而能正确认识，熟练应用经方的则更少。本人自随恩师学习经方以来，切身体会到经方的无穷魅力。

虽然我对经方有点滴的体会，但经方实在是太深奥、太神奇了。我所能认识的层面仍是很肤浅的，今后还将奋发努力，不负恩师厚望。

关于药证、方证和体质的思考

庄严

药证、方证、体质辨证等法是有别于脏腑辨证的中医诊治疾病方法之一。本着以提出问题、解决问题为指导思想，我将这一年来在临床实践中对药证、方证、体质所作的一些思考和心得体会整理如下，冀在抛砖引玉，共同提高。

1. 拓展药证的内容

"药证是中国人几千年中与疾病作斗争的经验总结，是经中国人用自己的身体亲自尝试得出的结论"[1]。我们除了总结前人的药证外，还应通过临床的实践和观察将之拓展。例如：石膏的临床应用指征，根据《伤寒杂病论》，吉益东洞归纳为"主治烦渴也，旁治谵语、烦躁、身热"[2]；黄煌归纳为"身热汗出而烦渴，脉滑数或浮大、洪大者"[3]。近现代医家中最善于尽石膏之用莫过于张锡纯，在其对石膏的论述中，曾十分肯定地言及："其人能恣饮新汲井泉水而不泻者，即放胆用生石膏治之必愈，此百用不致一失之法也"[4]。受之启发，病人诉喜冷饮，饮后畅快；或喜食西瓜、梨子或口中呼热气；胸腹热，均为石膏证。形象地说，当我们在长跑或激烈运动后出现的大汗淋漓、口干欲饮冷即为石膏证。作为使用石膏的客观指征之一的舌面干燥、舌苔薄在单纯的白虎汤证或白虎加人参汤证中可以出现，但如果病人的病情较复杂，兼夹湿邪，如白虎加苍术汤证或泻黄散证中，舌质红、苔黄或黄腻，汗出或渴等并不明显，这时候询问病人喜冷饮否、呼热气否、胸腹觉热否，就可以作为应用石膏的指征。再者，临证中常遇到外感病人发热、渴喜冷饮、唇红舌干，但却无汗时，该如何用石膏？张锡纯创石膏阿司匹林汤给了我们启示，即用阿司匹林制造汗出一症，"待周身正汗之时，乘热将石膏汤饮下三分之二以助阿司匹林发表之功"[5]。以上是单纯针对药证的内容根据前人经验和临证实践加以发挥。就同一味药而言，药证内容的拓展还涉及以下几个方面：

（1）服法不同，药证有别。如石膏，张锡纯有如下的服法：①"用鲜梨片，蘸生石膏细末嚼咽之"，治"上焦陡觉烦热恶心，闻药气即呕吐"[6]，诸药不受者。②"多煎徐服温饮"，"欲其药力常在上焦中焦，而寒凉不致下侵致滑泻也"[7]。"上焦烦热太甚者，原非轻剂所能疗。而投以重剂，徐徐饮下，乃为合法"[8]。③"壮热不退，胃腑燥实，大便燥结者……多用石膏至二三两许，煎汤一大碗，……一次温饮数羹匙。初饮略促其期，待热见退，或大便通下，尤宜徐徐少饮，以壮热全消，仍不至滑泄为度"[9]。无须赘言，通过阅读以上摘录的文献，大家都能学习到利用石膏不同的服用方法，来治疗临床上出现不同的证。

（2）煎法不同，药证不同。如瓜蒌实在小陷胸汤中的煎法是"以水六升，先煮瓜蒌，取三升，去渣，内诸药，煮取二升。"其药证是心下闷痛而大便不通。而在枳实薤白桂枝汤中，却仅"煮数沸"，药证则变为"喘息咳唾，胸背痛。"

（3）用量不同，药证不同。

（4）炮制不同，药证不同。

后二者容易理解，不多举例。

2. 扩大证的内涵

"至于证的为义，所涉甚广，凡人之疾病，反映体之内外上下，以及各种痛痒，各种异常现象，一些蛛丝马迹，都可以概称之为证"[10]。这是刘渡舟对证所下的定义。可以看出，在他眼里异常的及病人的痛苦称之为证。当我们用体质辨证指导临床时，会发现患者的性格、脾气、爱好、饮食喜恶、相貌、皮肤等也可以作为证。如柴胡体质患者，一般喜怒不形于色，表情呆板，呈糨糊脸，但两目有神，脸形较长，脸部棱角分明，肌肉较坚紧，寡言内向，情绪波动大，喜辛辣食物；黄芪体质也缺少表情，但脸部的肌肉松浮，圆脸或国字脸，目光乏神，无欲貌，心平气和，反应迟钝，对什么事情都不感兴趣；阳热体质任性，自信，甚至自负，胆大，性格豪爽仗义，精力充沛，动作敏捷，喜动不喜静，做事果断，雷厉风行，说话节奏快，脾气大，喜荤食、甜食；半夏体质患者就诊时可见其脸部表情生动，详细地、形象地、艺术化地描述自我感觉到的症状，肢体语言丰富，眼神灵活，心细胆不大，性格为理想主义、完美主义，为人处世较谨慎，优柔寡断，多疑善虑，反应敏捷，领悟力强，在音乐、绘画、文学、语言、艺术等某一方面有特长或天赋，一般智商高，对自己的病情很关注，易接受暗示，生活质量要求较高，但易患心理障碍性疾病。

医生对病人皮肤的望、切诊所得到的证客观性强，作为临床应用某类方或某些药物的依据可靠性高。如桂枝体质、黄芪体质、阳热体质和石膏证均多见于皮肤白。细分之，桂枝体质乃"面色薄"或"面体少色"，白而不泛红，纹理较细，肌表湿润，肌肉较硬；黄芪体质则为白而虚浮，肌肉松软，缺乏光泽，肌表也湿润，但皮肤为干性；阳热体质皮肤白而细腻，白里泛红，甚至皮肤血络都清晰显现，碰伤皮肤易见青紫，且不易消退；适用于较大剂量石膏长期服用的慢性病人（如糖尿病），多见肤色白，肉软不松，汗多，皮肤却干涩且痒。相较而言，腹部和小腿的皮肤比面部皮肤受日晒、化妆的影响小，所以临证腹诊和小腿诊不可疏漏。

3. 确定药证的主证

吉益东洞所著《药征》一书中每味药均明确"主治"和"旁治"。其"主治"即药物的主证，意为使用该药必效之证或者说该证在使用该药时出现频率最高，最具有特异性。"旁治"意为出现该证时可以考虑使用也可以使用其他药物。所以确定何为药物的主证就显得尤为重要。同举石膏这味药，现代的药理研究和临床应用，发现石膏可平喘止咳、透疹降温、降血糖、利尿止血、止痛止痒、治疮疡烧烫伤，但临床遇到以上情况时，并不是随意地应用石膏，而是应依据"汗出而烦渴"这一石膏主证，如此才能取得疗效。依此主证用石膏，我们会发现石膏既可利尿（用于泌尿系感染）又可止尿（用于尿崩证），既可开胃（用于厌食症）又可降低食欲（用于糖尿病或严重饥饿症），既可减肥又可增重，既可通便又可止泻。所以临证我们如果又发现石膏的某一新作用时，千万别忘记这都是基于石膏主证的前提下衍生出来的旁证。其他药物也应作如是观。

4. 确定方证要具有客观性、普遍性和可重复性

中医在治病时所强调的异病同治，此"同"往往归结于病机相同，但临证时在辨证得出的病机带有很大的随意性、主观性和不确定性。另外，我们在阅读各类期刊及医籍时所涉及某一名方的新用、广用或活用时，往往会发现其治疗所包含的疾病十分广泛，症状也包罗万象。例如补中益气汤，作为一首屡经临床验证疗效很高的名方，根据期刊的验案报道，其治疗的疾病遍及内、外、妇、儿、皮肤、五官各科，涉及的症状更是繁多。既然诸多的病和症均可用一方去治疗，那么可以肯定在这些病人身上存在着共性。我们在确定共性时，一定要把握其客观性和普遍性，惟其如此，才具有可重复性。中医诊病的望闻问切四诊中，望闻切诊所得较之问诊更具有客观性。就补中益气汤证而言，望闻切诊上形体较瘦、脸色或白或萎黄或无华，肌肉松软，精神疲倦，脸部表情呆滞，唇淡，目光乏神，眼球转动欠灵活，对医者所问做出回答语速较慢、声调不高，反应不快、不积极，动作迟缓，肢体语言不多，腹部平、软、松，缺乏抵抗力。问诊上所得或患者的主诉，既可以有便秘、遗尿、闭经、不射精、阳强、失眠、汗闭，又可以有泄泻、癃闭、崩漏、滑精、阳痿、嗜睡、多汗等等。可以想见，不同病人身上出现互为矛盾的症状，不同医生在诊病时辨证得出论治方药不同，甚至同一医生在面对均适用于补中益气汤治疗的不同病人互为矛盾的症状时，也很难保证能拨开迷雾，识得其庐山真面目。即使是"肢软乏力"这一众所公认的气虚之症，在补中益气汤证出现的频率较高，但在临证时也应结合望闻诊所得判断是否为补中益气汤证。因为肾气丸证、

黄连解毒汤证也可以出现肢软乏力，但他们的治疗用药却大相径庭。从这个意义上说，病人的主诉症状有时显得并不那么重要，甚至带有欺骗性，最具客观性的是呈现在医者面前病人的状态和客观表象，包括眼神、肤色、唇色、表情、反应、肌肤润干松硬等等，如果我们把适用补中益气汤治疗的几个病人放在一起，会发现他们的症状各不相同，但他们的表情、反应、体形、神态，甚至声音、语速、相貌、腹部所见是那么相似，这就是我们要强调的共性，即相同的人。

我们在确定方证所选择的症状应尽量避免用一些容易产生歧义或带有主观感受的词汇。如补中益气汤证常出现"气短"一症，不同医者所理解的含义不同，轻重程度也不同。病人喜叹息，是气短；呼吸频率加快，也是气短；说话费力，声音不扬，同样可以理解为气短。而且这一症状，对补中益气汤证而言，不具有特异性，因为太多的方证会出现这个症状了。

5. 方证的嫁接

《伤寒杂病论》对各方证有明确的界定，后世许多著名医家创立的许多名方也规定了诸多的证。临证时我们可以根据某些方的作用相同，将它们的证互为嫁接，以扩大其适用范围，也为判定方证提高了准确率。就《伤寒杂病论》而言，温经汤、桂枝茯苓丸、桃核承气汤均为祛瘀血剂，所以它们各自在《伤寒杂病论》中所规定的某些证可以互见。《金匮要略》言及："病人胸满，唇痿，舌青，口燥，但欲漱水，不欲咽，无寒热，脉微大来迟，腹不满，其人言我满，为有瘀血。""病者如热状，烦满，口干燥而渴，其脉反无热，此为阴伏，是瘀血也。"具有瘀血的普遍性，在上述三方证中也可出现。如果将此条文与温经汤的"暮即发热，少腹里急，腹满，手掌烦热，唇口干燥"互参，则可以补充为"暮即发热，手掌烦热"，但"脉反无热"，"少腹里急，腹满"，此满为"其人言我满"，外观并不见满，唇干燥乃"唇痿"之轻者，口干燥，"但欲漱水，不欲咽"。王清任在《医林改错》中对血府逐瘀汤所治之病列了十九个证屡经临床验证，可信度很高，我们可以将十九证与张仲景列的瘀血证互为补充，如血府逐瘀汤证见"心里热"和"晚发一阵热"（与"暮即发热"同义），但"脉反无热"，也可将十九证嫁接在桂枝茯苓丸、温经汤、桃核承气汤方证上。如此，临证在面对诸多证时才不易为其迷惑而致错误的判断。

黄芪桂枝五物汤主治的"外证身体不仁，如风痹状"，该方的黄芪可视为治"尊荣人"之体，桂枝芍药证为"外证身体不仁"，可将"外证身体不仁"嫁接至柴胡桂枝汤、桂枝茯苓丸、桂枝芍药知母汤、温经汤、当归四逆汤等含有桂枝、芍药这一药对的方证上。半夏泻心汤，一般均认为治疗上热（口苦口臭、心烦失眠、心下痞）下寒（肠鸣便溏）。如果我们把"干呕吐逆，吐涎沫"，属于《金匮要略》半夏干姜散证嫁接至半夏泻心汤证，那么，它还可以治疗上寒下热，"既有清涎自涌或呕吐清水，口淡，又见大便黏腻不爽，小便短赤。"[11]方证嫁接不仅扩大方证的内容，增加其适应范围，其意义还在于帮助医者在面对众多的症状用一元论的方法判定方证。

6. 证应依从于体质的辨别才更具有临床意义

临床医生获取病人信息的途径是依靠传统四诊所得到的证，如果病人的症状较典型或较多或熟悉，那么选方下药就比较容易和直接。但更多情况下病人能够提供的主诉甚少或异常的病象不多，医生往往觉得无从下手，选方有如大海捞针，或者干脆自己凑药组方，疗效也不尽如人意。这时候，体质辨别就可以起个指南针的作用，不至于南辕北辙。如胆怯易惊，失眠多梦，大家都容易想到属温胆汤证（半夏体质），但实际上补中益气汤证（黄芪体质）、柴胡加龙牡汤证（柴胡体质）、血府逐瘀汤证（瘀血体质）、桂枝加龙牡汤证（桂枝体质）、黄连解毒汤证（阳热体质）等，都可以见有胆怯易惊、失眠多梦之症，而且都可能成为不同体质患者的主诉之症，但他们的根本性区别在于体质的不同。再者，同属于祛瘀血剂的桃核承气汤（大黄体质）、血府逐瘀汤（柴胡体质）、补阳还五汤（黄芪体质）、温经汤（桂枝体质）、大黄䗪虫丸（阴虚虚劳体质）等如果用体质把它们加以区分，则一目了然，临证应用起来也容易得多。

方证应依从于体质的辨别，那药证呢？有时候也需要具体到什么样的人。例如，白术这味药，在《伤寒杂病论》中，用于渴症的有五苓散、茯苓泽泻汤、猪苓散、理中丸（其方后加减云"渴欲饮水者，加白术，足成前四两半"）等诸方，用于不渴的有肾着汤、理中丸（"寒多不用水者，理中丸主之"）。"下多者还用术"，"若大便坚，小便利者，去桂加白术汤主之"。无汗用白术的有麻黄加术汤、桂枝去桂加茯苓白术汤，多汗用白术的有防己黄芪汤、苓姜术甘汤、真武汤、越婢加术汤、甘草附子汤等。小便不利用白术，小便自利也用白术，如苓姜术甘汤。理中丸后加减云："吐多者，去术加生姜三两"。而五苓散用于"水入口即吐"；茯苓泽泻汤用于"吐而渴，欲饮水者"。由此可见，渴与不渴，便秘与下利，小便自利与不利，无汗与多汗，吐与不吐，均可用白术。当年吉益东洞在确定何为白术的药证时，想必他也犯难，所以干脆以"利水"这一作用名词而非具体的症状，作为白术的"主治"，并将"小便自利"与"不利"并列在一起。其原因用双相调节作用来解释，或者说以上互为矛盾的症状乃常与变之别，都不如说白术所治疗的患以上诸症病人的体质是相同的，即"患者的面色多为黄肿貌，特别是早晨尤为明显，下肢浮肿。患者肌肉松软，常诉说身体困乏，懒于活动，动则易出汗，并好发眩晕、身体疼痛。"[12]即使是明确了主证的药物，也可以结合体质的辨别。如石膏，经临床观察，易出现石膏证的体质类型是体不丰，肉软但不松坠，肤白唇红，平时怕热易出汗。临床遇到此类体质要留心是否存在石膏证，见证如是外感病初诊即可给予大剂量石膏，一日之内频饮；如是慢性病患者，则耐受得住较大量石膏的长期服用，而且效果好。当然，不可否认体丰或肤黑或肉坚或平时不易出汗者也会出现石膏证，也有用石膏的机会，但这类体质只可暂用不可久服，量宜轻不宜重，而且还应注意鉴别出现类石膏证的热、渴、汗之症是否为黄连解毒汤证、生地证、黄芪白术证等。

7. 用类症方法归纳药证、方证

《中医十大类方》和《张仲景50味药证》，分别是用类方、类药法归纳方证和药证。我们还可以用类症法来区别药物的不同作用，如渴症，汗吐下后之渴，兼心下痞硬，属人参证；渴而不呕口中黏，属栝楼根证；渴兼胸腹动或胁下痞硬，属牡蛎证；渴兼汗出，舌面干，薄白苔，属石膏证；渴兼无汗，舌红无苔，属生地证；渴兼烦悸，属黄连证；渴而水入口即吐，或渴而不欲饮水，属茯苓、泽泻、白术证；渴兼便溏，颈项强，属葛根证；渴兼烦汗出，舌红为知母证；渴兼咳吐稀白痰涎，属干姜细辛证（"以细辛干姜为热药也，服之当遂渴，而渴反止者，为支饮也"）。以上诸药，栝楼根之渴当最甚，所以《金匮要略》言"其人苦渴"。在《伤寒杂病论》中，仲景明言含有渴症（或消渴或欲饮水或思水）的汤方有：白虎加人参汤、柴胡桂枝干姜汤、小柴胡汤方后加减、五苓散、猪苓汤、理中丸方后加减、肾气丸、瓜蒌瞿麦丸、乌梅丸、瓜蒌牡蛎散、文蛤散、白头翁汤、茯苓泽泻汤、芪芍桂酒汤、猪苓散、苓甘五味姜辛夏汤等诸方。乌梅丸证中的"消渴"属黄连证，所以葛根芩连汤证、诸泻心汤证、黄连阿胶汤证、干姜黄连黄芩人参汤证、黄连汤证的客证有渴症，这是以症类方。渴症还当与其他类似症鉴别。如小建中汤证的"咽干口燥"，病人仅觉得口咽干，并无渴感，不欲饮水，或仅饮少量温水；温经汤证的"唇口干燥"，但欲漱水不欲咽；大承气汤证的"口燥咽干"，兼口臭，舌红苔黄腻而干；己椒苈黄丸证的"口舌干燥"，却不渴，舌胖苔白腻，舌面湿润。通过以上对渴症横向、纵向的药证方证和类似症的比较，我们就有了一个比较清晰的思路，临床遇到渴症才能心中有数，真正做到随证治之。

8. 体质转化与方证之间的关系

人的身体和疾病处在一个动态变化过程中，体质相对而言在一个时期内固定不变。但当人的身体或疾病的动态变化由量变的累积产生质变时，体质也相应发生了根本性的变化。体质的转化有虚实两个方面，转化的方式分突变和渐变。转化的条件常见的有：①妇女孕产，绝经期；②大出血、器官移植、手术、放化疗；③长期服用某种（类）药物或饮食偏嗜，如乙肝患者长期服用清热解毒类中药或嗜浓茶、甜食等；④慢性疾病的影响；⑤长期处于某种不良的情绪状态，如悲伤、忧郁、恐惧等。上述①②属于突变，③④⑤则为渐变。体质不管如何转化，最终都要落实到方药治疗这个问题上，所以探讨、寻找和发现体质转化与方证之间的关系，才有临床指导意义。

事实上，体质在转化的过程中就可以发现其往哪一方向转化的征兆。就大柴胡汤证患者而言，可以从两个方面来把握：①根据体质的遗传性和面貌的相似，患者其父或其母属黄芪体质或阳热体质，那么该患者往黄芪体质或阳热体质转化的可能性大；②在大柴胡汤证阶段，患者见体丰汗多肉软、易饿不耐饥者体质的进一步发展往往是五苓散证或黄芪类方证。相反，体瘦不易出汗、肌肉结实、耐饥者体质的进一步发展是黄连解毒汤证。大柴胡汤证患者体质转化方式既可以是突变也可以是渐变。如胃脘痛患者在上消化道出血之前如属大柴胡汤证，之后就可能突变为黄芪建中汤证。也可以是在一个较长时间内转变为黄连解毒汤证，五苓散证或黄芪类方证，此渐变过程在产生质变之前所见之证一般为大柴胡汤与黄连解毒汤合方证，大柴胡汤与五苓散合方证或五苓散与黄芪类方合方证等。以上是我在临床中发现的一些规律，是否具有普遍性还有待于今后实践中大家共同进行检验、补充和修改。根据这个思路，我们可以有意识地寻找、发现体质转化与方证之间一些规律性的东西，以更好地指导临床。

需要指出的是，并不是所有的大柴胡汤证患者在疾病发展过程中体质和方证一定会发生转化，可以自始至终保持着大柴胡汤证。

体质辨证使中医整体观念在临床中得到了具体的落实，药证、方证为中医规范化指出了一条金光大道。以上对药证、方证、体质辨证等谈了自己的一些想法，但更多具体的工作还需同道共同努力。

参考文献

［1］黄煌．张仲景50味药证．北京：人民卫生出版社，1998

［2］吉益东洞等．药征及药征续编．北京：人民卫生出版社，1955

［3］同［1］

［4］张锡纯．医学衷中参西录．第一册．太原：河北人民出版社，1957

［5］同［4］

［6］张锡纯．医学衷中参西录．第三册．太原：河北人民出版社，

1957
[7] 同[6]

[8] 同[4]

[9] 同[6]

[10] 陈明等．刘渡舟伤寒临证指要．北京：学苑出版社，2000

[11] 史宇广等．当代名医临证精华·胃脘痛专辑．北京：中医古籍出版社，1988

[12] 同[1]

学医牢骚

fywyutou

2006－05－15　17：27

　　我是个针灸专业的学生。想起10多个月前刚开始实习时，看到医院针灸科里的实习，实在是失望透顶，老师扎针像插秧，只不过是多加了电而已。科里N多的杂七杂八的疗法，感觉像过家家，就是不见疗效。

　　心中嘀咕，在科里这样实习，这学业怕是要荒废了，既然在医院里学不到针灸，那就改学方脉。可是，一看到老师开方，我就傻眼，一个没有辨证思维的只会堆砌中药的人，能教我什么？

　　自学吧！心想。

　　于是认真复习中基、中诊、中内等，把自己弄得神经兮兮的，玄玄乎乎的，就在死胡同里转来转去。总之，就两个字——郁闷，复习了许久都没有头绪。

　　一天，老师说给我个任务，给一个患有五年的失眠患者辨证论治（一个吃尽了广州各大医院的中药也没吃好，吃的药不外乎养心、镇静、安神等等，我老师也没办法），结果我花了三天时间，翻遍了我所有藏书中关于失眠的资料，最后辨了个肝胃不和，胃不和则卧不安。给开了四逆散为主，再根据兼症，汗手、痞闷等加了桂枝汤和半夏泻心汤，结果五剂而愈。虽然治好了，可是心里总不是滋味。回头想想，患者也就是个桂枝体质兼有柴胡证。

　　辨证论治不是一般的难啊！！有一天，同宿舍的一个中医学专业的师兄告诉我，这世上不仅有辨证论治，还有辨方证论治体系，很有特色。给我看了篇"辨方证论治体系初探"的文章，一下子就吸引了我。随后的日子里，我上网尽我所能地搜索了相关的文章，看完后觉得不过瘾，又去买书，凡是有关经方使用的书，能买则买，如《张仲景用方解析》、《中国汤液经方》、《中国汤液方证》、《伤寒论临证指要》、《张仲景50味药证》、《中医十大类方》、《经方100首》、《经方实验录》、《临证实践录》、《伤寒论诠解》、《郑钦安医书阐释》等，其他买不到的就去图书馆复印。

　　之后就是利用所有的业余时间看书，因为是初学（对《伤寒论》一直有畏难情绪），又没人指导，所以并没什么条理地去读，看完之后脑子里也只是乱糟糟的，不知怎么梳理，并且这些书的作者有些观点是相左的，有些作者的观点是从未接触过的，根本不知所云。反正，之后做梦脑子里都是"方证对应"。

然而这之后，在早上查完房后，对着病人，心中总是会闪出个方。刚好我的带教老师是个西医，不会开中药，于是就由我代劳，好在她也信得过我。

一个心神经官能症的女患者说胸闷憋得慌，想出去狂奔（在问诊中我得知她曾感冒后吃减肥药而腹泻）我给开了栀子豉汤三剂而愈；据噫痞利鸣给一个中年男教师开了生姜泻心汤；根据痰胶难咯一年且时有咽痛的针灸老师开了甘桔汤合苇茎汤；给一个呕而发热的少女开了小柴胡汤；给一个全身通红的老伯开了升降散；给一个痰声漉漉的哮喘老伯开了苓甘五味姜辛汤加减；给一个汗出恶风的经理开了桂枝汤；给体胖多水而痛经的我妹开了逍遥丸；给高瘦咽痛的我弟开了甘桔汤；给体胖而心悸又四末麻木的外婆开了当归四逆汤加茯苓；给体胖多痰且胶又胸痛脉涩的大姨妈开了瓜蒌薤白半夏汤合苇茎汤合丹参饮；给易怒老爸的便出不爽开了黄芩汤，给胸胁闷痛的老妈开了柴胡桂姜汤；给多愁善感的失眠又时而失精的我开了柴胡桂枝汤加龙牡。

这些全都取得疗效，有的早已痊愈。

这让我感觉到这几个月的所学所用比在校几年学的都多，更实用易记。

经过几个月来对经方的学习，让我感到学医以来从未有过如此的踏实。这实实在在感觉让我不得不重新审视以前所学。

以前喜欢的很多东西都让人感觉深奥无比，可用起来实在是心中无底。以前花了那么多时间在玄乎其玄的事情上，实在是不值。近来脑中的思路正慢慢地变得清晰，感觉自己这次是真的走对了路，是什么让我有这种感觉？是疗效，是在让患者身上找到的感觉。

虽然我现在还没毕业。

想想以前，由于没人指点，学得真是混乱。

脊柱病因治疗学、五运六气、子午流注、八卦象数方面的疗法等等，无一不是花了大精力，什么都学一点但什么都学不上路，资质愚钝，没有一样能领悟得了、用得上。

想到五运六气，小子我的水平只能看今人的书，如李阳波、田合禄、刘杰、杨力、刘柄权等编著的图书全部都只是教人推算方法，在应用方面往往都是一笔带过，这让我——郁闷到底啊！

最好笑的是田合禄，他在他的伤寒真原说到厥阴主表（这没什么，问题是论据），为了支持这一论点，找了一个论据——人的体表是酸性的，故属于厥阴系统。这叫一个汗啊！要是酸碱性的酸是属肝，那么请问田大爷碱性归谁管啊？

顾志君　2006－05－15　20：11

我也有同感，田的书是有问题，杨力的也是。

woyunzhai　2006－05－15　23：19

一楼这位同仁悟性非凡，在无人指点的情况下能从迷茫之中走出来，且对经方运用得相当准确，可敬可佩！坚持不懈的努力必将成为一代经方大家。

黄煌　2006－05－16　07：54

fywyutou 的帖子很能说明问题！学中医要找对门，教中医要教实技。经典方不能不学好，《伤寒论》、《金匮要略》不能不熟读啊！

andy　2006－05－16　21：44

fywyutou，你比较幸运啊，好多同学五年毕业了，也没找到正路。中医自有规范在，就在经方药证中。

fywyutou　2006－05－17　15：13

早岁学医应以实用为主，争做临床家（当然基础知识是要懂的）。待成熟了，胸中有定见了再深研理论。

我们上了大学才开始学医，比起人家本来就少了童子功。若再耽于玄学，陷于空论，那么毕业后就麻烦了，修佛不成反为魔。我并不是说玄学有什么不好，只是我们暂时还浪费不起这个青春。

玄学是令人着迷的，子平、六壬、六爻、紫薇、玄空等等，无一不是要花一生代价的，可是真要拿来用，又难见得确切，这术数不得口传身受又无绝顶聪慧，大学这几年怕是难精了。

闲坐小窗读周易，不知春去已多时。

有句话说得好：书到今生读已迟。

为了学好五运六气，曾花了三个星期不眠不休钻研子平术（俗称八字），希望从中得到启发（《开启中医之门——运气学导论》提到人出生的时象与体质有关，四柱命理学中也有相通之处），却发现要弄个子午卯酉非得穷几十年功力不可，单经典古籍就不下十多本，《子平真诠》、《滴天髓》、《渊海子平》、《穷通宝鉴》、《三命通会》等等这些书无一不是奥义晦涩。若要溯源还得学星命，这要学到何时才是个尽头啊？只好浅尝辄止，做个业余爱好了。况且命学界门派林立，有格局派（经方派）、用神派（时方派）、形派（头痛医痛）、象派（医者意也）、江湖派（游医）、书房派（儒医）、神煞派（似按图索骥）。近来网上出现了个叫怀旧的人，更用格局派的思想罗列了十种性情的人，从而以此为基础推算一生命运（颇似体质学说）。命学与中医相较之下甚是有趣。术数传过日本，他们又弄出了个姓名学，呵呵。

　　曾去学火神派，通俗伤寒派，李可、赵绍琴、李阳波等等，希望寻求一家可宗可师。

　　要么神乎其技，要么惊世骇俗，惊心动魄，均感吃力，学起来模棱处太多，非有深厚的理论与临床功底实难把握，弄得不好就出偏。真希望能找个老师传授个客观性、逻辑性、规律性极强的工具来愈疾，审视中发现了"方证相对"。

　　兹就将看过的启发过我的文章贴出让大家共享。希望能得到各位老师多多指教。

fywyutou　2006－05－25　21：07

　　我发现我妈她们那一家的体质很类似。我给我外婆用了当归四逆汤治她的四肢麻木，见良效。后来我的姨妈偏头痛，四肢又晨僵。我也用了当归四逆汤，前后吃5剂，症状基本缓解。后来一想我怎么给她们开了几乎一样的方？才想到她们体型几乎是复制出来的。

《内经》"脏腑"与《伤寒论》"证"之比较

graydragon

2006 – 07 – 10　22：17

　　1. 《内经》中基本上没有"证"这一概念。如果说有，也只是"五脏证"、"阴阳证"，从阴阳、五行理论脱胎而出的脏腑学说是《内经》的核心思想。参考《内经》书中多篇文献可窥当时的临床思路基本是围绕脏腑展开的。《伤寒论》中不言"脏腑"，但言"证"，其临床思路是平脉辨证。

　　2. 如果说《内经》中以阴阳五行思想、解剖学为基础的脏腑学说是对人体进行的一次史无前例的系统划分。那么，《伤寒论》里从临床思辨中脱颖而出的伤寒六经、诸多方证就是对人体系统的又一次划分。

　　3. 《汤液本草》中小泻脾汤、小补脾汤等以脏腑命名的方剂印证了《内经》的脏腑体系。但是，在《伤寒论》中，与小泻脾汤、小补脾汤组方药物相同的方剂却被称为四逆汤、理中汤，尚且不论是谁改的名字，这种方剂的改名、更正体现出当时的医家在药物、方剂领域对脏腑理论的基本抛弃，继承的是药物、方剂学的实际应用经验，这是进步，是尝到苦果后的觉醒。

　　4. 《伤寒论》的研究成果不代表《内经》的脏腑理论毫无价值，易水学派继承了《内经》的脏腑理论和《伤寒论》的"辨证"精神，并参照孙思邈、钱乙等人的研究成果，发展出"脏腑辨证"学说。其学说思想直接影响了一个人——李杲，和一个学派——温补学派。这是其积极的一方面。但是，其不足的方面，就是其理论构架的先天不足——脏腑理论的缺陷。虽然，张元素力图把脏腑与经络、六气、五行联系起来进行研究，以构建一个完整的有机人体系统，但是，人体系统的复杂性又怎么可能是这些现有的理论所能穷尽，何况是在中国的元朝时期。

　　再返回来看《伤寒论》的"证"思想，巧妙地避开了这一点，不是以一个现有的理论来框套疾病，而是根据疾病的临床表现，随机应变，其灵活性不言自明。"证"的思想具有开放性，而"脏腑"是一种封闭的构架。

　　从阴阳、五行到脏腑理论形成，是古人思想的一次飞跃，而其中已经含有"证"的萌芽。但在此之后，完全拘囿于"脏腑"理论指导临床，以至干预到药物、方剂范畴，则犯了教条主义错误。

　　关于中草药的功效认识是从临床实践中来的，从单方发展到复方也是

主题之四 ⊙ 百家争鸣

从临床实践中来的，其中不可能有现存理论做指导，而且不管古人的理论是否已经产生，药物功效都是客观存在而基本恒定。而这恰是药物学对张元素的一种调侃？《内经》中谈到人"与万物沉浮于生长之门"，我很钦佩这种体味，这种宇宙观。人生存于宇宙之中，宇宙中的规律并不依靠人类的认识而存在，即便是人体自身的规律也不例外。但张元素要用脏腑归经等理论来规范药物学，他之所以能这样做，也是在掌握了大量的药物、方剂应用经验之后。然而在实际规律中，能从 A 推导到 B，却不代表也能从 B 推导到 A。药物的归经理论实际上限制了药物的应用范围，同时使中药的应用蒙上一层玄学面纱。

翻一翻《伤寒论》的方证条文，不难看出，皆是对临床症状，即病人不舒服症状的描述，很纯粹。但再翻一翻《神农本草经》这本现存最早的药物学著作，其中已经夹杂有"风寒湿痹""去肠胃中结气、饮食积聚"这样的病机字眼。

脾胃和脾肾理论的学术价值，是张元素脏腑探索之路的最终回报，这是一种幸运。但为什么只是脏腑中的"脾胃、脾肾"结出了硕果，也是值得思考的。

5. 从《内经》的"脏腑"到《伤寒论》的"证"，体现出中医的发展，从《内经》的"脏腑"学说到张元素的"脏腑"辨证同样体现出中医的发展。但是，前者是一种飞跃，是一种创举，后者只是继承性发展。《伤寒论》是对前时代"医、方、药"医学成果的全面选择及批判式继承。笔者以为，张仲景是一位改革家，他改革了中医临床的思维模式，从"脏腑"思维升华为"证"思维。从当时的历史环境出发，这种改革是一次思想的突围。

6. 《内经》是一本医学思想丰富的著作。笔者在此选取其"脏腑"学说与《伤寒论》之"证"进行临床思路的探讨，思考中的部分内容，放在论坛上，敬请批评指正！

马文辉 2006 – 07 – 11 10：26

脏腑是生理的，证是病理的。《内经》讲生理，《伤寒论》讲证治。

黄煌 2006 – 07 – 11 10：31

深刻！可以作为一篇大论文的框架。以上观点揭示了《伤寒论》学术体系的科学性，也揭示了《黄帝内经》与《伤寒论》在学术体系上的根本区别，对认识中医学很有帮助。建议年轻的中医大学生们好好读读，也好好想想。可以讨论，可以争鸣。

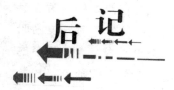

后记

期待已久的《黄煌经方沙龙·第一期》终于与读者见面了。

在 2006 年岁末的一次经方交流会上，黄煌教授提出："经方是中医的根。现在，经方医学的推广、普及对于提高中医的临床疗效、振兴中医学术尤为关键……可以把黄煌经方沙龙论坛里的好文章汇总一下，编个小册子！"我听了很兴奋，便与张亮亮等人着手做起这项工作来。

黄煌经方沙龙网站（http：//hhjf. ctzy. net）是黄煌教授创办的一个非营利性的学术网站，网站的宗旨是"立足临床实践，研究经方现代应用"，平时主要担当经方的学术交流与推广工作。起初，网站只有一个留言板，几个仅供浏览的固定网页，这些网页的主要内容来自黄老师和部分研究生、进修生撰写的论文。紧接着，在 gugu 等人的努力下，不到半年的时间里，一个功能更多、容量更大的论坛很快就建成了。黄煌教授突出的临床技能及个人魅力，加上网站的旗帜鲜明——研究经方，所以，我们的网站很快就吸引了来自全国各地的中医从业者、中医爱好者，以及高校师生们。正如一位名为 ljw8713 的网友所说的："该网站办得真好！我是一名中医爱好者，一次偶然的机会走了进来，她使我流连忘返、如饥似渴……该网站让我懂得了：什么才是真正的中医！领悟到什么是真正的经方！"

经过我们的努力，不到半年的时间，这本小册子的初稿便出炉了。

首先要感谢的是黄煌教授。正如网站的设计人兼管理员 gugu 所说："我对经方的认识是伴随着经方沙龙的发展而逐步成熟起来的。能成为沙龙的建设者，我很幸运，也很自豪。因为沙龙这个平台的建立，在帮助大家学习交流的同时，忽然发现自己在不知不觉中得到了提高。感谢黄煌老师，他让我认识了经方；感谢沙龙，她让我牵挂而自豪！"还有一位名叫"江南晓雅"的网友留言："我在您的网站里驻足欣赏和钦佩之余，更多的是感动。正像人们所称道的那样，您堪称'良相、良医、良师'。良相，敢为天下苍生谋；良医，妙手回春德艺馨；良师，春风化雨桃李沁。我想，做您的学生是幸福的，因为从您的身上，他们学到的不仅是救死扶伤的良方，更是一种对生命的呵护，对生活的热爱！我想，做您的病人是幸运的。因为，您以高超的医疗水平解除了患者身体的苦痛，那不厌其烦的倾听、解答，平易近人的点头、微笑更似和煦的春风，温暖患者郁闷的心房。我成不了您的学生，但幸运地成了您的病人。我觉得，您是最富有人格魅力的一位名医，也是一位睿智勤勉、儒雅豁达、可亲可敬的长者！"

还要感谢众多积极交流，并无偿提供他们学术经验的网友们。他们中有的是乡村医生，如"沙丘沙"等；有的是凭着兴趣爱好自学着中医，如"温小文"等；有的是高校的研究生，如 andy、victor_ run 等；有的是执业多年的中医师，如"卧云斋"、"zhaolibo"、"ydh"、"雍乾"、顾志君等。他们撰写的精彩帖子，本期多数都收录了。他们的帖子，令包括我们在内的众多网友们产生了强烈的学术共鸣。不仅共享了他们的学术经验，还提高了大家的学术水平和临床技能，巩固了大家的专业思想。同时，在这样一个研究思路清晰、研究目标明确的氛围中，很容易激起大家学好经方、用好经方、发展中医的信心。

本书最大的特色是通过大众化的通俗易懂的语言将大家学习中医的体会、临床应用经方的经验原汁原味地展现在了读者面前，可读性很强。作为本书的参编者，我们非常喜爱这种风格的中医著作。因为它的语言是鲜活的而不是枯燥、艰涩的；其中的事例多数都是亲身经历的，让读者有身临其境的感觉；它的受众面广，因为它不同于古代文献著作，不同于普通的教材，不同于一般的医案集或临床经验集，也不同于时下的一些流行但却让人感到空洞无物的科普作品。所以，这本书可以作为学习中医、普及经方的科普书、课外书。

本书是集体创作的结果，在此还要特别感谢各位网友辛勤的耕耘和无私地奉献；还要感谢江苏省东海县石榴医院的杨大华医师，他在初稿的初步完成中给予了热情的帮助，并提出了很多建议；还要感谢中国中医药出版社的华中健老师，为本书的付稿做了大量的工作。

最后，需要指出的是，本书中关于中医学的一些论点也许会存在不当之处，敬祈诸位读者批评指正。

张薛光　古求知　张亮亮

2007 年 10 月 18 日

后
记

313